U0213360

顺天时　谋地利　促人和

中华文化智慧经典丛刊 〈卷二〉

编校版

延寿三编

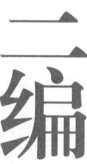

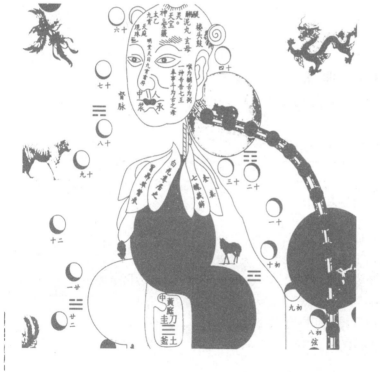

〔明〕龚居中 等◎撰

高文柱◎编校

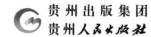

贵州出版集团

贵州人民出版社

图书在版编目（CIP）数据

中华文化智慧经典丛刊 . 卷二 /（明）龚居中等撰；
高文柱编校 . -- 贵阳： 贵州人民出版社， 2023.2
ISBN 978-7-221-17358-4

Ⅰ.①中… Ⅱ.①龚… ②高… Ⅲ.①古籍 – 汇编 –
中国②中国养生学 – 中国 – 明代 Ⅳ.① Z422
② R2-52

中国版本图书馆 CIP 数据核字（2022）第 203510 号

中华文化智慧经典丛刊（卷二）
ZHONGHUA WENHUA ZHIHUI JINGDIAN CONGKAN

（明）龚居中等 撰　高文柱 编校

出 版 人：朱文迅
责任编辑：陈继光
封面设计：宋双成
出版发行：贵州出版集团　贵州人民出版社
地　　址：贵州省贵阳市观山湖区会展东路 SOHO 办公区 A 座
邮　　编：550081
印　　刷：三河市德鑫印刷有限公司
开　　本：710×1000　1/16
印　　张：24
字　　数：308 千字
版　　次：2023 年 2 月第 1 版
印　　次：2023 年 2 月第 1 次印刷
书　　号：ISBN 978-7-221-17358-4
定　·价：69.00 元

前　言

每个人都希望健康长寿，而要想健康长寿，必有赖于养生。养生有道亦有术，然欲学此道此术，必借助于养生之书。笔者受《中华文化智慧经典丛刊》组织者之邀，从众多养生古籍中遴选出能帮助人们延年益寿的著作凡八种，结集成两册，分别命名为《养生五书》和《延寿三编》，并予以必要的校勘和注释，以备有志于养生的读者便览。熟读之而领悟之，知其道而精其术，并勤以实践，持之以恒，便能达到《黄帝内经》所说的境界："故能形与神俱，而尽终其天年，度百岁乃去。"

《养生五书》收录了《养生月览》《养生类纂》《养生四要》《养生类要》《养生肤语》等五种，《延寿三编》收录了《万寿丹书》《寿世青编》《寿世传真》等三种。

《养生月览》，二卷，南宋周守忠编，成书于宋宁宗嘉定十五年（1222）。书中引用南宋以前文献多达100余种，辑录其中的养生资料多达500余条，按照月令时序加以排列，逐月介绍了日常生活的各种宜忌，包括起居、时俗、饮食、服饵、房事、防疫、疗疾等，是现存于世的最早月令体养生专著，许多内容至今仍被人们在日常生活中遵循或参考。周守忠，又作周守中，字榕庵，或作松庵，南宋钱塘（今浙江省杭州市）人，生卒年不详。周氏博览群书，尤喜医学，善于养生之道，还著有《历代名医蒙求》《养生类纂》等书。本书所用底本为明成化十年（1474）钱塘谢颖刻本。

《养生类纂》，又名《杂纂诸家养生至宝》《养生延寿书》《养生杂类》，凡二十二卷，南宋周守忠编，成书于南宋嘉定十五年（1222）以后。周氏在嘉定十五年二月二日所写的《养生月览·序》中曰："予尝讲求养生之说，编次成集，谓之《月览》矣，惧其遐遗，于是复为《杂类》。"该书从200多种古代文献中辑录有关养生的理论与方法，按类编排，分为养生、天文、地理、人事、宅居、服章、食馔、羽禽、毛兽、鳞介、米谷、果实、菜蔬、草木、服饵等十五部，条理清晰，归于实用，堪称古代养生著作的典范之作。本书所用底本为明成化十年（1474）钱塘谢颍刻本。

《养生四要》，又名《万氏家传养生四要》，凡五卷，明朝万全撰，成书于明世宗嘉靖二十八年（1549）。万氏认为养生之法主要有四，即寡欲、慎动、法时、却疾，并分为四卷加以论述。卷首即明其要旨云："夫寡欲者，谓坚忍其性也；慎动者，谓保定其气也；法时者，谓和于阴阳也；却疾者，谓慎于医药也。坚忍其性则不坏其根矣，保定其气则不疲其枝矣，和于阴阳则不犯其邪矣，慎于医药则不遇其毒矣。"第五卷为养生总论，收载养生延寿的论述及常用药方。万全（约1495~1580），字事，号密斋，罗田（今湖北省罗田县）人，医学世家，累世以儿科闻名于世，著有《万密斋医学全书》，凡十种。本书所用底本为清康熙五十一年（1712）汉阳张坦议视履堂刻《万密斋医学全书》本。

《养生类要》，明朝吴正伦撰，成书于明世宗嘉靖三十七年（1558），分前后两集，前集主要为导引、气功、服食、房中等内容，后集主要论述春、夏、秋、冬四季及妇女、幼儿、老人的常见病证治疗，多是作者养生治病的经验总结，简明扼要，有较高的实用价值。吴正伦（1529~1568），字子叙，号春岩子，徽州歙县（今安徽省歙县）人，汉长沙王吴芮、唐文学家吴少微后裔。自幼喜读医书，未冠便成良医。曾拜江左大家吴兴陆声野为师，尽得其传。提倡治未病，因编《养生类要》一书。后游历京师，名噪一时。明神宗幼年病、明穆宗贵妃病，均由其治愈，获明穆宗嘉奖，太医院御医妒其能，下毒害其致死。本书所用底本为明万历十六年（1588）新安吴氏木石山房刻本。

《养生肤语》，一卷，明末陈继儒撰，成书于明崇祯年间（1628~1644）。作者以语录的形式表述了自己对养生的精辟见解，并辑录了历史上诸多名人养生格言和有关养生的逸闻趣事，告诉人们如何才能保持身心健康和延年益寿，其内容涉及为人处世和日常生活中的方方面面，篇幅虽然不长，但覆盖面广，可读性强，归于实用。陈继儒（1558~1639），字仲醇，号眉公、麋公，松江府华亭（今上海市松江区）人，明朝著名文学家、画家。诸生出身，隐居不仕，多与三吴名士交游。著有《陈眉公全集》《小窗幽记》等。《小窗幽记》是其编写的处世格言，与明朝洪应明的《菜根谭》、清朝王永彬的《围炉夜话》并称为"处世三大奇书"，值得一读。本书所用底本为清道光十一年（1831）六安晁氏刻《学海类编》本。

　　《福寿丹书》，又名《五福万寿丹书》《万寿丹书》，明朝龚居中撰，成书于明天启四年（1624），初刻本六篇，一安养篇，主要阐述日常生活中的宜忌与长寿关系；二延龄篇，主要记载仙道修炼图势及养生秘诀；三服食篇，主要辑录各种食养及食疗之方；四采补篇，主要介绍房中采补秘籍与房中养生之术；五玄修篇，主要讲述气功与丹功养生方法；六清乐篇，主要宣传清雅的乐曲，助人享受清闲安逸的快乐。崇祯三年（1630）修订时，删去玄修、清乐两篇，增补了脏腑篇，论述脏腑的重要性与保护方法。今七篇兼收，以展全貌。龚居中，字应圆，号如虚子、寿世主人，豫章云林（今江西省金溪县）人，明朝著名医学家，太医院医官，主要生活于公元十七世纪上半叶。著有《红炉点雪》《外科百效全书》《幼科百效全书》《小儿痘疹医镜》等。本书前六篇所用底本为明天启四年（1624）金陵书林周如泉初刻本，《脏腑篇》为明崇祯三年（1630）福建桂绍龙刻本。

　　《寿世青编》，又名《寿世编》，清朝尤乘撰，成书于清康熙初年（1667年前），分上下两卷，上卷主要收载勿药须知，论述各家有关调心、调身、调息的经验，以及五脏调养和饮食居处的宜忌。下卷主要收载服药须知，论述有关用药方法及病后调理，并按病因分类列食治秘方一百余首。内容通俗易懂，简便易行，颇切实用。尤乘，字生洲，自号无求子，又号信天翁，吴门（今江苏省苏州市）人。生卒年不详，主要生活在明末清初。自幼习儒，喜读医书，后师从明末名医李士材，得其真传。曾出任清太医院御前侍直，辞官返乡后，与同窗蒋仲芳开设诊所，广施医药，堪称一代名医。著有《脏腑性鉴》《经络全书》《药品辨义》等书。本书所用底本为清康熙四十七年（1708）东溪堂刻本。

　　《寿世传真》，又名《新编寿世传真》，清朝徐文弼撰，成书于清乾隆三十六年（1771），首为总述，下分八篇，是一部以气功为主，兼顾起居饮食、四时调摄、脏腑护理、精气神保养、养生宜忌等内容的养生学专著，并记有经验养生保健方若干首。简明扼要，实用性强。钦赐国子监司业、时年113岁的王世芳为其作序，称此书为"度世之津梁，卫生之宝筏"，被时人益为"延龄第一书"。徐文弼，字勷右，一字鸣峰，号芡山，别称超庐居士，豫章丰城（今江西省丰城县）人，约生活于清康熙、乾隆年间，曾任河南伊阳知县，乾隆十七年（1752）补官至京城，纂《洗心辑要》，辑录历代劝善格言，为世人所重。并编有《攒花易简良方》

《新编救急奇方》各四卷。本书所用底本为清乾隆三十六年（1771）致盛堂刻本。

《素问·上古天真论》曰："余闻上古有真人者，提挈天地，把握阴阳，呼吸精气，独立守神，肌肉若一，故能寿敝天地，无有终时，此其道生。中古之时有至人者，淳德全道，和于阴阳，调于四时，去世离俗，积精全神，游行天地之间，视听八达之外，此盖益其寿命而强者也，亦归于真人。其次有圣人者，处天地之和，从八风之理，适嗜欲于世俗之间，无恚嗔之心，行不欲离于世，举不欲观于俗，外不劳形于事，内无思想之患，以恬愉为务，以自得为功，形体不敝，精神不散，亦可以百数。其次有贤人者，法则天地，象似日月，辩列星辰，逆从阴阳，分别四时，将从上古合同于道，亦可使益寿而有极时。"

从古至今，人类对于无限生命的追求从来没有停止过。如果说"寿敝天地，无有终时"目前还停留在传说中的神仙世界，而"形体不敝，精神不散，亦可以百数"则完全可以成为人间现实。我们不奢求成为"真人""至人"，而通过潜心修炼成为"圣人""贤人"的愿望则一定要达到，也一定能够达到。《抱朴子》曰："我命在我不在天！"

癸卯孟春高文柱于跬步斋

目　录

福寿丹书

（明）龚居中 撰

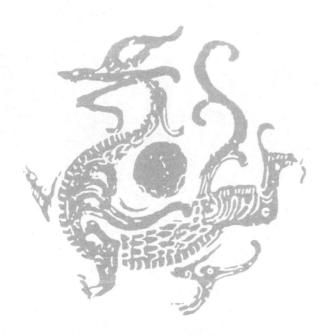

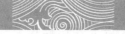

福寿丹书序

盖闻福不可以苟得①，寿不可以幸致②，岂天之啬于人哉？实人之自啬耳。何也？贫穷拂郁③者固无所得福，即富贵荣显者又以享用太过而不能得全福，辛勤征逐者固无由致寿，而安居清逸者又以利欲撄神④而不能致寿。此福寿之萃于人者不多见也，其知惜福保寿者乎。何谓惜？在养德，在寡取。无害人之心即是养德，无利己之念即是寡取，而其要求于存心。何谓保？在窒欲⑤，在取精。不纷神于妄想即是窒欲，不溺情于夭冶⑥即是取精，而其要先于养气。此福寿之丹所由作也。予友应圆⑦龚君博极群书，雅擅名物，其以应圆为号，盖真有执圜中⑧以应无穷者。兹集名家群玉类成一册，名曰《福寿丹书》。而分其类曰《安养》者，所以示知生，而知患之所由，则生可长保而养斯安；曰《延龄》者，所以示颓龄⑨之源，而知延之之道，则颓无由致而龄可延。至若《服食》之方，人皆习为日用之常，而不知杯酒鸩毒，枕席戈矛，则服食为糟粕。若乃《采补》之法，人皆视为纵欲之符，而不知生门死户⑩，火龙水虎⑪，则采补为唾余矣。其曰《玄修》，虽非众好，结慕道之士，遍求弗得其要领，而此篇独

----

① 苟得：以不正当手段求得。
② 幸致：侥幸获得。
③ 拂郁：愤闷。"拂"通"怫"。
④ 撄神：扰乱心灵。
⑤ 窒欲：抑制欲望。
⑥ 夭冶：指艳丽。此喻美女。
⑦ 应圆：《福寿丹书》作者龚居中的字号。
⑧ 圜中：指圆的中心，圆心。《庄子·齐物论》："得其圜中，以应无穷。"
⑨ 颓龄：指衰老。晋·陶潜《九日闲居》诗："酒能祛百虑，菊解制颓龄。"
⑩ 生门死户：房中术语。生门指肚脐，死户指夹脊关，喻任督二脉。
⑪ 火龙水虎：房中术语。火为阳，水为阴，喻阴阳之道。

穷其旨趣，身铅心汞^①，定水慧火^②，片晌可以凝结，触目而自豁然矣。《清乐》一篇尤为顶针^③，盖世人知鲜衣美食，歌童舞女，撞钟击鼓之为乐，而不知色令目盲，音令耳聋，味令口爽，孰与夫逍遥彝鼎^④图史之间，怡情风月山水之趣，倦则一榻侣羲皇^⑤，行则朗吟宽岁月。自非应圆君特标其旨，阐其玄，而大同之世，人何由知福之得，寿之所由致哉？录成而示予，属予弁。予愧道未甚得其真筌，何敢肆焉侈谈！第交其人，见其书，不觉心旷神怡，蔼然而有得也，且得拜应圆茅塞之开矣，又何敢无说而处此？聊书数语以赠，庶域中有大观^⑥，当不以予言为谬矣。谨为序。

天启甲子^⑦仲夏上浣^⑧银台^⑨文林郎^⑩筠阳^⑪伯受敖祜^⑫拜书

① 身铅心汞：指炼丹之术。唐·白居易《同微之赠别郭虚舟炼师五十韵》："专心在铅汞，余力工琴棋。"
② 定水慧火：指专心修炼。喻禅定之心，智慧之火。
③ 顶针：亦作"顶真"，指认真，引伸为要紧。
④ 彝鼎：泛指古代祭祀用的鼎、尊等礼器。
⑤ 侣羲皇：即羲皇侣，指北窗高卧。典出晋·陶潜《与子等疏》。
⑥ 大观：指视野宏远广泛的达人。汉·贾谊《鵩鸟赋》："小智自私兮，贱彼贵我；达人大观兮，物无不可。"
⑦ 天启甲子：即天启四年（1624）。天启，明熹宗年号。
⑧ 仲夏上浣：即农历五月上旬。
⑨ 银台：即银台司的简称。宋门下省设银台司，掌管天下奏状案牍，因司署设在银台门内，故名。明清的通政使司职位和银台司相当，因此也称通政使司为银台。
⑩ 文林郎：明清时正六品上文官所授散官名。
⑪ 筠阳：旧地名，原江西省高安县治，即今高安市城县。
⑫ 伯受敖祜：即敖祜，字伯受。

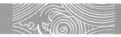

福寿丹书目录

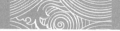

安养篇引

盖闻儒者之论有曰人生实难，则有生不可不全之。又道家者言有曰患在有生，然既有生，又安得不全之？故养重己。世自离道，知生之为患而愈入于患，知生之难而不自护其为难，于是近者溺于日用饮食之中，茫不思性命之谓何。其远者又脱焉日用饮食之外，以语玄论虚①，一无当耳。夫日用饮食之中，道之流存也。就日用饮食之中，适其宜，慎其动，节其用，以求合于至人②之修，即为道之所榷也。乃上之富贵艳腴，精神销于酒色，视听惑于歌舞，其财力有余，可以自养，而不欲为养。贰之中处饶乏事，畜劳其外，丰美旋其内，虽财力仅可以自养，而不暇为养。下之冻饿相迫，疲形竭虑，岁月耗荡，顷刻无息，便欲自养而不能矣。能不痛哉？夫虽高达人士，超出世味，独忧性命。在富贵可瞥尔③遗弃，自取恬适；在营逐可划然④中止，别求生活；在贫困可随寓自得，不复念境以求于物，则人人可至于道。而为道之法刻刻⑤可行，百凡病患亦可预却⑥而不至于患。是以取今昔贤达所论日用动息之际卫生之论、葆持之术，萃而为篇，以安养名。

应圆题

---

① 语玄论虚：谈论虚无玄妙之语。

② 至人：指超凡脱俗，达到无我境界的人。

③ 瞥尔：突然；迅速地。

④ 划然：犹豁然。

⑤ 刻刻：每时每刻。

⑥ 预却：事先防止。

新镌五福万寿丹书安养篇

豫章云林如虚子龚居中纂著

南州友人实实子喻龙德鉴定　虎林门人中正子傅世方参订

莆阳门人清介子朱邦廉汇成　同邑门人广惠子郑之侨增补

居处

如虚子曰：山林深远固是佳境，独处则势孤，人稠则喧杂。必在人野相近，心远地偏，背山临流，气候高爽，土地良沃，泉水清美，如此得十亩平坦处便可构居。若有人力，可二十亩，更不得广，广则营为关心，或似产业，尤为烦也。若得左右映带①，冈峦形胜，最为上地，地势好则居之安。

广惠子曰：看地形向背②，择取好处，立正堂三间为寝室，梁长柱高，椽上着栈，栈上着泥，俟泥干，以瓦盖之。若无瓦，草盖令厚三尺，则冬温夏凉。四面筑墙，不然堑垒③，务令坚厚断风隙。屋西作一格子房以待客，客至引坐。勿令入寝房及见药室，恐外来者有秽气，损人坏药故也。堂后立屋两间，每间为一房门，令牢固。一房着药物，更造一立柜，高脚为之，天阴雾气柜下一少火，若江北则不须火也。一房着药器，地上安厚板，板上安器，着地土气恐损正屋。东去屋十步造房三间，南间作厨，北间作库。库内东墙施一棚两层，高八尺，长一丈，阔四尺，以安食物。必不近正屋，近正屋则恐烟气及人，兼虑火烛，尤宜防慎。于厨东

---

① 映带：指景物相互衬托。

② 向背：指朝阴或朝阳。

③ 堑垒：深壕高垒。

作屋二间，为弟子家人寝处。于正屋西北立屋二间通之，前作格子①，充料理晒暴药物，以篱院隔之。又于正屋后三十步外立屋二间，椽梁长壮，柱高间阔，以安药炉，更以篱院隔之，外人不可至也。西屋之南立精屋一间，安功德充念诵入静之处。中门外水作一池，可半亩余，深三尺，水常令满，种芙蕖菱芡。绕池岸种甘菊花，既堪采食，兼可阅目怡闲也。

如虚子曰：鸡鸣时起，就卧中导引。导引讫，栉漱即巾，巾后正坐。量时候寒温，吃点心、饭若粥等。若一药②者，先饭食，服吃③药酒。消息讫，入静烧香静念。不服气者，亦可念诵，洗雪心源，息其烦虑。良久事讫即出，徐徐步庭院间散气。地湿即勿行，但屋下东西步令气散。家事付与儿子，不得关心。所营退居去家百里五十里，但时知平安而已。应缘居所要，并令子弟支料④顿送，勿令数数往来愦闹⑤也。一物不得在意营之，平居不得嗔，不得大语、大叫、大用力、饮酒至醉，并为大忌。四时气候和畅之日，量其时节寒温，出门行三里二里，及三百二百步为佳。量力行，但勿令气乏气喘而已。亲故邻里来相访问，携手出游百步，或坐，量力。宜谈笑简约，其趣才得欢适，不可过度。人性非合道者，焉能无闷，闷则何以遣之？还须畜大⑥百卷书，易老庄等，闷来阅之，殊胜闲坐。衣服但粗缦可御寒暑而已。第一勤洗浣，以香沾之。身数沐浴，务令洁净，则神安道胜也。所将左右供使之人，或得清净弟子，精选小心少过谦谨者，自然事闲，无物相恼，令人气和心平也。凡人不能绝嗔，得无理之人易生嗔喜，妨人道性。

如虚子曰：屋宇宅院成后不因崩损，虽有修造及妄动土，二尺以下即有土气，慎之为佳。初造屋成，恐有土木气，待泥干后，于庭中醮祭⑦讫，然后择良日入居。居后明日烧香，结界发愿，愿心不退转，早悟道法，成就功德，药无败坏。结界后，平旦以清水漱口后，东南方左转，诵

---

① 格子：指方形的空框。

② 一药：崇祯本作"服药"。

③ 服吃：崇祯本作"复吃"。

④ 支料：照料；料理。

⑤ 愦闹：混乱喧闹。

⑥ 大：崇祯本作"数"。

⑦ 醮祭：设坛祈祷。

言紧沙迦罗①，又到西南角言你自受殃②，——如是满七遍，盗贼皆息心不为害也。或入山野，亦宜作此法。或在道路逢小贼作障难，即定心作降伏之意，咒言紧沙迦罗，紧沙迦罗……一气尽为度，亦自散也。此法是释门深秘，可以救护众生，大慈悲故。不用令孝子弋猎鱼捕之人入宅。不用辄大叫唤。每种树木，量其便利，不须等闲漫种，无益。柴炭等并年支，不用每日令人出入门巷，惟务寂然。

一三道人曰：凡居常独卧，欲为性命之学，以生死为忧者，须每末旦，鸡未鸣，鸟未噪，人未动之先，阳气清盛，即宜起坐衾中，收此气以自养，中者寿，上者仙，即不获玄功者，亦于死后带得去。《东坡集》载老人曰：惟五更早起，可以勾当③自家事。盖谓此。

清介子曰：凡人居止之室必须用密，勿令有细隙，致有风气得入。小觉有风，勿强忍久坐，必须急急避之。久居不觉，使人中风。古来忽得偏风四肢不随，或角弓反张，或失音不语者，皆由于此。是以大须周密，无得轻之，慎焉慎焉。所居之室勿塞井及水渎④，令人聋盲。

如虚子曰：若虚劳火病金伤之体，实犹敞室陋巷，倘若无趋避之策，风狂雨骤，其何以御之耶？盖肺主皮毛，司腠理阖辟⑤，金受火贼，则卫护敛固之令失权，六淫之邪易乎侵袭。轻则入于皮肤，但为嚏唾涕咳诸候，惟以身表温暖，腠理疏豁，不干真气，或可消散。甚则入于经络，表有头疼发热，身痛脊强，不即发汗，则必入里，而为潮汗闭涩满渴谵等症，不即下之，邪何以越？然以尪羸⑥之躯，几微之气，而复任此猖狂虚虚之祸，岂旋踵而至哉？噫！倘不慎起居，而或犯此，是亦促命之杀车锤也，慎之！

一三道人曰：居家常欲小劳，但不可自强所不堪耳。流水不腐，户枢不蠹，运动故也。

---

① 紧沙迦罗：佛门四字秘咒。

② 受殃：遭殃。指遇到的困难、麻烦或倒霉的事情。

③ 勾当：主管、料理、辨理。

④ 水渎：水沟。

⑤ 阖辟：闭合与开启。

⑥ 尪羸：瘦弱。

饮食

如虚子曰：食啖①须识罪福，不可为口腹损命。所有资身在药菜而已，料理如法，殊益于人。枸杞、甘菊、术、牛膝、苜蓿、商陆、白蒿、五加，服石者不宜吃商陆。以上药三月以前苗嫩时采食之，或煮，或齑②，或炒，或腌，悉用土苏咸豉汁加米等色为之，下饭甚良。蔓菁作齑最佳。不断五辛③者，春秋嫩韭，四时采蓤，甚益。面虽壅热，甚益气力，但不可多食，致令闷愦，料理有法，节而食之。百沸馎饦④、蒸饼及羔、索饼⑤、起面⑥等法在《食经》中。白粳米白粱黄青粱米常须贮积，支料一年，炊饭煮粥亦各有法，并在食经中。绿豆、紫苏、乌麻亦预宜贮，俱能下气。其余食酱等，食之所要，皆须贮畜。若肉食者，必不得害物命，但以钱买，犹愈于杀，第一戒慎勿杀。若得肉必须新鲜，似有气息则不宜食。烂藏损气，切须慎之戒之。

一三道人曰：常读养生书，称肉补人莫过乳酪，牸牛当多畜之，然富贵始能至。有谓鸡毒在心，宜食肝而去心者，知道者常⑦行之，固日用要事也。彼谓万物之死皆毒于肝者，未必然矣。吾祖好肝而八十无病，肝岂能害哉。菜以蔓菁作齑至妙。又春韭、四时蓤俱助肾气，不可不常食。面养人而益气力，然胃气弱者难消。绿豆、紫苏、芝麻皆能下气，薄荷解热，俱当多畜，以备日用。

《抱朴子》曰：凡饮食宜节，食欲数而少，不欲顿而多，常欲令饱中饥、饥中饱耳。盖饱则伤肺，饥则伤气，咸则伤筋，酸则伤骨，故每学淡食。食当熟嚼，使米脂入腹。当食须去烦恼。暴数为烦，侵触为恼。如食五

---

① 食啖：吃。

② 齑：捣碎的蒜、姜或韭菜碎末。

③ 五辛：五种辛味的蔬菜，也称五荤。一般指蒜、韭、葱、蓤、胡荽。

④ 馎饦：指古代的一种面片汤。

⑤ 索饼：指面条。

⑥ 起面：指发面食品。

⑦ 常：原作"尝"，据日本内阁文库本改。

味，必不得暴嗔，多令人神惊，夜梦飞扬。每食不用重肉①，喜生百病。常须少食肉，多食饭，及少菹菜②，并勿食生菜、生米小豆、陈臭物。勿饮浊酒食面，使塞气孔。勿食生肉，伤胃。一切肉惟须煮烂停冷食之。食毕当漱口数过，令人牙齿不败，口香。热食讫，以冷酢浆漱口，令人口气常臭，作蠹齿病。又诸热食咸物后，不得饮冷酢浆③水，喜失声成尸咽。凡热食汗出，勿当风，发痉头痛，令人目涩多睡。每食讫，以手摩面及腹，令津液通流。食毕当行步踌躇，行毕使人以手摩腹上数百遍，则食易消，大益人，令人能饮食，无百病，然后有所修为为快也。饱食即卧，乃生百病，成积聚。饱食仰卧成气痞，作头风。触寒来者寒未解，食热食成刺风。人不得夜食。又云夜勿过醉饱食，勿精思为劳苦事，有损余，虚损人。常须日在巳时食，食讫则不须饮酒，终身无干呕。勿食父母本命所属肉，令人命不长。勿食自己本命所属肉，令人魂魄飞扬。勿食一切脑，大损人。茅屋漏水堕诸脯肉上，食之成瘕④。约暴肉作脯不肯干者害人；祭神肉无故自动，食之害人；饮食上蜂行住，食之必有毒害人；腹内有宿病，勿食鲮鲤鱼肉，害人。湿食及酒浆临上看视不见人物影者勿食之，成疰⑤。若已食腹胀者，急以药下之。每十日一食葵，葵滑，所以通五脏壅气，又是菜之主，不用合心食之。又饮酒不欲使多，多则速吐之为佳，勿令至醉，即终身百命不除。久饮酒者，腐烂肠胃，渍髓蒸筋，伤神损寿。醉不可以当风向阳，令人发狂，又不可当风卧，不可令人扇凉，皆即得病也。醉不可露卧及卧黍穰中，发癞疮。醉不可强食，或发痈疽，或发暗，或生疮。醉饱不可以走车马及跳踯。醉不可以接房，醉饱交接，小者面黯咳嗽，大者伤绝脏脉损命。凡人饥欲坐小便，若饱则立小便，慎之无病。又忍尿不便，膝冷成痹；忍大便不出，成气痔。小便勿努，令两足及膝冷。大便不用呼气及强努，令人腰疼目涩，宜任之佳。

　　如虚子曰：夫饮食所以养生，过则伤脾，若过极则亦所以戕生者也，

---

① 重肉：两种以上的肉食。

② 菹菜：腌菜。

③ 酢浆：古代一种含有酸味的饮料。

④ 瘕：腹中结块。

⑤ 疰：指有传染性且病程长的病。

何则？痰火之病始于水涸火炎金伤，金既受伤，则木寡于畏①，其不凌脾者鲜矣。以脾受木戕，则运化之机自迟，而复不能节其饮食，以致伤而复伤，轻则嗳腐吞酸，重则痞满疼痛，病体复加。有此则亦难乎其为治也，盖欲攻积则妨正，欲温中则动火，过消导则反损脾，三者之法岂其宜乎？况人藉水谷之气以为养，土受木贼，则不能运化精微，上归于肺，输布五脏以养百骸。自是形容日减，肌肉日消，其人即能饮能食，无乃食易而已，更何益耶？此调摄之一关也，可不谨哉？

一三道人曰：太饿伤脾，太饱伤气，盖脾藉于谷，饥则水谷自运而虚脾，气转于脾，饱则脾以食充而塞气。故学道之士先饥而食，所以给脾，食不充脾，所以养气。

《物理论》曰②：谷气胜元气，肥而不寿；元气胜谷气，瘦而多寿。养生家使常谷气少，则百病不生而寿永矣。

又曰：五味不欲偏多，酸多伤脾，苦多伤肺，辛多伤肝，咸多伤肾，凡伤久，即损寿。

道人蒯京③年一百七十八而甚丁壮④，言人当朝朝服食玉泉、啄齿，使人有颜色，去三虫，而坚齿。玉泉者，口中唾也。朝旦未起早漱津令满口，乃吞之，啄齿二七遍，名曰练精。

嵇康⑤云：穰岁⑥多病，饥年⑦少疾。信哉不虚！是以关中土俗好俭啬，厨膳肴羞不过菹酱而已，其人少病而寿。江南岭表，其处饶足，海陆鲑肴无所不备，土俗多疾而人早夭。北方仕子游宦至彼，遇其丰赡，恣口食啖，夜长醉饱，四体热闷，赤露眠卧，宿食不消，未逾期月大小皆病，或患霍乱脚气胀满，或寒热疟痢恶核丁肿⑧，或痈疽痔漏，或偏风猥退，不知医疗，以至于死。凡如此者比肩皆是，惟云不习水土，都不知病之所

---

① 木寡于畏：指金虚不能克木。
② 《物理论》曰：此节三十九字原无，据崇祯本补。
③ 蒯京：传为汉代人。此节文字亦见《备急千金要方》卷二十七第一所引。
④ 丁壮：即强壮。
⑤ 嵇康：字叔夜，三国时期曹魏人，著有《养生论》。
⑥ 穰岁：丰收之年。
⑦ 饥年：荒年。
⑧ 丁肿：原作"丁奚"，据《千金方》卷二十七第一改。

由，静言思之，可为太息①。

凡遇山水坞中出泉者，不可久居饮食，作瘿病。又深阴地冷水不可饮，必作疟疾。

如虚子曰：夫四气以酒为先者，盖以味甘适口，性悍壮志，宾朋无此不可申其敬尔。然圣人以酒为人合欢，又曰：惟酒无量，不及乱。若此观之，古人制酒惟欢情适况而已，可恣饮而至剧乎？今之贪者以酒为浆，以剧为常，必至酩酊而后已。凡一醉之间百事迥异，肆志颠狂，或助欲而色胆如天，或逞威而雄心若虎，或以新蒐②故，骂詈③不避亲疏，或认假作真，斗殴无畏生死，或伤其天性，或败坏人伦，乖名丧德，无所不为，甚而忘形仆地，促其天年者藉藉，酒之酷厉奚啻④鸩蝮也哉。况人既病水，则火已萌其焰矣。杯酒下咽，即犹贮烬点以焭黄，涸海燎原，其可量乎？盖酒之为性，慓悍升浮，气必随之，痰郁于上，溺涩于下，渴必恣饮寒凉，其热内郁，肺气大伤，轻则咳嗽齁喘，重则肺痿痨瘵⑤。观其大寒凝海，惟酒不冰，明其性热独冠群物，药家用之惟藉以行其势尔，人饮多则体弊神昏，其毒可知矣。且曲中以诸毒药助其势，岂不伤冲和，损营卫，耗精神，竭天癸，而夭夫人寿耶？

实实子曰：凡平旦点心饭讫，即自以热手摩腹，出门庭行五六十步消息之。中食后，还以热手摩腹，行一二百步，缓缓行，勿令气急。行讫，还床偃卧，四展手足，勿睡。顷之气定，便起正坐，吃五六颗苏煎枣，啜半斤以下人参、茯苓、甘草等饮。觉似少热，即吃麦门冬、竹叶、茅根等饮。量性将理，食饱不得急行及饥，不得大语远唤人、嗔喜、卧睡觉。食散后随其事业，不得劳心劳力。觉肚空即须索食，不得忍饥。必不得食生硬粘滑等物，多致霍乱。秋冬间缓裹腹，腹中微似不安，即服厚朴、生姜等饮。如此将息⑥，必无横疾⑦。

---

① 太息：亦作"大息"，深深地叹息。
② 蒐：通"搜"。寻找。
③ 骂詈：同义复词。或曰对斥为骂，侧击为詈。
④ 奚啻：岂止。
⑤ 痨瘵：即肺痨，今谓之肺结核病。
⑥ 将息：调养。
⑦ 横疾：犹暴病。

调摄

彭祖曰：道不在烦，惟能不思衣食，不思声色，不思胜负，不思曲直，不思得失，不思荣辱，心无烦，形勿极，而兼之以导引行气不已，亦可得长年，千岁不死。凡人不能无思，当以渐遣除之。

彭祖曰：和神导气当得密室，闭户安床，暖席高枕，正身偃卧，瞑目闭气于胸膈中，以鸿毛着鼻上而不动，经三百息，耳无所闻，目无所见，心无所思，如此则寒暑不能侵，蜂虿①不能毒，寿三百六十岁，此邻于真人也。每旦夕旦夕者，是阴阳转换之时。凡旦五更初暖气至，频频眼闭，是上生气至，名曰阳息而阴消。暮日入后冷气至，凛凛然时，乃至床坐睡倒，是下生气至，名曰阳消而阴息。旦五更初暖气至，暮日入后冷气至。常出入天地日月、山川河海、人畜草木、一切万物体中代谢，往来无时，休息进退，如昼夜之更迭，如复水之潮汐，是天地消息之道也。面向午，展两手于脚膝上，徐徐按捺肢节，口吐浊气，鼻引清气。凡吐者，去故气，亦名死气。纳者，取新气，亦名生气。故《老子经》云：玄牝之门，天地之根，绵绵若存，用之不勤。言口鼻、天地之间可以出纳阴阳死生之气也。良久，徐以手左托，右托，上托，下托，前托，后托，瞑目张口，叩齿摩眼，押头拔耳，挽发放腰，咳嗽发扬振动也。双作只作，反手为之，用意擎足仰振，数八十九十而止。仰而徐徐定心，作禅观②之法，闭目存思③，想见空中太和元气如紫云成盖，五色分明，下入毛际，渐渐入顶，如雨初晴云入山，透皮入肉，至骨至脑，渐渐下入腹中，四肢五脏皆受其润，如水渗地，若彻则觉腹中有声汩汩然④。后专思存，不得外缘⑤，斯须即觉元气达于气海，须臾则自达于涌泉，则觉身体振动，两脚蜷曲，亦令床坐有声拉拉然⑥。则名一通二通，乃至日得三通五通，则身体悦怿，面色光辉，鬓毛润泽，耳目精明，令人食美，气力强健，百病皆去。五年十年，长存不

---

① 蜂虿：指有毒刺的螫虫。

② 禅观：佛家修持法之一。默坐敛心，专注一境，以达身心轻安、观照明净的状态。

③ 存思：用心思索。

④ 汩汩然：形容液体流动的声音。

⑤ 不得外缘：断绝外部一切干扰。

⑥ 拉拉然：连续不断貌。

忘，得满十万通，则去仙①不远矣。人身虚无，但有游气②，气息得理，即百病不生。若消息失宜，即诸疴竞起。善摄养者须知调气，调气方疗万病大患，百日生眉须，自余者不足言也。凡调气法，夜半后日中前，气生得调；日中后夜半前，气死不得调。调气之时则仰卧，床铺厚软，枕高下共身平，舒手展脚，两握大拇指节，去身四五寸，两脚相去四五寸，数数叩齿，饮玉浆，引气从鼻入腹，足则停止，有力更取，久住气闷，从口细细吐出尽，远从鼻细细引入，出气一如前法。闭口以心中数数，令耳不闻，恐有误乱，兼以手下筹③，能至千则去仙不远矣。若夫阴雾恶风猛寒，勿取气也，但闭之。若患寒热及卒患痈疽，不问日中，疾患未发前一食间④即调。如⑤其不得好瘥⑥，明日依式更调之。

按摩

天竺国按摩　此是婆罗门法

两手相捉扭捩⑦如洗手法。两手浅相叉，翻覆向胸，两手相捉共按胜，左右同。以手如挽五石力弓，左右同。两手相重按胜⑧，徐徐捩身，左右同。作拳向前筑，左右同。作拳却顿⑨，此是开胸，左右同；如拓石法，左右同。以手反捶背上，左右同。

两手据地，缩身曲脊，向上三举。

两手抱头，宛转胜上，此是抽肩⑩。

---

① 去仙：犹言离仙。

② 游气：指微弱的呼吸。

③ 筹：算筹。

④ 间：原作"问"，据《千金方》卷二十七第五改。

⑤ 如：原作"知"，据《千金方》卷二十七第五改。

⑥ 瘥：病愈。

⑦ 扭捩：同义复词。即扭转。

⑧ 胜：同"髀"，大腿。

⑨ 却顿：谓向后侧力振作，类似弯肘扩胸运动。

⑩ 肩：《千金方》卷二十七第四作"胁"。

大坐^①斜身偏欹^②如排山，左右同。

大坐伸两脚，即以一脚向前虚掣，左右同。

两手拒^③地回顾，此虎视法，左右同。

立地反拗身^④三举。

两手急相叉，以脚踏手中，左右同。

起立以脚前后虚踏，左右同。

大坐伸两脚，相当手^⑤勾所伸脚，着膝中，以手按之，左右同。

右十八势，但是老人日别能依此三遍者，一月后百病除，行及奔马，补益延年，能食，眼明，轻健，不复疲乏。

老子按摩法

两手捺胜，左右捩身，二七遍。

两手捻胜，左右扭肩，二七遍。

两手抱头，左右扭腰，二七遍。

左右掉头^⑥，二七遍。

两手托头，三举之。

一手抱头，一手托膝，三折，左右同。

一手托头，一手托膝，从下向上三遍，左右同。

两手攀头下向三顿足。

两手相捉头上过^⑦，左右三遍。

两手相叉托心，前推却挽^⑧，三遍。

两手相叉，着心三遍。

曲腕筑^⑨肋挽肘，左右亦三遍。

---

① 大坐：正坐。

② 偏欹：偏斜，倾斜。

③ 拒：撑抵。

④ 反拗身：头仰脊背后弯。

⑤ 相当手：指同侧手。

⑥ 左右掉头：《千金方》卷二十七第四作"左右挑头"，谓头从左侧低下，右侧抬起；右侧低下，左侧抬起。

⑦ 两手相捉头上过：谓两手互相抓住，向一侧尽力移动。类似今侧身运动。

⑧ 前推却挽：谓交叉双手掌心向前推出，再向内收。挽，牵引。

⑨ 筑：叩击。

左右挽，前后拔①，各三遍。

舒手挽项，左右三遍。

反手着膝，手挽肘覆手着膝上，左右亦三遍。

手摸肩，从上至下使遍，左右同。

两手空拳筑，三遍。

两手相叉反复搅，各七遍。

外振手三遍，内振手三遍，覆手振亦三遍。

摩扭指三遍。

两手反摇三遍。

两手相叉，上下扭肘无数，单用十呼。

两手相耸三遍。

两手下顿三遍。

两手相叉，头上过，左右伸肋十遍。

两手拳反背上，掘脊上下亦三遍。掘，揩之也。

两手反捉上下直脊三遍。

覆掌搦腕②，内外振，三遍。

覆掌前耸三遍。

覆掌两手相叉，交横三遍。

覆掌横直即耸，三遍。

若有手患冷，从上打至下，得热便休。

舒左脚，右手承之，左右捺脚，从上至下直脚三遍，右手捺脚亦尔。

前后捩足三遍。

左捩足，右捩足，各三遍。

前后却捩足三遍。

直脚三遍。

扭胜三遍。

内外振脚三遍。

若有脚患冷者，打热便休。

---

① 左右挽，前后拔：谓左右侧身运动和仰体、卧身运动。

② 搦腕：按着手腕。

扭膑以意多少顿脚三遍。

却直脚三遍。

虎据①左右，扭肩三遍。

推天托地，左右三遍。

左右排山，负山，拔木，各三遍。

舒手直前顿，伸手三遍。舒两手两膝亦各三遍。

舒脚直反，顿伸手三遍。

掖内脊外脊，各三遍。

啬神

老子曰：人生大限百年，节护者可至千岁，如膏小炷之与大炷。众人大言而我小语，众人多烦而我小记，众人悖暴而我不怒。不以俗事累意，不临时俗之仪，淡然无为，神气自满，以此为不死之道，天下莫我知也。勿谓暗昧②，神见我形，勿谓小语，鬼闻我声，犯禁③满千，地收其形。人为阳善④，人自报之；人为阴善⑤，鬼神报之。人为阳恶，人自治之；人为阴恶，鬼神治之。故天不欺人，示之以影；地不欺人，示之以响。人生天地气中，动作喘息皆应天，为善为恶，天皆鉴之。人有修善积德而遭凶祸者，先世之余殃也；为恶犯禁而遇祥福者，先世之余福也。故善人行不择日，至凶中得凶中之吉，入恶中得恶中之善；恶人行动择时，至吉中反得吉中之凶，入善中反得善中之恶，此皆自然之符也。

中正子曰：既屏外缘，须守五神，肝心脾肺肾。从四正，言行坐立。最不得浮思妄念，心想欲事，恶邪火起，故孔子曰思无邪⑥也。常当习黄帝内

---

① 虎据：即"虎踞"，如虎之蹲踞。据，当作"踞"。

② 暗昧：隐晦，不明显，即不光明磊落。

③ 犯禁：违反禁忌。

④ 阳善：即为善者所做的善事为人所知。

⑤ 阴善：指不为人知的善行。

⑥ 思无邪：思想纯正，心怀坦荡。

视法①，存想思念，令见五脏如悬磬，五色了了②分明，勿辍。仍于每旦初起面向午，展两手膝上，心眼观气上入顶，下达涌泉，旦旦如此，名曰迎气。常以鼻引气，口吐气，小微吐之，不得开口，复欲得出气少，入气多。每欲食，进气入腹，每食以气为主也。凡心有所爱，不用深爱，心有所憎，不用深憎，并皆损性伤神。亦不用深赞，不用深毁。常须运心于物平等，如觉偏颇，寻改正之。居贫勿谓常贫，富居勿谓常富，居贫富之中常须守道，勿以贫富易志改性。识达道理，似不能言；有大功德，勿自矜伐③。美药勿离手，善言勿离口，常以深心至诚恭敬于物，慎勿诈善以悦于人。终身为善，为人所嫌，勿得起恨④，事君尽礼，人以为谄，当以道自平其心。道之所在，其德不孤，勿言行善不得善报，以自怨仇。居处勿令心有不足，若有不足，则自抑之，勿令得起，人知止足，天遗其禄。所至之处，勿得多求，多求则心疲而志苦。若夫人之所以多病，当由不能养性，平康之日谓言常然，纵情恣欲，心所欲得则便为之，不拘禁忌，欺罔幽明⑤，无所不作，自言适性，不知过后一一皆为病本。及两手摸空⑥，白汗流出，口唱皇天，无所逮及，皆以生平粗心，不能自察，一至于此。但能内省身心，则自知见行之中皆畏诸疴，将知四百四病身手自造，本非由天。及一朝病发，和缓不救，方且诽谤医药无效，神仙无灵。故有智之人、爱惜性命者，当自思念，深生耻愧，时诫身心，常修善事也。

黄帝问曰：余闻上古之人春秋皆度百岁而动作不衰，今时之人年至半百而动作皆衰者，时代异邪，将人失之耶？岐伯曰：上古之人其知道者，法于阴阳，和于术数，饮食有常节，起居有常度，不妄作劳，故能形与神俱而尽终其天年，度百岁乃去。今时之人不然也，以酒为浆，以妄为常，醉以入房，以欲竭其精，以耗散其真，不知持满，不时御神，务快其心，逆于生乐，起居无节，故半百而衰也。夫上古圣人之教下也，谓之虚

---

① 内视法：气功功法之一。即意视身体某个部位的功法。
② 了了：清清楚楚。
③ 矜伐：恃才夸功，夸耀。
④ 恨：遗憾、后悔。
⑤ 欺罔幽明：谓欺诈蒙骗。
⑥ 两手摸空：神志不清之态。

邪贼风，避之有时，恬澹①虚无，真气从之，精神守内，病安从来。

《抱朴子》曰：房中之要，上士知之，可以延年除病，其次不以自伐。不得其术者，古人方之于凌杯以盛酒②，羽苞之蓄火。又才所不逮而强思之，伤也；力所不胜而强举之，伤也；深忧重恚，伤也；悲哀憔悴，伤也；喜乐过度，伤也；汲汲③所欲，伤也；戚戚④所患，伤也；久谈言笑，伤也；寝息失时，伤也；挽弓引弩，伤也；沉醉呕吐，伤也；饱食即卧，伤也；跳走喘乏，伤也；欢笑哭泣，伤也。积伤至尽，尽则早亡。是以养性之士唾不至远，行不疾步，耳不极听，目不极视，坐不久处，立不至疲，先寒而衣，先热而解，不欲极饥而食，食不过饱，不欲极渴而饮，饮不过多。饥食过多则成积聚，渴饮过多则成痰澼。不欲甚劳，不欲甚佚，不欲流汗，不欲多唾，不欲奔走车马，不欲极目远望，不欲多啖生冷，不欲饮酒当风，不欲数数沐浴。广志远愿，不欲规造异巧。冬不欲极温，夏不欲极凉，不欲露卧星月，不欲眠中用扇。大寒大热，大风大雾，皆不欲冒之。五味不欲偏多，故酸多则伤脾，苦多则伤肺，辛多则伤肝，咸多则伤心，甘多则伤肾，此五味克五脏，五行自然之理也。凡言伤者，亦不即觉也，谓久则损寿耳。是以善摄生者，卧起有四时之早晚，兴居有平和之常制，调剂筋骨有偃仰⑤之方，祛疾闭邪有吐纳之术，流行营卫有补泻之法，节宣劳佚有予夺之要，忍怒以全阴，抑喜以养阳，然后先服草木以救亏缺，后服金丹以定无穷，养性之理尽于此矣。夫欲快意任怀，自谓达识知命，不泥异端，极性肆力，不劳持久者，闻此言也，虽风之过耳，电之极目，不足喻也。虽身枯于留连之中，气绝于绮纨之际，而甘⑥心焉，亦安可告之以养性之事哉？匪惟不纳，乃谓妖讹也，而望彼信之，所谓以明鉴急⑦蒙瞽⑧，以丝竹娱聋夫者也。

---

① 恬澹：同"恬淡"，清静淡泊。

② 凌杯以盛酒：《抱朴子·极言》作"冰杯之盛汤"。

③ 汲汲：心情急切的样子。

④ 戚戚：悲痛忧伤的样子。

⑤ 偃仰：即俯仰，喻按摩导引之术。

⑥ 甘：原作"其"，据崇祯本改。

⑦ 急：《抱朴子·极言》作"给"。

⑧ 蒙瞽：盲人。

虚虚子曰：善摄生者，常少思，少念，少欲，少事，少语，少笑，少愁，少乐，少喜，少怒，少好，少恶。行此十二少者，养性之都契①也。多思则神殆，多念则志散，多欲则志昏，多事则形劳，多语则气乏，多笑则脏伤，多愁则心慑，多乐则意溢，多喜则忘错昏乱，多怒则百脉不定，多好则专迷不理，多恶则憔悴无欢。此十二多不除，则营卫失度，血气妄行，丧生之本也。惟有少无多者，几于道矣。是知勿外缘者，真人初学道之法也。若能如此，可居瘟疫之中无忧疑矣。

爱气

如虚子曰：春三月，此谓发陈②。天地俱③生，万物以荣，夜卧早起，广步于庭，被④发缓行，以使志生，生而勿杀，予而勿夺，赏而勿罚。此春气之应，养生之道也，逆之则伤肝，夏为寒变，奉长⑤者少。

夏三月，此谓蕃秀⑥。天地气交，万物华实，夜卧早起，毋厌于日，使志无怒，使华英成秀，使气得泄，若所爱在外。此夏气之应，养长之道也，逆之则伤心，秋为痎疟，奉收者少，冬至重病⑦。

秋三月，此谓容平⑧。天气以急，地气以明，早卧早起，与鸡俱兴，使志安宁，以缓秋刑，收敛神气，使秋气平，毋外其志，使肺气清。此秋气之应，养收之道也，逆之则伤肺，冬为飧泄，奉藏者少。

冬三月，此谓闭藏⑨。水冰地坼，无扰乎阳，早卧晚起，必待日光，使志若伏若匿，若有私意，若己有得，去寒就温，毋泄皮肤，使气亟夺⑩。此冬气之应，养藏之道也，逆之则伤肾，春为痿厥，奉生者少。

① 都契：要领，要义。
② 发陈：推陈出新。
③ 俱：原作"伤"，据《素问·四气调神大论》改。
④ 被：通"披"，披散。
⑤ 奉长：即供给夏季心火生长的基础。奉，供给的意思。下仿此。
⑥ 蕃秀：茂盛而秀美。
⑦ 冬至重病：循例此四字疑衍。
⑧ 容平：容，从容；平，成熟。谓草木到了秋天已成熟。
⑨ 闭藏：密闭蛰藏，生机潜伏。
⑩ 亟夺：此承上文，谓如果泄皮肤，则使卫气迅速脱失。

广惠子曰：一体之盈虚消息，皆通于天地，应于物类。故阴气壮则梦涉大水而恐惧，阳气壮则梦涉大火而燔炳①，阴阳俱壮则梦生杀，甚饱则梦与，甚饥则梦取。是以浮虚②为疾者则梦扬，沉实为疾者则梦溺，藉带而寝者则梦蛇鸟雀，衔发者则梦飞，心躁梦火，将病梦饮酒歌舞，将衰梦哭。是以和之于始，治之于终，静神灭想，此养生之道也。

实实子曰：善摄生者，无犯日月之忌，无失岁时之和。一日之忌，暮无饱食；一月之忌，晦无大醉；一岁之忌，暮无远行；终身之忌，暮无燃烛行房。暮常护气也，凡气冬至起于涌泉，十一月至膝，十二月至股，五月至腰，名三阳成，二月至膊，三月至项，四月至顶，纯阳用事，阴亦仿此。故四月、十月不得入房，避阴阳纯用事之月也。每冬至日，于北壁下厚铺草而卧，云受元气。每八月一日已后，即微火暖足，勿令下冷无生意，常欲使气在下，不欲泄于上。春冻未泮③，衣欲下厚上薄，养阳收阴，继世长生。养阴收阳，祸则灭门。故云冬时天地气闭，血气伏藏，人不可作劳出汗，发泄阳气，有损于人也。又云：冬日冻脑，春秋脑足俱冻，此圣人之常法也。春欲晏卧早起，夏秋欲侵夜乃卧早起，冬欲早卧而晏起④，皆益人。虽云早起，莫在鸡鸣前；虽言晏起，莫在日出后。凡冬月忽有大热之时，夏月忽有大凉之时，皆勿受之。人有患天行时气者，皆由犯此也。即须调气息，使寒热平和，即免患也。

每当腊日勿歌舞，犯者必凶。常于正月寅日烧白发吉。凡寅日剪手甲，午日剪足甲，火烧白发吉。

如虚子曰：夫气贵顺而不贵逆，顺则百脉畅利，逆则四体愆和⑤，若以火病而复增一怒，则犹敝舰而横之波涛，鲜有不覆者乎。何也？以虚其虚，则阴阳乖戾，脏腑隔绝，其不危者鲜矣。且今之昧者但知怒能害人，殊不知贼人真气者有九，曰：怒则气上，喜则气缓，悲则气消，思则气结，恐则气下，惊则气乱，劳则气耗，寒则气收，热则气泄。若此诸气实人所自致者也，况痰火之病始于真气劳伤，肾阴亏损，而邪热乘虚协之。

---

① 燔炳：燃烧。

② 浮虚：指病在表或虚损性疾病，相对于下文"沉实"而言。

③ 泮：消解。

④ 晏起：晚起。

⑤ 愆和：失和。

故丹溪曰：气有余便是火。然所谓有余者，非真气之有余，谓真气病而邪火相协，或行而迅速，或住而壅滞，气火俱阳，以阳从阳，故阳愈亢而阴愈消，所谓阴虚生内热者以此。即如劳伤神志，心血亏耗，肾水枯竭，君火失令，相火司权，薰烁肺金之意耳。况七情之气惟怒最甚，故经曰：怒则血菀[1]于上。以其情动于中，气逆于上，动极生火，火载血上，错经妄行，越出上窍，故钻燧改火，抚掌成声，沃火生沸，皆自无而有，实动极之所致也。意以一星之火，而致燎原之祸，气可逆乎？

如虚子曰：夫气贵舒而不贵郁，舒则周身畅利，郁则百脉愆和。故曰喜则气缓。然缓者固有徐缓畅利之义，但不及、太过皆能致息愆期，而况忧思郁结，宁不滞其气乎？气既壅滞，则郁而为火，是益为烁金涸水之贻，人既病火，则身犹敝器矣。须着意护持，心当浑然无物，庶可登之佳境。倘以世务营心，终日怏怏，是欲蹈万古之长夜，宁非昧而不觉者乎？哀哉！

保形

彭祖曰：每施泻讫，导引以补其虚，不尔[2]血脉髓脑日损，致生疾病。饮酒吐逆，劳作汗出，以当风卧湿，饱食大呼，疾走举重，走马引强，语笑无度，思虑太深，皆损年寿，是以为道者务思和理[3]焉。口耳乱心，圣人所以闭之；名利败身，圣人所以去之。天老曰：丈夫处其厚，不处其薄，当去礼去圣，守愚以自养，斯乃德之源也。

彭祖曰：上士别床，中士异被，服药百裹，不如独卧。色使目盲，声使耳聋，味使口爽，苟能节宣其宜适，抑扬其通塞者，可以增寿。一日之忌，暮无饱食；一月之忌，暮无大醉；一岁之忌，暮须远内；终身之忌，暮常护气。夜饱损一日之寿，夜醉损一月之寿，一接损一岁之寿，慎之。清旦初，左右手摩交耳，从头上挽两耳，又引发，则面气通流，如此者令人头不白，耳不聋。又摩掌令热以摩面，从上向下，二七过，去肝气，令

---

① 菀：呕吐。

② 不尔：不如此，不然。

③ 和理：中和之道。

人面有光，又令人胜风寒时气，寒热头痛，百疾皆除。

老子曰：人欲求道，勿起五逆、六不祥、四凶。大小便向西一逆，向北二逆，向日三逆，向月四逆，仰视日月星辰五逆。夜半裸体一不祥，旦起嗔心二不祥，向灶骂詈三不祥，以足内火四不祥，夫妻昼合五不祥，盗师父物六不祥。旦起常言善事，天与之福，勿言奈何及祸事，名请祸。卧伏地大凶，以匙箸击盘大凶。大劳行房露卧发癫病。醉勿食热食。食毕摩腹，能除百病。热食伤骨，冷食伤肺，热无灼唇，冷无冰齿。食毕行步蹰躇①则长生。食勿大言大饱，血脉闭。卧欲得数转侧，冬温夏凉，慎勿冒之。大醉神散越，大乐气飞扬，大愁气不通，久坐伤筋，久立伤骨。凡欲坐先解脱右靴履大吉。用精令人气乏，少睡令人目盲，多唾令人心烦，贪美食令人泄痢。沐浴无常不吉，沐与浴不同日，同日沐浴凶。说梦者凶。凡日月蚀，救之吉，活千人除殃，活万人与天地同功。日月薄蚀，大风大雨，虹霓地动，雷电霹雳，大寒大雾，四时节变，不可交合阴阳，慎之。凡夏至后丙丁日，冬至后庚辛日，皆不可阴阳会合，大凶。

老子曰：凡人生疾病者，是风日之子。生而早死，是晦日②之子。在胎而伤者，是朔日③之子。母子俱死者，是雷霆霹雳日之子。能行步有知而死者，是下旬之子。兵血死者，是月水尽之子，又是月蚀之子。虽胎不成者，是弦望④之子。命不长者，是大醉之子。不痴必狂者，是大劳之子。生而不成者，是平旦之子。意多恐悸者，是日出之子。好为盗贼贪欲者，是禺中⑤之子。性行不良者，是日中之子。好诈及妄者，是晡时⑥之子。不喑必聋者，是人定⑦之子。天地闭气不通，其子多死。夜半合阴阳，生子上寿⑧贤明。夜半后合会，生子中寿，聪明智慧。鸡鸣合会，生子下寿，克父母。此乃天地之常理也。

---

① 行步蹰躇：谓从容不迫的散步。

② 晦日：农历每月的最后一天。

③ 朔日：农历每月的初一日。

④ 弦望：弦，农历每月初七、初八或二十二、二十三。望，月大十六日，小十五日。

⑤ 禺中：指午前9~11时，即巳时。

⑥ 晡时：指下午3~5时，即申时。

⑦ 人定：指夜里21~23时，即亥时。

⑧ 上寿：《庄子·盗跖》："人上寿百岁，中寿八十，下寿六十。"

中正子曰：凡居家不欲数沐浴。若沐浴，须密室，不得大热，亦不得大冷，皆生百病。冬浴不必汗出霖霖[1]，沐浴后不得触风冷。新沐发讫，勿当风，勿湿萦髻，勿湿头卧，使人头风眩闷、发秃面黑、齿痛耳聋、头生白屑。饥忌浴，饱忌沐，浴讫须进少许食饮乃出。夜沐发，不食即卧，令人心虚，饶汗多梦。又夫妻不用同日沐浴。常以晦日浴，朔日沐吉。凡炊汤经宿用洗体成癣，洗面无光，洗脚即疼痛，作甀畦疮。热泔洗头，冷水濯之，作头风。饮水沐头，亦作头风。时行病新汗解，勿冷水洗浴，损心包。

附发汗愈病五形图

此禽兽形图乃汉神医华佗所授，凡人身体不安，作此五形图之戏，汗出疾即愈矣。

第一虎形

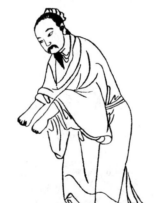

闭气低头撚拳，战如虎威势，两手如提千金，轻轻起来，莫放气，平身吞气入腹，使神气上而复下，觉腹内如雷鸣，或七次，如此运动，一身气脉调和，百病不生。

---

① 霖霖：形容汗流如雨的样子。

第二熊形

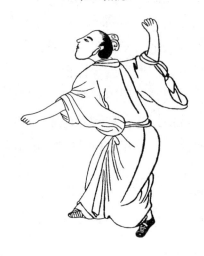

　　如熊身侧起，左右摆脚，要后立定，使气两旁胁骨节皆响，亦能动腰力除肿，或三五次止，能舒筋骨而安，此乃养血之术也。

第三鹿形

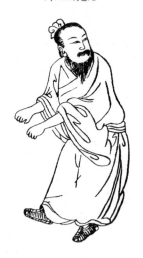

　　闭气低头撺拳，如鹿转头顾尾，平身缩肩立脚尖，跳跌跟连天柱，通身皆振动，或三次。每日一次也可，如下床做作一次更妙。

第四猿形

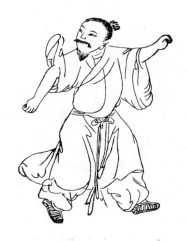

闭气如猿爬树，一只手如撚果，一只脚如上抬起，一只脚跟转身，更运神气吞入腹内，觉有汗出方可罢。

第五鸟①形

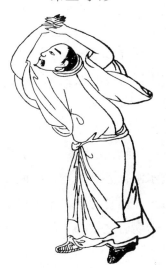

闭气如鸟飞头起，吸尾闾气朝顶，虚双②手躬前，头要仰起，迎神破顶。

---

① 鸟：原作"乌"，据文义改。
② 双：原作"隻"，据文义改。

节欲

如虚子曰：人均禀五常①而尊卑贵贱不等，皆由父母合会受气异也。得合八星阴阳，又得其时者，上也；得合八星阴阳，不得其时者，中也；不合八星阴阳，得其时者，下也；不合此宿，不得其时，则为凡人矣。合宿交会②者，非惟生子大贵，亦利身大吉。八星者，室、参、井、鬼、柳、张、房、心也，是宿所在，可以合阴阳③。

凡大月十七日，小月十六日，不可交会，犯之伤血脉。凡月二十三日、五日、九日、廿日，此生日也，交会令人无疾病。凡新浴远行及疲饱食醉，大喜大悲，男女热病未差，女子月血新产者，皆不可合。阴阳热病，新交者死。

人有所怒，血气未定，因与女合，令人发痈疽。不可忍小便交合，使人淋、茎中痛。面失血色及远行疲乏来入房，五劳虚损，少子。且妇人月事未绝而与交合，令人成病，得白驳也。水银不可近阴，令人消缩。鹿猪二脂不可近阴，令阴痿也。

如虚子曰：夫四欲之中惟色最甚，虽圣贤不能无此。故孔氏曰：吾未见好德如好色者也。孟子曰：养心莫善于寡欲。又曰：血气未定，戒之在色。若此观之，则色亦人所难制者。今之膏粱④逸士昼夜荒淫，以此为乐，若悦刍豢⑤，嗜而无厌，必待精竭髓枯，气匮力乏而已，昧而觉者，岂其是乎。迨夫真水既亏，则火炎痰聚，而痨瘵之症成矣。当此之际，法宜存精以复水，奈火伏水沸，心神浮越，虚阳妄动，竟不能制，而复泄其精，则犹源将涸而流将息，而复导之，宁不竭乎？噫！病至于此，非医者之神手，凝神定虑，以治病者之铁心，割情绝爱以调，安能免于死哉？悲夫！

---

① 五常：即五行，指木、火、土、金、水五行之常气。

② 合宿交会：按星宿主时的时间交配。

③ 合阴阳：男女行房交合。

④ 膏粱：指肥甘厚腻。梁，通"粱"。

⑤ 刍豢：泛指肉类食品。

养老

如虚子曰：人之在生，多遘诸难，兼少年之时，乐游驰骋，情志放逸，不致于道，倏然白首，方悟虚生，终无所益。年至六十，将欲颐性[1]，莫测依据。若于此二篇中求之，庶几于道，足以延龄矣。语云：人年老有疾者不疗。斯言失矣。缅想[2]圣人之意，本为老人设方，何则？年少则阳气猛盛，食旨皆甘，不假医药，悉得肥壮，至于年迈，气力稍微，非药不救[3]，譬之新宅之与故舍，断可知矣。

如虚子曰：人年五十以上，阳气日衰，心力渐退，忘前失后，兴居怠惰，视听不稳，多退少进，日月不等，万事零落，心无聊赖[4]，健忘瞋怒，情性变异，食饮[5]无味，寝处不安，子孙不能识其性，惟云大人老来恶性，不可咨谏。是以为孝之道，常须慎护其事，每起速称[6]其须，不得令其意负不快。故曰为人子者不植见落之木。淮南子曰：木叶落长年。悲夫！栽植卉木尚有避忌，况俯仰之间得轻脱乎？

清介子曰：人年六十[7]以去，皆大便不利，或常苦下痢[8]，有斯二疾，常须预防。若闭涩则宜数食葵菜等冷滑之物。如其下痢，宜与姜、韭温热之菜。所以老人于四时之中常宜温食，不得轻之。老人之性，必恃其老，无有藉在[9]，率多骄恣，不循轨度[10]，忽有所好，即须称情，既晓此术，宜常预慎之。故养老之要，耳无妄听，口无妄言，身无妄动，心无妄念，此皆有益老人也。又当爱精，每有诵念，无令耳闻，此为要妙耳。又老人之道，常念善，不念恶，常念生，勿念杀，常念信，无念欺。养老之道，

---

① 颐性：保养精神元气。

② 缅想：遥想。

③ 救：崇祯本作"效"。

④ 聊赖：寄托。

⑤ 饮：原作"欲"，据《千金翼方》卷十二第三改。

⑥ 称：符合，适宜。

⑦ 六十：《千金翼方》卷十二第三作"五十"。

⑧ 下痢：古时下痢多指腹泻。

⑨ 无有藉在：即无所顾忌。

⑩ 轨度：规范法度。

无于博戏①强用气力，无举重，无疾行，无喜怒，无极视，无极听，无大用意，无大思虑，无嗟吁，无叫唤，无吟叹，无歌笑，无啼泣，无悲愁，无哀恸，无庆吊，无接对宾客，无预局席②，无饮兴。能如此者，可无病长寿，不必惑也。又当避大风大雨，大寒大暑，大露霜霰③雪旋风恶气，能不触冒者是大吉祥。凡所居之室必须周密，无致风隙也。夫善养者，非其书勿读，非其声勿听，非其务勿行，非其食勿食。非其食者，所谓猪、狨、鸡、鱼、蒜、鲙、生肉、生菜、白酒、大酢、大咸也。常学淡食，至如黄米、小豆，此等非老者所宜食，故必忌之。常宜轻清甜淡之物，大小麦面、粳米等为佳。又忌强用力咬啮坚硬脯肉，及致折齿破断之弊。常不饥不饱不寒不热，善行住坐卧，言谈语笑、寝食造次之间能不妄失者，则可延年益寿矣。

如虚子曰：卫汛称扁鹊云，安身之本，必须于食；救疾之道，惟在于药。不知食宜者，不足以全生；不明药性者，不能以除病。故食能排邪而安脏腑，药能恬神养性以资血气。故为人子者，不可不知此二事。是故君父有疾，期先命食以疗之，食疗不愈，然后命药，故孝子必深知食药二性。

清介子曰：人养老之道，虽有水陆百品珍羞，每食必忌于杂，杂则五味相挠，食之不已，为人作患。是以食啖鲑肴，务令简少饮食，当令节俭。若贪味伤多，老人肠胃皮薄，多则不消，膨脝④短气，必致霍乱。夏至已后，秋分以前，勿进肥浓羹臛酥油略等则无他矣。夫老人所以多疾者，皆由少时春夏取凉，多饮食太冷。故其鱼脍、生菜、生肉、腥冷物多损于人，宜常断之。惟乳酪酥蜜常宜温而食之，此大利益老年。虽然，卒多食之，亦令人腹胀泄痢，渐渐食之乃佳。

中正子曰：非但须知服食将息节度，更须知调身按摩，摇动肢节，导引行气。行气之道，礼拜一日勿住，不得安于其处，以致壅滞。故流水不腐，户枢不蠹，义在斯矣。能知此者，可得一二百。故曰：安者非安，能安在于虑亡；乐者非乐，能乐在于虑殃。所以老人不得杀生取肉以自养也。

---

① 博戏：赌输赢、角胜负的游戏。

② 无预局席：不参加宴席。

③ 霰：下雪时出现的冰粒。

④ 膨脝：腹部膨大貌。

戒忌

黄帝杂忌曰：旦起勿开目洗面，令人目涩失明、饶泪[1]。清旦勿恶言，闻恶事即向所来方三唾之，吉。又勿嗔怒，勿叱咤咄呼[2]，勿嗟叹，勿立膝坐而交臂膝上，勿令发覆面，皆不祥。勿举足向火，勿对灶骂詈。凡行立坐勿背日，吉。勿面北坐，久思不祥。凡欲行来，常存魁罡[3]在头上，所向皆吉。若欲征战，存斗柄[4]在前以指敌，吉。勿面北冠带，凶。勿向西北唾，犯魁光神，凶。勿咳唾，唾不用远，成肺病，令人手足重，及背痛、咳嗽。亦勿向西北大小便。勿杀龟蛇。勿怒目视日月，令人失明。行及乘马不用回顾，则神去人，不用鬼行踏粟[5]。凡过神庙，慎勿辄入，入必恭敬，不得举目恣意顾瞻，当如对严君焉，乃享其福，不尔速祸，亦不得返首顾视神庙。见龙蛇勿兴心惊怪，亦勿注意瞻视。忽见鬼怪变异之物，即强抑之勿怪。咒曰：见怪不怪，其怪自坏。又路行及众中见殊妙美女，慎勿熟视而爱之，比当魑魅[6]之物，无问空山旷野、稠人广众之中，皆亦如之。凡山水有沙风处，勿在中浴，害人。欲渡者，随驴马后急渡，不伤人。有水弩处，射人影即死，欲渡者以物打水，其弩即散，急渡不伤。凡诸山有孔穴，入采宝者惟三月九月，余月山闭气交，犯死。凡人空腹，不用见尸，臭气入鼻，舌上白起，口常臭。欲见尸者，皆须饮酒见之，能辟毒凶。行触热，途中逢河，勿洗面，生乌黔。

如虚子曰：凡在家及外行，卒逢大飘风暴雨，震电昏暗大雾，此皆是诸龙鬼神行动经过所致，宜入室闭户，烧香静坐，安心以避之，待过后乃出，不尔损人，或当时虽未觉，于后不佳矣。又阴雾中，不可远行。

华光子曰：湿衣及汗衣皆不可久着，令人发疮及风瘙[7]。大汗能易衣

---

① 饶泪：即多泪。

② 叱咤咄呼：发怒时大声喊叫。

③ 魁罡：指北斗七星中斗魁与天罡二星，相传能致祸福于人。

④ 斗柄：指北斗七星中构成斗柄的三颗星。

⑤ 踏粟：惶惧不安貌。

⑥ 魑魅：传说中山林间害人的精怪。

⑦ 风瘙：风疹瘙痒。

佳，不易者急洗之，不尔令人小便不利。凡大汗勿偏脱衣，恐中风半身不遂。春天不可薄衣，令人伤寒霍乱，食不消，头痛。

真人曰：欲求长生，服诸神药，必须先断房室，肃斋沐浴薰香，不得往丧孝家及产乳[1]处。慎之！慎之！

仲长统曰：王侯之宫，美女兼千，卿士之家，侍妾数百，昼则醇酒淋其骨髓，夜则房室输其血气，耳听淫声，目乐邪色，宴内不出，游外不返。王公得之于上，豪杰驰之于下，及至生产不时，字育太早，或童孺而擅气[2]，或疾病而构精，精气薄恶，血脉不充。既出胞藏，养护无法，又蒸之以五味，胎伤孩病，而脆未得坚，复纵情欲，重重相生，病病相孕，国无良医，医无审术，奸佐其间，过谬常有，会有一疾，莫能自免。当今少百岁之人者，岂非所习不纯正也？

广惠子曰：修心既平，又须慎言语。凡言语诵读，常想声在气海中。_{脐下也。}每日初，勿言语读诵，宁待平旦。旦起欲专言善事，不欲先计较钱财。又食不得语，语而食者常患胸背痛。寝卧勿多言笑，寝不得语言者，言五脏如钟磬[3]不悬，则不可发声。行不得语，若语须住脚乃语，行语则令人失气。冬至日，止可语，不可言。自言曰言，答人曰语。有人来问，不可不答，自不可发言也，仍勿触冷开口大语为佳。

如虚子曰：夫诸欲之内，惟财利益人多，盖人非财则无以治其生。故谚云：财与命相连。然财固人所必用，但以轻重较之，则财又轻于命也。何则？人既病火，则危如累卵，善调则生，失调则死，岂常病可例视乎？必静心寡欲，凝神定虑，毋以纤物烦扰心君，庶火息水恬，病或可瘳。于此而孜孜汲汲[4]，终日营营[5]，致天君失泰而相火擅权，势必燎原矣。利可趋乎，利可不戒乎？

虚虚子曰：凡人卧，春夏向东，秋冬向西，头勿北卧，墙北亦勿安床。凡欲睡，勿歌咏，不祥。起上床坐，先脱左足，卧勿当舍脊下，卧讫勿留灯烛，令魂魄及六神不安，多愁怨。人头边勿安火炉，日久引火气，

---

① 产乳：分娩。

② 擅气：与下句"够精"互文见义，都指两性交合。

③ 磬：通"磬"。

④ 孜孜汲汲：心情急切，勤勉不懈的样子。

⑤ 营营：指追求奔逐。

头重，目赤，鼻干。夜卧当耳勿有孔，吹人即耳聋。夏不用露面卧，令人面皮厚，喜成癣，或作面风。冬夜勿覆头，得长寿。人每见十步直墙，勿顺墙卧，风利吹人，发癫及体重。人卧勿跂^①床悬脚，久成血痹，两足重，腰疼。又不得昼眠，令人失气。卧勿大语，损人气力。暮卧当习闭口，口开即失气，且邪恶从口入，久而成消渴及失血色。屈膝侧卧，益人气力。按孔子不尸卧^②，故曰睡不厌踧^③，觉不厌舒。凡人舒睡则有鬼痛魔邪。凡眠先卧心，后卧眼。人卧一夜，当作五度反覆常逐更转。凡人夜魔，勿燃灯唤之，定死无疑，暗唤之吉，亦不得近前急唤。夜梦恶，不须说，且以水面东方噀之，咒曰：恶梦着草木，好梦成珠玉。即无咎矣。又梦之善恶，并勿说为吉。

隐身子曰：居家常戒约内外长幼有不快即须早道，勿使隐忍，以为无苦，过时不知，便为重病，遂成不救。小有不好，即按摩挼捺，令百节通利，泄其邪气。凡人无问有事无事，常须日别蹋^④脊背四肢一度。头项苦，令熟蹋，即风气时行不能侵人。此大要妙，不可具论。

抱朴子曰：至于居处，不得绮靡华丽，令人贪婪无厌，乃患害之源。但令雅素净洁，无风雨寒湿为佳。衣服器械勿令珍玉金宝，增长过失，使人烦恼根深。厨膳勿脯肉丰盈，常令俭约为佳。然后行作鹅王步^⑤，语作含钟声，眠作狮子卧，每日自咏歌云：美食须熟嚼，生食不粗吞。问我居止处，大宅总林村。胎息守五脏，气至仙骨成。又歌曰：日食三个毒，不嚼而自消。锦绣为五脏，身着粪扫袍。

老子曰：谢天地父母常以辰巳日黄昏时天晴日，净扫宅中甲壬丙庚之地，烧香北向，稽首三过，口勿语，但心中念耳，举家皆利。嘿^⑥云：曾孙某乙数负皇天之气，象上帝之始，顾合家男女大小前后所犯罪过，请为消除凶恶，在后进善，令某家大小身神安，生气还。常行此道，大吉利，除灾殃。

---

① 跂：垂足而坐。

② 尸卧：如尸体般的躺着。

③ 踧：通"蹙"，缩也。指侧卧缩身而睡。

④ 蹋：通"踏"。

⑤ 鹅王步：指行走步态从容稳健。

⑥ 嘿：古同"默"。

老子曰：正月朔日晓亦可于庭中向寅地再拜，咒曰：洪华洪华，受大道之恩，太清玄门，顾还某去岁之年。男女皆三过，自咒。常行此道，可以延年。

吕真人《安乐歌》曰：双关一度理三焦，左肝右肺如射雕。东脾西胃须单托，五劳七伤四顾摇。鳣鱼摆尾驱心病，手拔脚挺理肾腰。大小朝天安五脏，漱津咽纳指双挑。一时如此作三度，方才把火遍身烧。有人十二时中用，管取延年百病消。行则措足①于坦②途，住③则凝神④于太虚。坐则调鼻息之气⑤，卧则守脐下之珠。

桂允虞先生调⑥息论云⑦：至人定鼎安炉。人身自有鼎，心田自有丹，鼎立而后可以炼丹。凡人游山探药，别求置鼎安炉，是自弃其基也。至人存无守有，人只是一个气，只是一个息，无时息机深深若存，有时息机绵绵弗脱，自无而有，自有还无，随调随养，自息定而丹成。凡人夜气存之，旦昼亡之，是半途而废也，其于道远矣。

---

① 足：原作"担"，据《性命圭旨》引《幻真先生胎息铭》改。

② 坦：原作"远"，据《性命圭旨》引《幻真先生胎息铭》改。

③ 住：原作"往"，据《性命圭旨》引《幻真先生胎息铭》改。

④ 神：原作"时"，据《性命圭旨》引《幻真先生胎息铭》改。

⑤ 鼻息之气：《性命圭旨》引《幻真先生胎息铭》作"丹田之息"。

⑥ 调："调"字原脱，据文义补。

⑦ 桂允虞先生调息论云：此下至篇末，底本无，据崇祯本补。

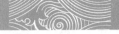

延龄篇引

　　夫延龄者必先却如前篇所论日用自养何病之至，亦何用却之之方。惟是淫于嗜者，终不能节，以至于病；惑于逞①者，终不能遏，以至于病；贪于得者，终不能解，以至于病；敝于困穷，厄于谋获者，终不能安，以至于病，而万病生矣。贫贱不修以待富贵，乃富贵未得而身以贫贱病，以贫贱终，且奈何？少不修以待壮，有未壮而以少病、以少终者矣；壮不修以待老，有未老而以壮病、以壮终者矣，且奈何？终者勿论，不终者固自若也。少之必壮，而壮之必老也，固也。少即不病，壮必病矣，壮即不病，老必病矣，能逃之天地外乎？至贵富病，贫贱亦病，迄无分矣，且奈何？既不能防之未病之先，又不思却之已病之后，龄从何延哉？岂欲以其吾生之命与造化斗狠耶？抑吾自与吾命为斗狠耶？且夫至于既病而延龄也为难矣，必也将然而急用乎，犹庶几艾安②，况已现哉？故取成法图论与方，与世之忧性命之士共之。

　　　　　　　　　　　　　　　　　　　　　　　　　　应圆题

---

① 逞：放纵。
② 艾安：太平无事。此指病好人安。艾，通"乂"。

新镌五福万寿丹书延龄篇

豫章云林如虚子龚居中纂著

南州友人实实子喻龙德鉴定　　虎林门人中正子傅世方参订

莆阳门人清介子朱邦廉汇成　　同邑门人广惠子郑之侨增补

功药

太清祖师尊真形

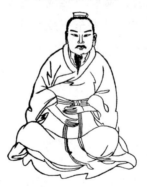

治腹痛乍寒乍热。端坐以两手抱脐下，待丹田温暖，行功运气四十九口。

服药用导气汤

苍术　香附　陈皮　川芎　白芷　茯苓　神曲　紫苏　干姜　甘草各等分

水煎服。

李老君抚琴图

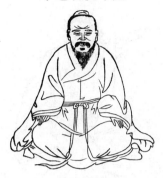

治久病黄肿。默坐以两手按膝，尽力搓摩存想，候气行遍身，复运气四十九口，则气通血融而病除。

服药用枣矾丸

绿矾煅过　陈皮　苍术各二两　砂仁　枳壳　槟榔　人参各三钱　干姜二钱

共为末，枣肉和捣为丸，早晚各一服，每服四十九丸，米汤下。忌鱼、鸡、生冷、油腻、咸盐百日。

徐神翁存气开关法

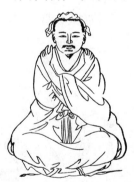

治肚腹虚饱。坐定用两手搬两肩，以目左视，运气十二口，再转目右视，呼吸同前。

服药用保和丸

山楂肉二两　神曲炒　半夏姜汁制　茯苓各一两　萝卜子炒　陈皮　连翘各五钱

共为末，以神曲打糊为丸，每服三五十丸，白汤下。

铁拐仙指路诀

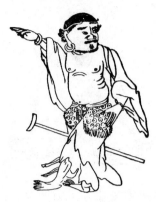

治瘫痪。立定，用右手指右，以目左视，运气二十四口，左脚前；指左右视，运气二十四口，右脚前。

服药用顺气散

麻黄　陈皮　乌药　僵蚕　川芎　白芷　枳壳各一钱　桔梗　干姜　甘草各五分　生姜三片

水煎服。

何仙姑久久登天势

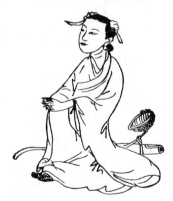

治绞肠沙腹痛。侧坐，以两手抱膝齐胸，左右足各蹬搬九次，运气二十四口。

服药用盐汤多灌，探吐之。

白玉蟾虎扑食形

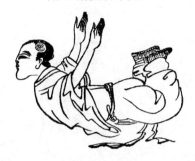

治绞肠沙。以肚腹着地，脚手着力朝上，运气十二口，手脚左右摇动三五度，复坐定气行功或十四口。

服药用

土朱^①　白矾各五钱，研

和冷水一碗，搅浑略澄，取饮之，立止。

丘长春搅辘轳法

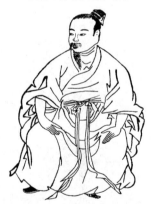

治背膊疼痛。高坐，将左右脚斜舒，两手掌按膝，行功运气十二口，日行三五次。

服药用通气汤

藁本　防风　川芎各一钱　羌活　独活各二钱　蔓荆子六分　甘草五分

水煎服。

---

① 土朱：即代赭石。

马丹阳周天火候诀

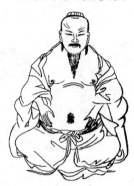

治元气衰败。坐定，用双手先须擦热揉目后，用拄定两胁下，行气攻其气上升，运气十二口。

服药用人参黄芪汤

人参　黄芪　白术　当归各二钱　陈皮　茯苓　甘草各一钱

姜枣水煎服。

张紫阳捣硝势

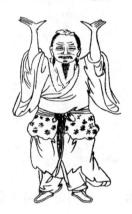

治肚腹膨胀雷鸣，遍身疼痛。立定，以两手托天，脚踏四地，紧撮谷道，运气九口。

服药用宽中汤

紫苏梗叶　缩砂　枳壳　青皮　陈皮　槟榔　木香　半夏　萝卜子　厚朴　苍术　泽泻　木通各等分　生姜一片

水煎服。

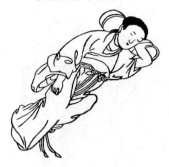

黄花姑卧冰形

治色劳虚怯。侧卧，左手枕头，右手握拳，向腹往来擦抹，右脚在下，微拳左腿压上习睡，收气三十二口，复运气十二口。

服药用建中大补汤

人参　白术　茯苓　白芍　熟地黄　黄芪各一钱　当归　川芎　杜仲　苁蓉　故纸各七分　甘草　肉桂各三分

姜枣水煎，不拘时服。

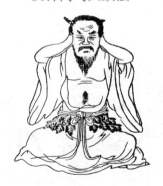

汉钟离鸣天鼓法

治头昏咬牙。端坐闭气，用双手掩耳击天鼓三十六通，复叩齿三十六遍。

服药用加味白虎汤

煅石膏三钱　知母二钱　制半夏　甘草各一钱　麦门冬八分　竹叶十片　粳米一撮　生姜二片

水煎服。

曹仙姑观太极图

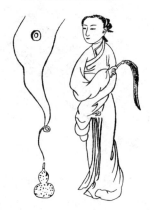

治火眼肿痛。以舌拄上腭，目视顶鼻，将心火降涌泉穴，肾水提上昆仑，一时行三次，每放火三十六口。

服药用明目流气饮

当归　白芍　生地黄　龙胆草　柴胡　黄连　栀子　丹皮各一钱　大黄酒制，九蒸九晒，三钱

水煎服。

尹清和睡法

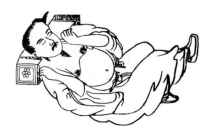

治脾胃虚弱，五谷不消。以身仰卧，右脚架左脚上，直舒两手搬肩，肚腹往来行功运气六口。

服药用健脾丸

白术土炒　枳实炒　陈皮　麦芽炒　神曲炒　山药　茯苓　苍术炒，各一两　厚朴制，八钱　木香五钱

为末，陈米粉糊为丸，每服六七十丸，米汤送下。

李栖蟾散精法

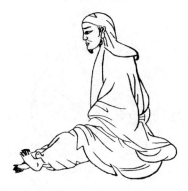

治精滑梦遗。端坐，扳起两脚，搓摩两脚心令热，施功运气左右各
三十口，故散精不走。

服药用固精丸

炒知母　炒黄柏各一两　煅牡蛎　煅龙骨　芡实　莲蕊　茯苓　远
志　山茱萸肉各三两

为末，蜜丸，朱砂为衣，每服五十丸，空心淡盐汤下。

张真奴神注图

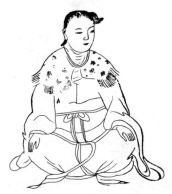

治心虚疼痛。端坐，两手按膝，用意在中，右视左提，运气十二口，
左视右提，运气十二口。

服药用却痛散

五灵脂　蒲黄炒　当归　石菖蒲各一钱　肉桂　木香各八分
水煎，入盐醋少许。

魏伯阳破风法

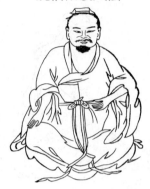

治年久瘫痪。端坐，右手作拳主右胁，左手按膝舒拳，存想运气于病处，左右各六口。

服药用金生虎骨散

当归　赤芍　川续断　白术　藁本　虎骨各一两　乌梢[①]蛇肉五钱

为末，每服二钱，温酒下。

薛道光摩踵形

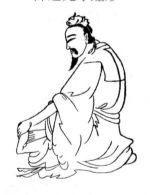

此专养元精，补益虚损。用手擦左脚心热，运气二十四口，复以手擦右脚心热，行功如左。

服药用龟鹿二仙膏

龟板五斤　鹿角十斤　枸杞子三十两　人参十五两

以坛如法熬膏，每酒化服二钱至三四钱，空心下。

---

① 梢：原作"鞘"，据常例改。

葛仙翁开胸诀

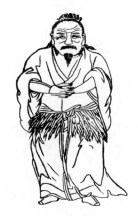

　　治胸膛痞闷。八字立定，将两手相叉向胸前往来擦摩，无虑①遍数，运气二十四口。又法，以左手用力向左，而右手亦用力随之，头则力向右而目力右视，运气九口，换手同。

　　服药用宽中散

　　炒枳壳　桔梗　茯苓　半夏　陈皮　厚朴　香附　砂仁

　　生姜水煎服。

王玉阳散痛法

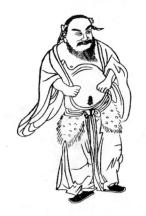

　　治时气遍身作疼。正身踏定，将右脚向前，左脚向后，两手握拳主肚，运气二十四口，左右行功同。

　　服药用人参顺气散

———————

① 无虑：不计；无所顾忌。

陈皮　枳壳　乌药　羌活_{各一钱}　川芎　桔梗　白芷　麻黄　人参　甘草_{各七分}

水煎服。

麻姑磨疾诀

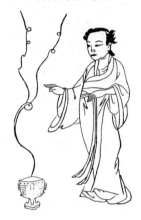

治气脉不通。立定，左边气脉不通，右手行功，意引在左，右边气脉不通，左手行功，意引在右，各运气五口。

服药用木香流气饮

半夏　青皮　甘草　莪术　槟榔　香附　草果　白芷　木瓜　人参　赤苓　木通　藿香　丁香　陈皮　紫苏　肉桂　厚朴　大腹皮　木香　麦门冬　白术　菖蒲　生姜

枣子煎服。

张果老抽添火候图

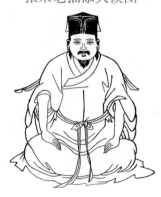

治三焦血热上攻，眼目昏暗。正坐，用手摩热脐轮后按两膝，闭口静坐，候气定为度，运气九口。

服药用菊花散

甘菊花　羌活　木贼　黄连　川芎　荆芥　防风　当归　白芍　蔓荆子　黄芩　甘草

水煎食后服。

陈自得大睡功

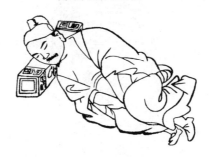

治四时伤寒。侧卧，拳起两腿，用两手擦摩极热，抱住阴及囊，运气二十四口。

服药用羌活如圣散

羌活　独活　防风各一钱　白芷　陈皮　紫苏　山楂　草果　干葛　半夏　苍术　柴胡　黄芩　川芎各八分　甘草五分　姜三片　葱三根

水煎热服取汗。

石杏林暖丹田法

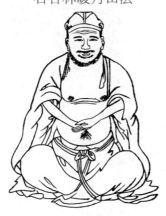

治小肠气冷疼。端坐，以两手相搓摩令极热，复向丹田行功，运气四十九口。

服药用加味三苓散

猪苓　泽泻　白术　茯苓　官桂　茴香　槟郎　金铃子　橘核仁　木通

水煎，入食盐少许服。

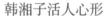

韩湘子活人心形

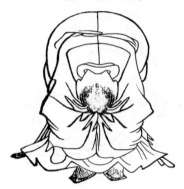

治腰曲头摇。立定，低头弯腰如揖拜下行功，其手须与脚尖齐，运气二十四口。

服药用舒经汤

羌活　防己　姜黄　白术　海桐皮　当归　白芍各一两　甘草炒，七钱半

每服二钱，姜十片，煎服。

昭灵女行病诀

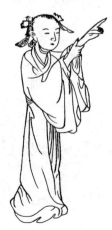

治冷痹腿脚疼痛。立定，左手舒指，右手捏臂肚，运气二十四口。

服药用防风天麻散

天麻　防风　草乌头　甘草　川芎　羌活　当归　白芷　白附子　荆
芥穗各五钱　滑石一两

共为末，热酒化蜜少许，调药五分加至一钱服，觉药力运行微麻为度。

吕纯阳任脉诀

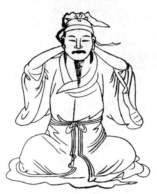

预治百病。将两手按日月两旁穴九次，运气九口。又法，两手按膝，
左右扭身，每运气十四口。

服药用威灵仙一味，于冬月丙丁戊己日采取，阴干捣筛为末，温酒调
下二钱，忌茶茗。宜于不闻水声处采之者良。饵者空心服，夏无瘟疫，秋
无疟痢，百病俱宜。

陈希夷降牛望月形

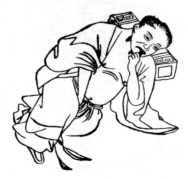

专收走精。精欲走时，将左手中指塞右鼻孔内，右手中指按尾闾穴，

把精截住，运气六口。

服药用神芎汤

人参　枸杞　升麻　川芎　远志　黄芪　甘草　归身　地骨皮　故纸　杜仲　白术各等分　加生姜一片　莲子去心，七个

水煎服。

孚祐帝君拔剑势

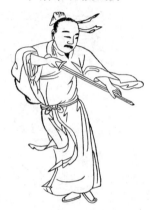

治一切心疼。丁字立定，以右手扬起视左，复左手扬起视右，运气九口，其转首回顾并同。

服药用落盏汤　玄胡索　五灵脂烧烟尽　建蔻仁各六分　良姜　石菖蒲　厚朴　陈皮　藿香各一钱　枳壳　苏梗各六分　水煎服。

徐神祖摇天柱形

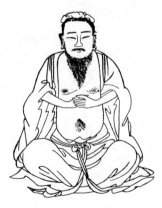

治头面肩背一切疮疾。端坐，以两手端抄于心下，摇动天柱，左右各

运气呵吹二十四口。

服药用消毒散

黄芩　黄连　大黄　白芷　羌活　防风　金银花　连翘　当归　荆
芥　天花粉　甘草

水煎服。

陈泥丸拿风窝法

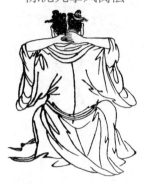

治湿脑头风。背坐，以双手抱耳连后脑，运气一十二口，合掌一十二次。

服药用羌活白芷汤

柴胡　茯苓　防风　荆芥　黄连　泽泻　当归　白术　蔓荆　石
膏　苍术　辛荑　生地　川芎　藁本　白芷　羌活　黄芩　细辛　芍
药　甘草　生姜

水煎服。

曹国舅脱靴势

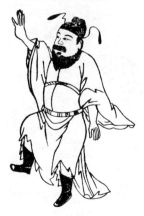

治脚腿肚腹疼痛。立定，右手作扳墙势，左手垂下，右脚向前虚蹬，运气一十六口，左右同。

服药用羌活鞠芎汤

羌活　川芎　苍术炒　白芷　南星制　当归　神曲各一钱　砂仁　桂枝　防己　木通各八分　生姜三片

水煎服。

赵上灶搬运息精法

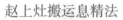
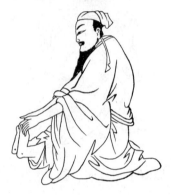

治夜梦遗精。侧坐，用双手搬两脚心，先搬左脚心，搓热行功，运气九口，次搬右脚心行功同前。

服药用玉关丸

人参六钱　枣仁　牡蛎粉　五倍子　枯矾　龙骨各五钱　茯神一两　远志肉一两半

共为末，蒸枣肉为丸，每服五六十个，空心莲子汤下。

虚静天师睡功

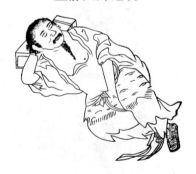

治梦中泄精。仰卧，用右手枕头，左手握固阴处行功，左腿直舒，右腿拳曲存想，运气二十四口。

服药用养心汤

人参　山药　麦门冬　茯神　酸枣仁　归身　白芍　远志肉　莲须各等分

姜枣莲肉水煎服。

孙玄虚乌龙探爪形

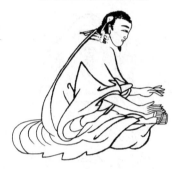

治腰腿疼痛。就地坐定，舒两脚，以两手前探，搬两足齐，往来行功，运气十九口。

服药用牛膝酒

地骨皮　五加皮　薏苡仁　川芎　牛膝　杜仲炒，各一两　生地三两　海桐皮一两半　羌活　甘草各一两

以无灰好酒如法煮熟，每服一二杯，日常三四次，常令酒气不绝。

高象先凤张势

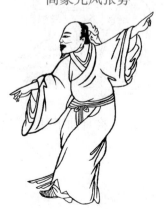

治同前。以身蹲下，曲拳弯腰，起手过顶，口鼻微出清气三四口，左脚向前，右脚尖顶左脚跟，仍运气。

服药用流气饮子

羌活　苍术　川芎　当归　香附　白芍　陈皮　半夏　木香　枳壳　木通　槟榔　紫苏　甘草等分

水煎服。

傅元虚抱顶形

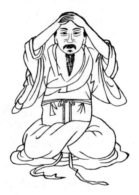

治头昏。端坐，将两手搓热，按抱顶门，闭目凝神，吹呵鼓气，升腾顶上，复行功运气十七口。

服药用上好大黄，酒蒸七次，晒干为末，茶调二钱，服之立效。

李弘济仙人玩月势

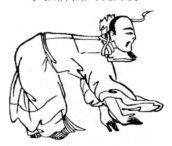

此和气养血，使气不乱攻。将身曲下如打恭势，手足俱要交叉伏地，左右行功，各运气十二口。

服药用和气养血汤

紫苏茎叶　羌活　赤芍　当归各一钱　半夏　桑白皮　青皮　陈皮　大腹

皮　赤茯苓　木通各八分　肉桂三分　甘草五分

水煎服。

铁拐仙靠拐势①

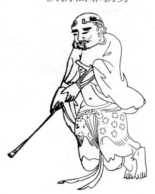

治腰背疼痛，背手立住，以拐顶腰，左边靠之，运气一百八口，分三咽，后用膝跪下扫地摆进数次，右同法。

服药用当归拈痛汤

羌活　甘草炙　黄芩酒浸　茵陈酒炒，各五钱　人参　升麻　苦参　葛根　苍术各二钱　防风　归身　知母　茯苓　泽泻　猪苓各三钱

每服八钱，水煎，不拘时服。

玉真山人和肾膑法②

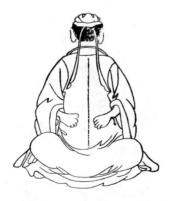

治腿疼。端坐，将两手作拳搓热，向后精门摩之数次，以多为妙，每

① 势拐靠仙拐铁：此节文字并图原无，据崇祯本补。

② 法膑肾和人山真玉：此节文字并图原无，据崇祯本补。

次运气二十四口。

服药用清热胜湿汤

黄柏_{盐水拌炒}　羌活　泽泻　苍术_制　杜仲_炒　白芍_炒　木瓜　威灵仙　陈皮_{各一钱}　牛膝_{八分}　甘草_{五分}　姜_{二片}

水煎服。

李垫朴童子拜形

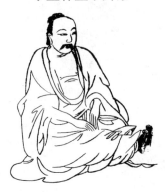

治同前。以身坐定直舒两脚，用杠挼大腿根，以意引存想，运气十二口。

服药用海桐皮饮

海桐皮　五加皮　川独活　枳壳　防风　杜仲　牛膝　薏苡仁_{炒，各一两半}

以好酒入药煮去火毒，空心午前各一服。

蓝采和乌龙摆角势

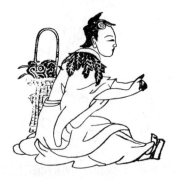

治遍身疼痛。端坐舒两脚，两手握拳，运身向前，运气二十四口。又以脚踏定，低头两手搬两脚尖，运气二十四口。

服药用畅经汤

玄胡索　　当归　　肉桂各等分

为末，每酒调三四钱，随酒量频加酒饮之，疼止住药。

夏云峰乌龙横地势

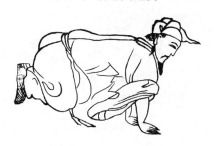

治背脊疼痛。将身曲起伏地上，两膝跪下。两手按地，行功运气左右各六口。

服药用三合汤

陈皮　半夏　茯苓　乌药　枳壳　川芎　白芷　羌活　防风　香
附　苍术各等分

水煎服。

郝太古托天形

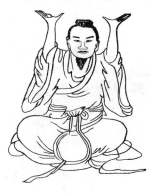

治肚腹虚肿。端坐，以两手作托物状，运气导引上提九口，下行运气
九口。

服药用香砂苓皮饮

茯苓皮　大腹皮　五加皮　生姜皮　桑白皮　枳壳　砂仁　白术　萝卜

子炒　木香　木通　泽泻　猪苓各等分

水煎食远服。

刘希古猛虎施威势

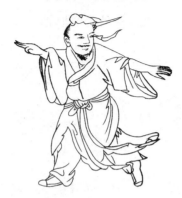

治赤白痢疾。以两手前后如挥马指托，脚亦前后左右进步行功，白痢向左行气九口，赤痢向右运气九口。

服药用黄蜡丸

黄蜡一两　杏仁四十九粒，水浸去皮尖　木香五钱　巴豆七粒，用纸包碾去油

将黄蜡化开，入前药末和匀，丸如绿豆大，每服十五丸，红痢甘草汤下，白痢生姜汤下。

孙不二姑摇旗形

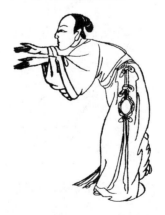

治同前。以身向前直舒如取物状，再将右脚翘起，向后屈伸数次，运气二十四口，左右同。

服药用白芍药汤

白芍　当归　黄连各一钱　大黄一钱　黄芩　槟榔各八分　甘草七分　木香五分

水煎服。

常天阳童子拜观音势

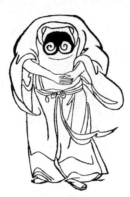

治前后心疼。以身八字立定，低头至胸前，将两手叉定腹上，运气一十九口。

服药用枳缩二陈汤

陈皮　半夏　枳实　砂仁　香附　木香　草豆蔻　厚朴　茴香　玄胡索　紫苏茎叶各等分　姜三片

水煎服。

东方朔捉捣法

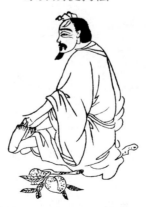

治疝气。以两手捉两脚大拇指挽五息，引腹中气遍行身体。又法，十指通挽行之尤妙。

服药用茴香丸

八角茴香炒 茯苓 白术 山楂 吴茱萸炒 荔枝核各一两 橘核仁二两，炒 枳实八钱

为细末，炼蜜丸，每丸重一钱五分，空心细嚼姜汤送下。

彭祖明目法

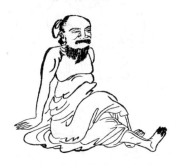

此明目。栖地坐定，以两手反背，伸左胫，右膝压左腿上，行五息，引肺去风，久久为之，夜视物如昼。又法，鸡鸣时，以两手擦热熨两目，行三度，以指拭目左右，有神光。

服药用明目地黄丸

生地黄酒洗 熟地黄各四两 知母盐水炒 黄柏酒炒 枸杞子各二两 菟丝子酒制 独活各一两 以牛膝酒洗 沙苑蒺藜炒，各三两

共为末，蜜丸梧子大，每服八十，夏月淡盐汤下，余月酒下。

篇图式

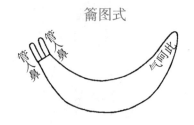

此图专治红痰昼夜不止，骨蒸劳热，声哑肌瘦，气弱等症，若吐血者，行七日愈。

用呵两鼻孔，入三分，要与鼻孔一般大，紧紧的，不可出气。治红痰，

每次用小酒杯，香甜人乳、鸡蛋两个，新鲜猪胰子油，切极细，三味搅匀，瓷器或银钟盛，砂锅内蒸熟。每早空心服，七日吃七次，每呵后方食之。

二图式

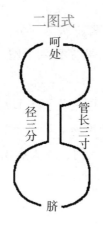

此图专治中满气蛊。用呵脐上亦治女人经水不通，兼止梦遗。

脐上未呵之先，将麝香三厘，乳香一钱，孩儿茶、没药、黄檀香各一钱，共为细末，将蜜调作饼。一饼贴脐上，用生姜一片，切如药饼大，半个铜钱厚，用芹艾丸如豆子大，不论丸数，烧得姜热，觉得脐内微热即去药就呵之，先一次用此药，以后不必用。

三图式

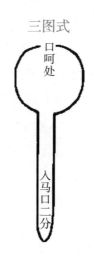

此[①]图入在病人马口内，进二分。治流精昼夜不止。初开马口窍，先用黄蜡条如快头透开。

---

① 此：原作"入"，据崇祯本改。

三样图器总论

如虚子曰：每呵，论病①者岁次为呵数。每岁一呵，要足三百六十下数。如病者十岁，每转十呵，要三百六十呵，有零②宁可多呵几呵更好，不可缺数。

凡去呵的气，男女俱要未呵之先五七日用好酒肉、白米饭与食，补起他的气，方才气完，病者得效更速。若男子病用童女，女人病用童男，壮盛无病者呵之。若丈夫病用女人呵，女人病用男子呵，亦可。

神仙接命秘诀

一阴一阳，道之体也；二弦之气③，道之用也。一家之炁，交感于神室之中而成丹也。万卷丹经俱言三家④相会尽矣，三五⑤合一之妙，概世学仙者皆不知下手之处。神室，黄道中央戊己之门，比喻中五即我也。真龙、真虎、真铅、真汞，金木水火此四象，皆喻阴阳、玄牝⑥二物也。炼己筑基，得药温养沐浴，脱胎神化，尽在此二物运用，与己一毫不相干，即与天地运行，日月无二也。《悟真》云：先把乾坤为鼎器，次将乌兔⑦药来烹。临驱二物开黄道，争得金丹不解生。此一诗言尽三家矣，千言万语俱备三姓会合，虽语句不同，其理则一而已矣。但周天度数分在六十四卦之内以为筌蹄⑧，朝进阳火，暮退阴符，其数内暗合天机也。

诀曰：此乃仙师口口相传之秘旨也。宝之宝之！

---

① 论病：分析病情。

② 有零：表示整数后的余数。

③ 二弦之气：指真铅真汞。

④ 三家：指身、心、意。

⑤ 三五：指阴阳五行变化之道。木生火为一家，积数二三为一五；金生水为一家，积数一四为一五；土居中央为一家，积数自为一五。三家相见为三五合一。

⑥ 玄牝：道教及修真术语。隐喻为天地万物生化发展的根本源头。

⑦ 乌兔：神话传说日中有乌，月中有兔，故多把乌兔喻日月。

⑧ 筌蹄：筌为捕鱼的竹器，蹄是捉兔的器具，比喻达到目的的手段或工具。

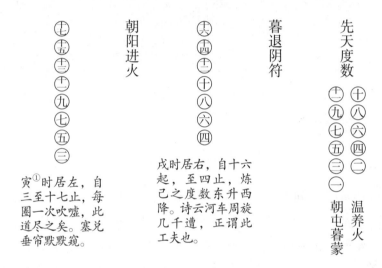

一三二五与三七，四九行来五十一，六十三兮七十五，八十七兮九返七，若人知此阴阳数，便是神仙上天梯。

河图数

三五一都三个字，古今明者实然稀。东三南二同成五，北一西方四共之。戊己自居生数五，三家相见结婴儿。婴儿是一含真气，十月胎完入圣机。

朝阳进火

寅①时居左，自三至十七止，每圈一次吹嘘，此道尽之矣。塞兑垂帘默默窥。

暮退阴符

戊时居右，自十六起，至四止，炼己之度数东升西降。诗云河车周旋几千遭，正谓此工夫也。

先天度数

温养火　朝屯暮蒙

待先天炁至，自十六起，至四至止。就换于左起，三至十七止，即换炉用鼎。左右自二四六八十吹嘘，不用上药，右边数尽即换于左，从一三五七九十一行尽工夫，吐水而睡。其药周身无处不到，自然而然也，即沐浴也。经云：采药为野战，罢功为沐浴。此之谓也。自此得药之后，却行温养火候之功，十月共六百卦终，身外有身矣，却行演神仙出壳之功，一日十饭不觉饱，百日不食不显饥②，尽矣，秘之秘之。此二节工夫，待人道周全，方可行之。

凡行之时，先令病人仰面平枕，口噙热水或乳香酒一口，然后令童女照前数吹之。吹法，先取红铅，用破身童女所行经脉，以夏布③揉洗令

---

① 寅：此处原漫漶，据文义补。

② 饥：原作"机"，据文义改。

③ 夏布：以苎麻为原料生产的布，多用于夏令服装，故名。

净，或净花亦可，揻下晒干。如用时^①，将热童便洗下，晒干收起。临用时以童便化开，滴于橐籥小头口边，入鼻内，将大头令童口使力吹之。如上法，病人候吹气即吸入童女气。忌葱蒜酸辣之物。久久行之，能接补天年。行后如觉内热，可服人乳，即能解之。

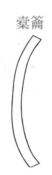

橐籥

附调气治诸病法

水潮除后患法

平时睡醒时，即其端坐，凝神息虑，舌抵上腭，闭口调息，津液自生，分作三次，以意送下，此水潮之功也。津既咽下，在心化血，在肝明目，在脾养神，在肺助气，在肾生精，自然百骸调畅，诸病不生，此除患之功也。逍遥子长生诀曰：法水潮在关，逍遥日夜还，于中凝结生诸病，才决通流便驻颜。

起火得长安法

子午二时内外视，应闭息升身，则肾中之火生矣。火为水中之金，烹而炼之，立可成丹。且百脉通融，五脏无滞，四肢康健，而三花^②聚也。孙真人曰：火阳得地，在六爻俱静之时；真气通行，必在三阳交会之际。此为文火炼形，外邪不惑，寿算^③无穷。

梦失封金柜法

欲动则火炽，火炽则神疲，神疲则精滑而致梦失也。每寤寐之时，必要凝息定气，以左手搓脐二七，右手亦然。复以两手搓胁腹五七，左右摇

① 如用时：此下原重"如用时"三字，据崇祯本删。
② 三花：道教指人的精、气、神。
③ 寿算：寿数，年寿。

扇三两回，次咽气纳[1]于丹田，握固良久，乃正屈足侧卧，永无走泄矣。郑思远真人曰：事多忘者神昏，汗多出者神脱。此是梦失神弱，脱漏真精，乃修身之士大忌也，当励前功。

形衰守玉关法

形衰枯槁，切须守炉。炉者，丹田。丹田者，肾前脐后也。若行住坐卧一意不散，固守勿怠，而又运用周天之火，自然生精、生气、生神，岂止变衰颜如童子，体为神仙。若壮健行之，收功甚速。

鼓呵消积滞法

凡有因食而积者，有因气而积者，久则脾胃受伤，医药难治。孰若节饮食，戒嗔怒，不使有积聚为妙。凡有此等便当升身闭息，往来鼓腹，俟其气满，缓缓呵出，怡然运五七次，即时通快。王穆真人曰：未得通时，多痞塞隔气，若胸膈满塞，常用此法，不止除病散气，须无病行之，自然真元增益，寿域可跻[2]。

兜礼治伤寒法

元气亏弱，调理不密，则风寒伤感。患者需端坐闭息，兜起外肾，头如礼拜，屈折至地，运用真气，得胜涤时，不六七次，汗出自愈。刘鲍一真人未仙之日，曾感伤寒热，行此而安。此法非止[3]能治伤寒，即无病行之，头目清利，容颜润泽。

叩齿牙无病法

齿之有疾，乃脾胃之火薰蒸。每日清晨或不拘时叩齿三十六通，则气自固，虫蛀不生，风邪消散。设或以病齿难叩卓，但以舌隐舐[4]于牙根之间，用柔制刚，真气透骨，其蛀自除。王真人曰：欲修大道，先去牙症，叩齿不绝，坚牢无病。此须近易，亦修养中至要也。

观升鬓不斑法

思虑太过则神耗，气虚血散而鬓斑。以子午二时，握固端坐，凝神绝念，两眼含光，中黄[5]内顾，追摄二气，自尾闾、夹脊升上泥丸，降下重

---

① 纳：原作"呐"，据文义改。
② 寿域可跻：即可进入长寿之乡。跻，登。
③ 止：用同"只"。
④ 舐：古同"舔"。
⑤ 中黄：泛指腹中。

楼，返还元海，憩息少时，自然神形俱妙，与道合真。张真人曰：夫何虑鬓斑，久久行之，可以积黍米而为丹，脱樊笼而游三岛①，其功曷可云谕？

运睛除眼害法

虚静趺坐②，凝息升身，双目轮转十二数，紧闭即开，大睁逐气，每夜行五七次，瘴翳自散，光明倍常。谢冀真人未得仙时曾患目疾，绝去房事，得此法而行之即愈，故传以惠于后人。盖为虚邪气热，损犯肝经，致生瘴翳。运睛之法不止除昏，久则可观细书，极目远视，时见金花，乃道气之运也。

掩耳去头旋法

邪风入脑，虚火上攻，则头目昏旋，偏正作痛，或中风不语，半身不遂，亦由此致。治之须静坐，身升闭息，以两手掩耳，摇头五七次，存想元神逆上泥丸③以逐其邪，自然风散邪去。张元素真人未得道时头目昏旋，偏正头痛，用还丹之法不十功即痊。此法不止是治，须无病行之，添补髓海，精洁神宫，久视长生之渐。

托踏应无病法

双手上托如举大石，两脚前踏如履实地。以意内顾，神气自生，筋骨康健，饮食消融。华子元二十二势取禽兽行之状，陶隐居二十八道引水火曲升之理，知神气之走五脏，自然传送于四肢，根本元固，营卫强盛，其功甚大。不止轻身，能令皮肤结实，足耐寒暑。

搓涂自驻颜法

颜色憔悴良由心思过度，劳碌不谨。每清晨静坐，神气冲溢，自内而外，两手搓面五七次，复漱津涂面，搓拂数次，行之半月，则皮肤光润，容貌悦泽，大过寻常。太虚真人晚年修道，耻于衰弱，得此法而返老还童。若咽气通心，搓热涂面，亦多有益。

闭摩通滞气法

气滞则痛，血凝则肿，治须闭息，以左右手摩滞处四十九次，复左右多以津涂之，不过五七次气自消散。赵乙真人未仙之时曾患此病，行之而

---

① 三岛：指传说中蓬莱、方丈、瀛洲三座海上仙山。
② 趺坐：指结跏趺坐。即互交二足，将右脚盘放于左腿上，左脚盘放于右腿上的一种坐姿。
③ 泥丸：脑神的别名。

愈。此法不止散气消肿，无病行之，上下闭息，左右四肢五七次，经络通畅，气血流行，肌肤光莹，名曰干沐浴，尤延生之道也。

凝抱固丹田法

定息抱脐，子午无间，勤彻浮沉，湛然[1]进退，旬日之间，下进五谷之精，真气自生，百日之功，上尽九重之蠹，暗涤垢腻，肌渴不患，寒暑不侵，驻颜还寿。董自然真人道西华天尊守真，或居天上，或居人间，一炷紫檀[2]，手披云雾坐禅关。

淡食能多补法

五味之于五脏各有损益，若一味过食，须安一脏，还亏一脏，要在相均，谨节谨图，爽口反见伤脾，食淡自然有补耳。玄珠先生得此法而成化。古云断盐不是道，孰为补肾？茹增福田，却非养神之道，淡食中自有真气可以保命安神。

无心得大还法

对境[3]无好恶之心，亦不可落空心，而识执之心尽无也。知识之心又生分别，执着之心不可有也。志公和尚无心有心，此心乃合天地。夫无心之法，有事无事常要无心，静处喧处其念无二。又曰：莫谓无心即是道，无心即隔一重关。如明镜照一切物也，元不染着，是谓大还也。

运识五脏升降法

上心肾之下，肝西肺在东。非肠非胃腑，一气自流通。

动功六字延寿诀

春嘘明目本扶肝，夏至呵心火自闲。秋呬定知金肺润，冬吹惟要坎中安。

---

① 湛然：安然貌。

② 一炷紫檀：指点燃一炷紫檀香。

③ 对境：佛教谓与色、声等尘境相对。

三焦嘻却除烦热，四季长呼脾化餐。切忌出声闻口耳，其功尤甚保神丹。

又诀：肝若嘘时目睁睛，肺知呬气手双擎。心呵顶上连叉手，肾吹抱取膝头平。脾病呼时须撮口，三焦客热卧嘻嘻。

心呵顶上连叉手 举手则呵，反手则吸。

呵则通于心，去心家一切热气，或上攻眼目，或面色红，舌上疮，或口疮。故心为一身五官之主，发号施令之时，能使五官不同。故孟子曰：收其放心者，为浩然之主。故心不动，而动谓之妄，妄则神散，而使浩然之气不清也。秋冬时，常暖其涌泉，不伤于心君。《素书》云足寒伤心是也。澄①其心则神自清，欲②其心则火下降，故心火降，则心无不正。心通舌，为舌之官。舌乃心之苗，为神之舍，又为血之海。故血少，则心神恍惚，梦寐不宁也。冬面红受克，故盐多伤心血，冬七十二日省咸增苦，以养其心气也。

肝若嘘时目睁睛

嘘则通肝，去肝家一切热聚之气，故胆生于肝，而胆气不清，因肝之积热，故上攻眼目。大嘘三十吁，一补一泻则眼增光，不生眼屎。故目通肝，肝乃魂之宅，夜睡眼闭，则魂归宅。肝为目之官。秋面青受克，辛多伤肝，秋七十二日省辛增酸，以养肝气。

肾吹抱取膝头平

吹则通肾，去肾中一切虚热之气或目昏耳聋。常补泻则肾气自调矣。故肾通耳，为耳之官。耳听走精，不可听于淫声。或破腹者，大吹三十吹，热擦肾堂立止。四季十八面黑受克，甘多伤肾，故季月各十八日省甘增咸，以养肾气。

肺知呬气手双擎

呬则通肺，去肺家一切所积之气，或感风寒咳嗽，或鼻流涕，或鼻热生疮，大呬几呬，一补一泻，则肺气自然升降。肺为心之华盖，最好清，故肺清则不生疾也。肺通鼻，为鼻之官，肺为魄之宅也。夏面白则受克，苦属火，肺属金，夏七十二日省苦增辛，以养肺气。

脾病呼时须撮口

呼则通脾，去脾家一切浊气，或口臭，四肢生疮，或面黄，脾家有

---

① 澄：使清澈而平静。

② 欲：此字于此不协，疑当作"养"。

积，或食冷物积聚不能化。故脾为食廪之官，又为血之用，故饮食不调则不生血，四肢不动则脾困。故夜则少食，睡时脾不动，以致宿食，则病生矣。脾四季之官，为意之宅，故意不可以妄动，动则浩气不能清也。春面黄则受克，春七十二日省酸增甘，以养脾气。

三焦客热卧嘻嘻

嘻则通胆，去胆中一切客热之气。故卧时常嘻，能去一身之客热。常补泻者胆气自清，目不生屎。胆怕热，四时饮食，热者少食于上膈，以使胆气清爽也。

修身秘旨

每日不拘时候静坐集神，齿对唇粘，踏实趺坐，或垂足正①坐。如此行之数月，待神气聚定，然后行到之间，内无所想，外无所形，恍恍惚惚，神水三降之后，觉其下丹田中金光灿烂，徐徐从尾闾上夹脊，至玉枕，入泥丸，历历如有物上，热之如火。上腭神水滴滴降下，清甘满口，分作三咽之。如前送下丹田，循环不已，则天地在我，阴阳从我之造化，邵子所谓天向日中分造化，人从心上起经纶。故此心与元始齐眉，纯纯全全，湛然常寂，圆陀陀，光灼灼，虚灵不昧。浩然之理全在于斯，不染纤毫之事，染则神散，五官不宁，浩然之气不生矣。

第一篇　行功指引

每于昼夜二六时中，少食宽衣，入于静室，先转三车文，次方移两膝跏趺，舌抵上腭，津液自生，手掘②第三文③，足踵玉户④，身坚正坐⑤端然，调鼻息以绵延，一念规中⑥，万缘放下，注目内观，默相⑦玄关窍内

---

① 正：疑当作"而"。
② 掘：挖。此引伸为屈指掐掌纹。
③ 第三文："文"即"纹"的古字。第三纹居明堂，为人纹，主福德。
④ 足踵玉户：谓足跟顶住阴户。
⑤ 正坐：席地而坐，臀部放于脚踝，上身挺直，双手放于膝上。
⑥ 规中：丹田的别称。
⑦ 相：观察。

珠粟一粒，正在中心，寸心念不缺一，性性自住，杳冥昏默，静定多时，是为攒行旋绕，五行性情自相为也。遂令鼻息渐闻，谷道轻提，专气致柔，存无守有，如鸡抱卵，如龙养珠，了得性情归元，神气混合，坐至一时，能夺百日之功，以转小河车数，转擦生门子，九摩密户①，而教同搓面有多，解顶三八，转睛四六，叩齿四九回。凡行此功，皆须闭气紧撮谷道，每功一次，俱要嗽津一口，分津作三口咽之，或令青女②使入气海之中。此行持昼夜无间，百日之内即见其功，自然肾水上升，心火下降，西风混合，阴阳消长，而造化无穷矣。而遇身中一阳生时，仍要竖脊端坐，反手擦揪于气海，一念存于尾闾，鼻息渐封，谷道轻撮，上下相应，内外分明，存于此尾闾脊间，左右有赤白二气齐齐升上，轻度三关③，运至泥丸，一口咽下，令青女送归气海，如共升运三次，即合采药配合之功，依前再运六遭，以为水火咽炼之诀，共成九转，同就一功。所裁接灵丹，炼精化气，以次可凝神入窍，绝念忘情，静定多时，是为沐浴。故云修丹必寻冬至，身中自有一阳生，此乃活中之子时也。则此以后之功，昼夜精炼不问百五日，功效难知，自然神气混融，阴阳反复，雷轰海底，火复丹田，甘露洒于须弥，琼浆降于神室，气结神凝，归根复命，遂得三花聚顶，五气朝元，静听天籁之音，默饮长生之酒，二百日后功倍于前。恍然虚室静坐工夫，生光夜明如昼，此无根铁树开花也，勿执认，愈进其功，忽见一时金蟾上下飞舞，更加猛力进炼功程，复至人法两忘工夫，乃入佳境。又增苦志，顷刻无停，忽见金花一轮，方圆一丈，此乃天然真火候，却猛开口一吸，咽入中宫，以接身之神气。再加精进，逼迫其功，至万里无云清朗之境，天地山河皆没影，此与太虚同体，身外有身，功已将成，仙道近矣。当此之际，则气足而神全，三室充盈，乃魂安而魄畅，逼出常世五七寸余，有此功应急求口诀而收入，若不能收归脐内，反遭风疾身，耗散前功，希仙远矣。到此地位已结胎矣，三千日足，婴儿出现，宜加谨慎，勿放纵游，即炼移炉换鼎之功，超凡入圣之妙道也。

----

① 密户：道教称肾为"密户"。

② 青女：传说中掌管霜雪的女神。此借指霜雪。

③ 三关：指气沿督脉由下上行时遇到的三处较难通过的地方，即尾闾关、轳辘关（夹脊关）、玉枕关。

修养之法，先要正己，修德，修业。若正己三正，则无所不正，一切形名非正不名，一切事故非正不成，日用平常设施酬酢未有不始于己者，一切事理头物亦未有不由于己出者。是故进修之要道，以修己为上，必以正己为先。反身正己接人，人亦归正；正己处事，事亦归正；正己应物，物亦归正。惟天下之一正，惟长道天下之大变。是知正己者，进修之大用也，入圣之阶梯也。

第二篇　静坐工夫

清心释累，绝虑忘情，少思寡欲，见素抱朴①，易道之工夫也。心清累释足以尽瑕，虑绝情忘足以静世，思欲俱泯足以造道，素朴纯一足以知天下。安乐之法，日逐少食，宽衣于二六时中，遇闲暇则入室蟠膝静坐，心无杂想，一念规中。《丹书》云：人心若与天心合，颠倒阴阳止片时。以心观道，道即心也。以道观心，心即道也。若能清心寡欲，久久行之，百病不生。此惟秋及冬至以后行之尤妙。如春夏行持，春乃发生之时，夏乃阳气茂盛。儒云：歌咏所以养性情，舞蹈所以养血脉。又不必静坐，宜夜眠早起，广步于庭，披发缓行，以使长生。食后宜动作舞蹈，亦宜节欲，古人冬至闭关以养微阳，斋戒掩身以待阴阳之所定，是故起以待日光。此阳气闭藏之时，不可扰动筋骨，惟安调静养身体，则春夏诸病不生。情不动精固，则水朝元②。心不动气固，火朝元。性寂则魂藏，木朝元。情忘则魄伏，金朝元。四大安和则意定，土朝元。此谓人有五气朝元。又《经》云：人能常清静，天地悉皆归。

运养心气诗

子午披衣暖室中，凝神澄虑面朝东。二十四度鸣天鼓，叩齿三十六数同。
两手向腮勾天泽，七回摩掌润双瞳。须知吐纳二十四，舌搅华池三咽中。
右诀每日子后午前依法运用，或五七九次，运时不可大步行走。

---

① 见素抱朴：现其本真，守其纯朴，谓不为外物所牵。
② 元：指元海。位于身体的神阙穴与命门穴。

又诗

我命在我不在天，秘精养气可延年。何须外炼金丹药，解得三峰胜似仙。

又诗

手提金印倒骑牛，喝断黄河水逆流。一朝吸尽三江水，运在昆仑顶上收。

附葛仙周天火候诀法①

自子至巳为六阳之数，即进阳火也。口诀云：阳九数也，坤阴数也，乾九之阳起于坤之初六。乾之策，三十有六，总计六爻得二百一十有六。其诀始者用意，久则自然。天关在手，统十二支也，地轴由心，以神驭气，数其息也。

子上 以左手掐子位，复卦主事。鼻微吸天之精气，入于玄关而至尾闾为一吸。又呼炁，从尾闾穿夹脊而上泥丸为一呼。一呼一吸为一息，如循环十八文、十八武，三十六息足，得玉露神水②一口，吞送下玄宫③，浇灌灵根④，得药一两。

丑上 又移指掐丑位，临卦主事。再行十八文、十八武，呼吸三十六息，送玉露一口入玄宫，得药二两。

寅上 又移指掐寅位，泰卦主事。行文火三十六息足，送玉露一口入玄宫，得药三两。

卯上 又移指掐卯位，大壮卦主事。呼吸文火十八息，送玉露一口入玄宫，得药四两。

木液旺在卯，洗心涤虑，注意规中，名曰沐浴。令人以两手摩身而为沐浴者非也。又行文火十八息，送玉露一口入玄宫，得药五两。

辰上 又移指掐辰位，夬卦主事。行十八文、十八武，三十六息，送玉露一口，得药六两。

巳上 又移指掐巳位，乾卦主事。行武呼吸十二息，送玉露一口入玄宫，

---

① 附葛仙周天火候诀法：此下至本篇末原无，，据崇祯本补。

② 玉露神水：指唾液。

③ 玄宫：即指玄关，俗谓上丹田。

④ 灵根：喻人的身体。

得药七两；再行文呼吸十二息，送玉露一口入中宫，得阳铅八两；又行武呼吸十二息。名首尾武、中间文。至此是进阳火三十六也。

　　自午至亥，六阴之数退阴符也。口诀云：复卦之初六，起于乾之初九。坤之策二十有四，总计六爻，得一百四十四也。

午上　移指掐午位，姤卦主事。行十二武火、十二文火，共呼吸二十四息，送玉露一口入玄宫，得药一两。

未上　又移指掐未位，遁卦主事。行十二武、十二文，二十四息，送玉露一口入玄宫，得药二两。

申上　又移指掐申位，否卦主事。乃西南之乡，行文火八息、武火八息，送玉露一口入玄宫，得药三两。

酉上　又移指掐酉位，观卦主事。行文火十二息，送玉露一口入玄宫，得药四两。

　　金精旺在酉，宜当沐浴，防危虑险，洗心涤虑，一意规中。又文火十二息，送玉露一口入玄宫，得药五两。

戌上　又移指掐戌位，剥卦主事。十二文、十二武，二十四息，送玉露一口入玄宫，得药六两。

亥上　又移指掐亥位，坤卦主事。行文火八息，送玉露一口入玄宫，得药七两；中行武火八息，送玉露一口入玄宫，得阴汞半斤；又行文火八息，一意规中。名曰两头文、中间武。

　　武者呼吸聊紧，文者呼吸微缓，自然连前进阳火，遏阴符，吞玉露十六口，铅汞半匀，合为一斤之数。前后升降，共得周天三百六十度。火候外除五息以合五行，周天五度，夺尽天地日月阴阳却运之数，夺尽万物生杀四时之数，夺尽卦爻铢两之数。名曰：月之圆存乎口诀，时之子妙在心传。周天息数微微数，玉露寒泉滴滴符。此真人口口相传密旨也，号曰四候，却有妙用，大抵真息从气穴中升，即龙之玄气，即火也，汞也，橐籥也。常人口中华池神水，送舌下二窍。若至人甘露玉液从肾经升夹脊上泥丸，住明堂而降下舌端，即虎之弦气，即水也，铅也。人之一身，二炁存则生，二炁竭则死，乃一身真水火根本是也。

　　已上口诀，遇身中子时癸生，得药入于玄宫，以神会气行之一度，攒簇①阴阳，锻炼成丹，须是数息有作。若不行此，难夺周天造化得药，无此难结黍米之珠。

近有一等炼己未纯，造化未得，每日执此常行，以为大功，烧竭元气，返为害之大者。是以圣人传药不传火，从来火候少人知，正谓此也。乃指圣人不传不形竹帛，名曰天符。行之者永处天仙，失之者永为下鬼。

每年二、八月，每月初八、二十三，每日卯、酉二时，已上不行于火候。

附葛仙金液还丹诀

凡修炼，贵乎忘言守一②。忘言气不散，守一神不出。一者太极也，西南乡也，其要妙在乎坤复之交，循环无穷。神潜于坤，则知白守黑，神明自来。坤者六爻也，即六日也。守静之笃，阴极阳生，六爻之下，复生一阳，即天地七日而来复，何则？铅汞从一所生，一乃阴阳五行之始。大衍之数五十有五，数内除五以象五行，又除一数以象太极，即一也，其余四十有九。两仪四象③以生八卦，圣仙知一为铅汞，故抱一而修行，用四十九日而元气复乎。一阴之下，一阳萌动，即地逢雷处见天根也，盖地支亥尽也。至子初生复卦，复其见天地之心乎。《易》云：雷在地中复，先王以冬至日闭关，商旅不行，后不省方④。何谓？盖雷乃刚阳，地乃柔顺，阳在柔阴之下，复曰先天一气。得太极静而生阳，先王至此日行道，则闭关而不省方，得专心致志，商旅者杂泛⑤也。不行者，绝其杂泛之事，专行其道，以求先天一气，必须归于虚无。盖虚无气之所生处，故曰先天一气自虚无中来。要得此气，必委曲志虑以求之也。虚无者，非虚空全无也。守静极于虚无，身居恍惚杳冥⑥之中，六脉俱停，真息自住，混沌大定，则神明自来矣。诀云：若问先天一也无，后天下手有工夫。奈何世人染习七情，业累牵缠，成后天之神，非先天之妙也。后天一萌，则先

---

① 攒簇：集在一处。

② 守一：道家修养之术，谓专一精思以神通。

③ 两仪四象：两仪指阴阳，四象指太阴、太阳、少阴、少阳。

④ 后不省方：谓君主不巡视四方。

⑤ 杂泛：明代徭役之一，谓杂多而无针对性。

⑥ 杳冥：幽暗。

天之心蔽矣。

凡修真之士垂帘塞兑，窒韵调息。帘者目也，兑者口也。闭目光，缄口舌，窒耳韵，调鼻息，闭谷道，四象和合，归于虚无。使心身意不动，收后天之神归于造化窟中，观之勿失，与气交合，时时觉照，刻刻规中，念止纯熟，神归金鼎，玄牝立基，能生真气，化生真铅，精其神全，其功方应。小静一百日，中静二百日，大静三百日。先试小静，神光透于帘帷，一勾新月而卦于西南之乡，如初三日月出庚而金光初现也。坎中一点热气上冲心，以意顺下贯尾闾，由黄道，过玉枕，上泥丸，游九宫，自上腭而下。初则温气而降，沥沥然淋水之状，香似醍醐，味如甘露，以目送之，以意迎之，入鼎，畅于四肢。此乃小坎离交姤，方验静中静照有功，愈加决烈，静之又静，以至入于无何有之乡。日月停影，璇玑①不行，杳冥混沌，天根机动，坤宫如震雷之声，腹中如裂帛之响，膀胱如火热，两肾似汤煎，以神息沉归海底，轻轻然运，冲透三关。其气如雷烈火，默默然举，周流六虚②，瀜瀜然③升上泥丸，月窟风生，眉中涌出圆光，化生玉液。如冰片之美，如薄荷之凉，降下重楼④，送归土釜，即二候得药，默运周天。如子行阳火二百一十六，得铅八两，午退阴符一百四十四，炼汞半斤，周天数足即四候，别有妙用。当此之时，精神如夫妇欢合，魂魄如子母留恋，以一意守之，名曰情来归性。初乃得称还丹，为大坎离交姤之妙，为玉液还丹之诀，循环无端，周而复始，运行不息。今时玉液入鼎，来日玉液依时复生运用，如初前工不间，美哉斯景也，不可殚述，自然而然，吾莫知其所以然也。功夫至此，九窍如法周流，愈加精进，六根大定，夺尽天地劫运大数，方得天地七日来复。静至于恍惚杳冥之中，但见月出庚方⑤，渐渐生圆，悬于中天，须臾捧出太阳，红光升入月中，与月交会成一圆明亮红光，即真铅真汞，日月合璧之妙。即便神潜虚危穴，鼓动巽风⑥方得二气，交于黄道三华，混一元宫，金木自然交并，龙虎自然

① 璇玑：泛指北斗星。

② 六虚：指上下四方。

③ 瀜瀜然：云气腾涌貌。

④ 重楼：喉咙的别名。

⑤ 庚方：指西方。

⑥ 巽风：东南风。

降伏，忽时天地清朗，四无云翳，惟见规中现一黍米之珠悬于北海之中，光明烜赫[①]，运用天符，火数足，金液流酥，形如黍米，状若冰珠，忽然一点落于黄庭之中，乃乾坤交姤之妙。众机由此而定，幻化由此而安，千百万亿之洪劫咸由一黍之萌生。斯黍也，厥星渐大，厥色渐赫，惟定之以机，机由我立，化由机生，一机万化，信乎罔象[②]之黍珠而变有象之真质也。《契》云：金砂入五内，雾散若风雨。蒸蒸达四肢，颜色悦怿好。

得此金液附体，十月火光不缺，息息归根，绵绵不绝，如鸡抱卵，如龙养珠，念兹在兹。念不可起，念起则火炎，意不可散，意散则火冷，俱使无过不及。操舍得中，日行二卦，朝屯暮蒙，故曰：火候六百篇，篇篇皆相似。若遇有丹火发热，在眉中有一黑球，真水收入鼎中，其热自退。十月满足，婴儿显相，移神出壳，次第行之，圣胎显化，其妙无穷矣。

附张三丰[③]祖师玄要篇摘锦

下手知时

下手先要知时。夫时者，一阳时也。非冬夏二至，非上下两弦，非子午，非朔望。但有刻有时者，皆非也。若云无时者，亦非也。乃身中生药之时便是也，铅遇癸生是也。

安炉立鼎

安炉立鼎，其旨有三：一名偃月炉，一名太乙炉，一名玉炉。又一名朱砂鼎，一名悬胎鼎，一名金鼎。以上皆异名也。我今直指身一端正，便是安炉立鼎也。

采药入炉

采药入炉者，采自己元精、元气、元神也，谓之上药入自己神室。所谓采者，不采之采谓之采，欲有施为非自然也，圣经云收拾者是也。

行工进火

药归入炉，当加工进火而炼之，以刚健之心而敌魔，以柔和之心而守

---

① 烜赫：形容名声大、声势盛。

② 罔象：虚无之象。

③ 丰：原作"峰"，据文义改。

中。又当审其老嫩，或有五分药合用五分火，十分药合用十分火也。

持盈固济

行工之时要知止足，不知止足，前功俱废，故曰持盈。既识持盈，当知固济，铅好飞，汞好走，可不防之。圣人云：含光默默，为之固济。

丹成温养

工深力到，丹体圆成，便住火而养火。《经》云：药热不须行火候，若行火候必伤丹。端坐定息为养火也。

调神去壳

气凝神备，药就胎圆，结成婴儿，到此地位，须要把捉而调神，只待纯熟，方可自如，《经》云解养婴儿须藉母是也。

脱胎神化

婴儿渐长成，如子离母，纵横天地，遨游八极①，出有入无，逍遥云际，正要脚跟踏着实地，真与虚空粉碎，方为了当也。

坐工口诀

学仙之人但得身心闲暇，求于静处闭目端坐，盘膝不盘膝皆可。夫坐之时，外忘其形而不着物，内忘其心而不着事，惟存于守中，似存不存，似守不守。久久纯熟，自然念定则阳气生，阳气生则有升有降。其气生者，自腰至尾闾，直上夹脊，以藉巽风鼓而上于天谷穴，二气交合，下降舌端，如蜜之甜，款款咽纳入中宫。《经》曰：初时须着力，次后却如无。总知升降不明火候之数，日用工夫，三关妙用，沐浴玄机，空延岁月，到老无成。古云：神仙不肯分明说，误杀阎浮②多少人。这些道理人还识，陆地神仙乱似麻。所谓天机秘诀未敢漏泄，故欲口传心授也。

全真活法

全真道人当行全真之道。所谓全真者，全其本真也。全精全气全神，方谓全真。若有欠缺，便不全也。若有点污，便不真也。全精可以保身，欲全其精，先要安定，安定则无欲，故精全也。全气可以养心，欲全其气，先要心清净，清净则无念，故气全也。全神可以返虚，欲全其神，先要意诚，则身心合一则返虚。是故精气神为三元之药物，身心意为三元

① 八极：谓八方极远之地。
② 阎浮：佛教术语，即南瞻部洲。诗文中多指人世间。

之至要。学神仙法不必多为，但炼精气神三宝为丹头。三宝会于中宫，金丹成矣。岂不易知？岂为难行？难知难行者，为邪忘眩惑尔。炼精之法在身，身不动则虎啸而风生，玄龟潜伏而元精凝矣。炼气之要在心，心不动则龙起而云从，朱雀敛翼而元气息矣。生神之要在乎意，意不动则二物交，三元混一，而圣胎全矣。

附穴名要览

内外三宝：外三宝，耳目口；内三宝，精气神。三关：上玉枕关，中夹脊关，下尾闾关。其名有数，儒名九曲明珠，释名九重铁鼓，道名九曲黄河，此乃化气上鼎之正路。三丹田：上泥丸宫，中黄庭，下水晶宫。若脐下一寸三分，乃下丹田也。一寸五分为气海，即混元海也。头顶为须弥天根，眼为青女，口为丹池，溢喉管气，为重楼，为玄膺①。心窍为降宫，脐孔为生门，腰眼为密户，脊骨二十四节为银河，又为上鹊桥、下鹊桥。膻中在两乳之中，为气之海。尻尾在膻中之下二寸一分，中脘在鸠尾之下二寸，神阙在脐内中央。粪门为谷道，前有玉炉穴，我命为外肾，肾柄为灵根。三里在足之后廉，涌泉穴在足心。

---

① 玄膺：道家指咽喉的正中部位。

服食篇引

昔人欲以服食为仙，即有之，犹可遇而不可为也。即可为，而第可于深山穷谷、要荒①殊绝之地，始于不得已终于异获者以为之，而不可以居常日用尝试遽为之也。夫不有日用之道，即有日用之为，不离饮食之常，而穷至道之妙。盗天地之萃精发妙以卫吾之生，去吾之患，长吾之年，如今昔高人所论者哉。郗愔有言，欲服食，当寻性理所宜，审冷暖之适，不可见彼得力，我便服之。初御草木，次石，所谓精粗相代，阶粗以至精者也。夫人从少至长，体习五谷，卒不可一朝顿遗之。凡服药物为益迟微，则无充饥之验，然积年不已，方能骨髓填实，五谷自断。今人望朝夕之效，求目下之应，脏腑未充，便以绝粒，谷气始除，药未有用，又将御女，形神与俗无别，以此致弊，胡不怪哉？故服饵皆有次第，不知其术者，非止有损，卒不得力。其大法必先去三虫②，三虫既去，次服草药，好得药力，次服木药，好得力讫，次服石药，依此次第，乃得遂其药性，庶事安稳，可以延龄矣。斯言也，庶几匪幻与，乃以愚闻，广其所集，为服食之篇。

云林龚应圆题

---

① 要荒：古称王畿外极远之地。

② 三虫：道教认为人体中有三尸，亦称三虫、三彭。上尸名彭琚，好宝物，中尸名彭瓒，好五味，下尸名彭矫，好色欲。三尸常居在人体，是欲望产生的根源，是毒害人体的邪魔。

新镌五福万寿丹书服食篇

豫章云林如虚子龚居中纂著

南州友人实实子喻龙德鉴定　虎林门人中正子傅世方参订

莆阳友人调元子林大经阅批　莆阳门人清介子朱邦廉汇成

同邑门人广惠子郑之侨增补

服食

去三虫方

生地黄汁三斗，东向灶，苇火煎三沸。内清漆二升，以荆匕搅之，日移一尺。内真丹三两，复移一尺。内瓜子末三升，复移一尺。内大黄末三两，微火勿令焦，候可丸如梧子大。先食服一丸，日三。浊血下鼻中三十日，诸虫皆下，五十日百病愈，面色有光泽。

服天门冬

天门冬曝干，捣下筛。食后服方寸匕，日二，可至十服。小儿服尤良。若蜜丸服之益善，惟多弥佳。

又方：捣取汁，微火煎取五斗，下白蜜一斗、胡麻炒末二升合煎，搅勿息手，可丸即止火。下大豆黄末和为饼，径三寸厚半，一服一枚，日三，百日已上得益，此方最上，妙包众方。

蒯道人年近二百而少，但取天门冬去心、皮，切干末之，酒服方寸匕，日三，令人不老，补中益气，愈百病也。

天门冬丸

天门冬采得当以酢浆水煮之，湿去心、皮，暴干捣筛，以水蜜中半和之，仍更暴干，又捣末，水蜜中半和之，更暴干。每取一丸含之，有津液辄咽之，常含勿绝，久久自可绝谷，禁一切食，惟得吃大麦。

天门冬膏

用天门冬拣去枯壤①者十五斤，以温水润透，去皮、心晒干，用净肉十斤捣烂。每斤用水五碗，共五十碗，入铜锅慢火煮干。三分之二用布绞出汁，其渣再捣烂，用水三十碗再熬，约减大半，又以布绞汁令净，去渣不用。将前后二汁合一处，文武火熬至滴水不散，似稀糊样。取起至冷水中出火毒三日，以磁瓶收贮封固。每日空心午间下晚，挑膏半盏，以滚白水调开服之。冬月用酒煮，有痰用淡姜汤调，上焦热而有痰，食后多服一次。下焦热，小便赤涩，空心多服一次，果妙。能滋阴降火，清肺补肾，充旺元阳，酒色之人最宜常服，极好。昔有王子单服此膏，连生三十二子，寿年百岁，行步轻健，耳目聪明。

服地黄

生地黄五十斤，熟捣绞取汁，澄去滓，微火上煎，减过半，内白蜜五斤，枣脂一升，搅令相得，可丸乃止。每服如鸡子一枚，日三。令人肥白。

又方：地黄十斤细切，以醇酒二斗渍，三宿出，曝干，反复内渍取酒尽止。加甘草、巴戟天、厚朴、干漆、覆盆子各一斤，捣下筛。食后酒服方寸匕，日三，加至二匕。使人老者还少强力，无病延年。

服黄精方

凡采黄精须去苗下节，以竹刀去皮服一节，隔二日增一节，十日服四节，二十日服八节。空腹服之，服讫不得漱口。忌食酒肉、五辛、酥油等，最忌盐咸物，止粳米糜粥淡食。服时仰卧，勿坐，坐食即入头，令人头痛。服讫经一食顷乃起，即无所畏。

服黄精膏

黄精一石，去须毛，洗令净洁，打碎蒸令熟，压得汁，复煎去游水，得一斗。内干姜末三两、桂心末一两微火煎，看色郁郁然欲黄便去火，待冷盛不津器②中。酒五合，和匀服二合，食前日三服。旧皮脱，颜色变光华有异，鬓发更改。欲长服者不须和酒，内生大豆黄，绝谷食之，不饥渴，长生不老。

---

① 枯壤：当作"枯瓢"，即枯蒌。

② 不津器：不渗透的容器。

服乌麻

取黑皮真檀色者，乌麻随多少，水拌令润，勿过湿，蒸令气偏，即出曝干，如此九蒸九捣。去上皮末，食前和水。若酒服，二方寸匕，日三，渐渐不饥绝谷。久服百病不生，常服延年不老。

饵柏实

柏子仁二升，捣令细。淳酒四升，渍搅如泥。下白蜜二升、枣膏三升，捣令可丸。入干地黄末、白术末各一升，搅和丸如梧子。每服三十丸，日二服，二十日万病皆愈。

饵松子

七月七日采松子，过时即落，不可治。服方寸匕，日三四，一云一服三合。百日身轻，二百日行五百里。绝谷服成仙，渴饮水，亦可和脂服之。若丸如梧桐子大，服十丸。

服松脂方

百炼松脂，下筛以蜜和内筒中，勿令中风。日服如博棋子一枚，日三，渐渐月别服一斤，不饥延年。亦可醇酒和白蜜如饧，日服一二两至半斤。

彭祖服松脂方

松脂灰汁煮三十遍，浆水煮三十遍，清水煮六十遍　茯苓灰汁煮十遍，浆水煮十遍，清水煮十遍　生天门冬各五斤，去心、皮暴干，捣作末　牛酥　蜡　白蜜三斤，煎令沫尽

右六味各捣筛，以铜器重汤上，先内酥，次蜡，次蜜，消讫内药，急搅勿住手，务令火匀，内瓷器中密封，勿令泄气。先一日不食，欲不食，先须吃好美食令极饱，然后绝食，即服二两，二十日后服四两，又二十日后八两。细丸之，以咽中下为度。第二度以四两为初，二十日后服八两，又二十日二两。第三度服以八两为初，二十日二两，二十日四两。合一百八十日药成。自后服三丸将补，不服亦得，恒以酥蜜消息之，美酒服一升为佳。合药须取四时王相日[1]，特忌刑、杀、厌及四激、休废等

---

[1] 王相日：指王日与相日。王日为四时正王之辰，四正之位，所谓帝王之象。即春季寅日，夏季巳日，秋季申日，冬季亥日。相日为四时官日之所生，相气之辰，所谓宰相之象。即春季巳日，夏季申日，秋季亥日，冬季寅日。王相日均为吉日。下刑、杀、厌及四激、休废日为凶日。

日凶。

服茯苓酥

取山阳茯苓，其味甘美，山阴者味苦恶。拣得之勿去皮，去皮力薄。切炮干，令气溜，以汤淋之，其色赤味苦，淋之不已，候汁味甜便止。暴捣筛，得茯苓三斗，取好酒大斗一石、蜜一斗和茯苓末相得，内一石五斗瓮，熟搅之百遍，密封之，勿令泄气。冬月五十日，夏月二十一日，酥浮于酒上。接取酥，其味甘美如甘露。可作饼大如手掌，空屋中阴干，其色赤如枣。饥食一饼，终日不饥，更主万病，久服延年。

服茯苓膏方

茯苓净去皮　松脂二十四斤　松子仁　柏子仁各十二斤

右四味皆依法炼之。松柏仁不炼，捣筛，白蜜二斗四升内铜器中，汤上微火煎，一日一夕，次第下药，搅令相得，微火煎七日夜，丸如小枣。每服七丸，日三。欲绝谷，顿服饱，即得轻身明目不老。

服茯苓轻身方

茯苓　桂心各一斤

右二味捣筛，炼蜜，和酒服，如鸡子黄许大。一服三丸，日一服。

服杏仁法

杏仁一斤，去尖皮及两仁者，熬令色黄末之　茯苓一斤，末之　人参五两，末之　酥二斤　蜜一斤半

右五味内铜器中，微火煎。先下蜜，次下杏仁，次下酥，次下茯苓，次下人参，调令匀和，又内于磁器中。空肚服之一合，稍稍加之，以利为度。日再服，忌鱼肉。主损心吐血，虚热心风，健忘，不思食，食则呕吐，身心战掉，痿黄瘦弱，服补药入腹呕吐，服余药还吐至死，得此方服一剂即差，第二剂色即如初。

服杏仁酥

取家杏仁，其味甘香，忌用山杏仁，大毒害人也。杏仁一石，去尖皮两仁者，拣完全者，若微有缺坏，一颗不得用。微火，捣作细末，取清酒两石，研杏仁取汁一石五斗，以蜜一斗拌杏仁汁，煎极令浓，与乳相似，内两石瓮中搅之，密封泥，勿令泄气，与上茯苓酥同法。三十日看之，酒上出酥，接取酥内磁器中封之。取酥下酒，别封之。团其药如梨大，置空

房中，作阁安之，皆如饴铺[①]状，甚美。服之令人断谷，更主万病，除诸风虚劳。

服真人杏子丹

上粳米三斗净淘去沙，炊作饭干暴，硙[②]研，纱筛下。杏仁三斗，去皮尖双仁者炮干捣，以水五升研之，绞取汁，末尽。先煎杏仁汁，令如稀面糊，置铜器中。内粳米粉如稀粥，以熘火煎，自旦至夕，搅勿停手，候其中水气尽则出之，阴干纸贮。欲用，以暖汤二升内药如鸡子大，置于汤中停一炊。久取食，任意取足。可为学道断谷，以当米粮。

服莲肉粥

用莲子肉三两，去皮心净，粳[③]米三合，和匀，作二次煮粥。空心常食，能补脾胃，养心肾。

服芡实子粥

用鸡头实，不拘多少，取粉三合，粳米三合，照常煮粥。空心常服，能益精强肾，聪耳明目。

服薏苡仁粥

用薏苡仁四两，粳米三合，照常煮粥。不拘时食，能补脾胃，疏风湿，壮筋骨。

服楂梨膏

用鲜肥山楂十斤，去核，甜梨十斤，去核，共捣取自然汁，入锅煎熬，如汁十斤，入蜜四两，共熬成膏。

服桂花饼

桂花一两　儿茶五钱　诃子七个　甘草五分

右判末，桂花水为饼，每嚼一丸，滚水下。清痰降火，止嗽生津。

服梅苏饼

南薄荷叶三两　紫苏叶五钱　白粉葛一两　白砂糖八两　乌梅肉一两五钱，另研末

右为细末，入片脑一分半，研细施入同研匀，和炼蜜和成剂，略带

---

① 饴铺：用麦芽糖渍的干果。

② 硙：石磨。

③ 粳：原作"糖"，据文义改。

硬些，丸如樱桃大。每一丸噙化，能清上焦，润咽膈，生津液，化痰，降火，止咳嗽。

服酥薤方

酥二两　薤白一握切

右二味捣薤千杵，温酥和搅，以酒一盏服之。至三七日，服之佳。得食枸杞菜羹，服讫而仰卧，至食时乃可食也。忌面，得力者非一，治因读诵思义、坐禅及为外物鹜恐狂走失心效。

服五参丸方

人参　沙参各一两　苦参二两半　丹参三分　玄参半两

右五味捣筛，炼蜜和为丸。食讫饮服十丸，如梧子大。日二，渐加至二十丸，能治心虚热，不能饮食，食即呕逆，不欲闻人语者。

服法制人参膏

人参清河大而坚者四两　白檀香二钱　白豆蔻末一钱半　片脑二分，研

右甘草膏同煎为衣，能补元气，生津液，轻身延年。

服菖蒲方

二月、八月采取肥实白色、节间可容指者，多取阴干，去毛距，择吉日捣筛百日。一两为一剂，以药四分，蜜一分半。酥和如稠糜，揉搦令极匀。内磁器中，密封口，埋谷聚中一百日。欲服此药，须先服泻药，吐利讫，取王相日旦，空腹一两含而咽之，有力能消，渐加至三二两服。辰巳间药消讫，可食粳米乳糜，更不得吃饮食。若渴惟得饮小许热汤。每日止一服药、一顿食。若直治病，差止。若欲延年益寿、求聪明益智者，宜须勤久服之。修合服食须在静室中，勿喜出入及昼睡，一生须忌羊肉熟葵。又主症癖，咳逆上气，痔漏。又令人肤体肥充，老者光泽，发白更黑，面不绉，身轻明目，填骨髓，益精气，服一剂，寿百岁。

服菖蒲酒

用五月五日、六月六日、七月七日取菖蒲，不拘多少，捣烂绞取清汁五斗。糯米五斗，蒸熟入细酒曲五斤，南方只用三斤。捣碎拌匀，如造酒法，下缸密盖。三七日榨起，新坛盛，泥封固。每次温服二三杯，极妙。老人常服通血脉，调荣卫，聪耳明目，壮旺气力，益寿延年。

服枸杞根

枸杞根切，石水一石二斗，煮取六斗，澄清煎取三升。以小麦一斗，干净择内汁中，渍一宿曝之。往反令汁尽，曝干，捣末。酒服方寸匕，日二。一年之中以二月、八月各合一剂，长生不老。

服枸杞酒

枸杞根一百二十斤切，以东流水四石煮一日一夜，取清汁一石。清曲一如家酝法，熟取清贮不津器中，内干地黄末二升半，桂心、干姜、泽泻、蜀椒末各一升，商陆末二升，以绢袋贮，内酒底，紧塞口，埋入地二①尺坚覆土。三七日，沐浴整衣冠再拜，平晓向甲寅地日出处开之。其酒赤如金色，旦空腹服半升，十日万病皆愈。恶疾人以水一升和酒半升，分五服愈。

服法制枸杞子方

甘枸杞子红者两半　檀香末五钱　白豆蔻四钱　片脑一钱，另研

右用甘草膏，甘枸杞三味末为衣，任意取用。能补诸虚，滋肾水，延年益寿。

服五加皮酒

好酒一金华坛，煮滚，入五加皮一斤，不时饮微醺，最胜湿益人。其叶三花是雄，五叶花是雌，阳人使阴，阴人使阳。按五加之名，据义甚大，盖天有五车星之精也。青精入茎则有东方之液，白气入节则有西方之津，赤气入华则有南方之光，玄精入根则有北方之饴，黄烟入皮则有戊己之灵，五神镇主，相转育成，服一年者貌如童稚，三年者可作神仙。

服菊花酒方

家菊花五斤　淮生地黄五斤　地骨皮五斤

三味捣碎一处，用水一石，煮取净汁五斗。炊饭，细面曲五斤，拌令匀，入瓮内，密封三七日，候熟澄清去渣，另用小瓶盛贮。不拘时服，常饮二三杯，能令老人心清目明，疏风养血。

又服菊丸

三月上寅日②采苗，六月上寅日采叶，九月上寅日采花，十二月上寅

---

① 二：日本内阁文库本作"三"。

② 上寅日：上旬之寅日。

日采根并阴干，各等分称匀，择成日制之。捣千杵为末，用蜜炼熟，豆大丸成。酒服七丸，一日三服，百日身轻润泽，一年发白变乌，二年齿落更生，三年貌如童子，至贱之草而有至大之功。

服冬青子酒方

冬至日采冬青子一斗五升，糯米三斗拌匀蒸热，以酒曲造成酒，去渣煮熟。随意饮五七杯，能清心明目，消火豁痰，黑发乌须，延年益寿。

服紫苏子酒方

用紫苏子三升，炒香研细。清酒三斗坛贮。将苏子纳入酒中密封，浸一七，滤去渣。每日随饮三五杯，调中益脏，下气补虚，润心肺，利痰气。

服固本酒

人参一两　甘州枸杞子一两　天门冬去心，一两

右好烧酒十二斤浸，春秋半月，夏七，冬二十一日。密封固瓶口，待浸日完，取出绞去渣。每日空心、饭远各饮二盏。其渣再用白酒十斤煮熟，去渣，每日随意用之。

神仙大补酒

人参　天门冬去心　白茯苓　大茴香　麦门冬　白术　生地黄　熟地黄　地骨皮　五加皮　当归　肉苁蓉　川芎　黄芪　甘草　官桂　川椒去目　苍术米泔水浸，去皮　川乌火炮，去皮，各二两

右为粗末，再取肉枣二斤煮去皮核，胡桃仁二斤麸炒去皮，蜂蜜六斤炼过，用糯米好酒三十大壶，以大磁坛一个，俱装在内，用笋壳封固。重汤锅内，以桑柴文武火一昼夜，取出冷定，用酒袋压之，以小磁瓶收贮。每日空心临卧饮一二酒杯，能治男妇五劳七伤[1]，诸虚百损，左瘫右痪，遍身疼痛，麻痹不仁，口眼歪斜，语言蹇涩，咳嗽喘急，身瘦如柴，口吐脓血，命将危困。服至一月，觉身轻体健，壮阳明目，久服百病消除，牙齿坚牢，累有奇效。合药勿令妇人、鸡犬见，取天月德日[2]为之。

秘传药酒

海桐米泔水浸洗　牛膝去梗，水洗　薏苡仁水洗，各二两　川芎水浸洗　地骨皮水洗　羌活水洗　五加皮米泔水洗　白术米泔水浸二日　苍术米泔水浸洗，各

---

① 五劳七伤：此泛指身体虚弱多病。

② 天月德日：天德为阳德，月德为阴德，都是按照农历日子划分出来的吉日。

二两　甘草去皮，五钱　生地黄酒洗，半斤　当归酒洗，二两五钱

右剉碎入绢袋内，用好黄酒二十斤于磁瓶内浸七日，方将药酒温热服之。上部痛食后服，下部痛空心饮。专治虚损，腰腿疼痛不可忍者。

三仙延寿酒

好上等堆花烧酒①一坛，入龙眼去壳一斤，桂花四两，白糖八两，封固经年，愈久愈佳。其味清美香甜，每随量饮，不可过醉。能安神、定智、宁心、悦颜、香口、却疾延年。

延龄聚宝酒

何首乌四两，去皮，赤白净为雌雄　生地黄八两，酒洗，用鲜肥嫩者佳　甘草一两，如粉者，炙去皮　天门冬二两，去心　莲花蕊四两　麦门冬二两，去心　石菖蒲二两，一寸九节者佳　槐角子四两，炒黄色，十一月十一日采　天麻四两，如牛角尖者佳　干菊花头花，四两　桑葚子四两，取紫者方熟　苍耳子二两，炒，捣去刺　五加皮真者，三两　当归二两，鲜嫩者，或切去头尾　肉苁蓉二两，黄酒洗去鳞，盐炙　甘枸杞二两，去蒂　苍术茅山者佳，米汁浸，不犯铁，去皮，二两　防风去芦，二两　白术二两，极白者可用，油黄细小者不用　北细辛二两，洗净　白蒺藜出沙苑佳，炒，春去其刺　川牛膝各二两，用肥者　人参去芦　杜仲姜汁浸一宿，炒断丝　黄精各二两，鲜者　白茯苓四两，鲜嫩者，去黑皮　熟地鲜肥者用，八两，酒蒸

右二十七味，味味照方择净，称定分两，务要真正药材，切为咀片，装入生绢袋内。用无灰好酒洁净磁坛，约盛九斗酒者，将药装入坛内。春浸十日，夏秋七日，冬浸十四日，取出药袋控干听用。将药酒每日五更服三小钟，还卧片时，午间服三钟，晚睡服三钟，但觉腹②空，再服钟尤妙。酒后忌生冷、葱韭蒜、鱼腥之物少食，惟有白萝卜当忌。凡无益之事少行，常要诚心致意，服者自有功效。若服一日歇两三日，不依法者，效之鲜矣。坐夜间，还服一二次，自三十九岁服起，今经六十四岁矣，身中须发耳目并齿，精神俱备，比常自然不同。生敬此方，如爱珍宝，不可传与愚者，或不信也。

服猪肚羹

肥大猪肚一具，洗如食法　人参五两　椒一两　干姜一两半　粳米半升，

---

① 堆花烧酒：古代名酒，酒入杯中酒花叠起，故名。
② 腹：原作"服"，据崇祯本改。

煮　葱白七两，细切

右六味下筛，合和相得，内猪肚中缝合勿泄气。以水一斗半，微火煎令烂熟。空腹食之，兼少与饭，一顿令尽，可服四五剂极良，能补虚乏气力，脾胃不足。一方单用童便煮猪肚常吃，胜似服药。

服猪腰粥

猪腰子二对，约八两，葱白四茎，去须，切碎，人参五分，防风五分，粳米八合，薤白少许，和米煮粥，入盐。空心食之，能补耳聋及补肾脏气惫。

服牛乳方

牛乳二[①]升　荜拔半两，末之，绵裹

二味铜器中取三升水和乳合煎，取三升。空腹顿服之，日一二匕，补虚，除一切气。慎面、猪、鱼、鸡、蒜、生冷。张淡云：波斯国及大秦[②]甚重此法。

取牛乳方

用干地黄　黄芪　杜仲各三两　甘草　茯苓各五两　人参二两　苁蓉　薯蓣各六两　麦门冬四两，去心　石斛二两

十味捣筛为散，以水五升先煮粟七升为粥，内散搅令匀和，少冷水，牛渴饮之，令足不足，更饮水日一余时，悉渴可饮清水，平旦取牛乳服之，生熟任意。牛须三岁以上、七岁以下，纯黄色者为上，余色者为下。其乳常令犊子饮者，其乳动气，不堪服也。其乳牛净洁养之，洗刷饮饲须如法，用心看之。慎蒜、猪肉、鱼、生冷、陈臭等物。《本草论》曰：牛乳性平，补血脉，益心，长肌肉，令人身体康强、润泽、面目光悦，志气不衰。故为人子者，须供之以为常食，一日勿阙[③]，常使恣意充足为度也。此物胜肉远矣。

服牛髓方

用熟牛脂骨内髓四两，核桃仁去皮二两，和擂成膏，少入盐，空心食，能补肾消痰。

---

① 　二：日本内阁文库本作"三"。

② 　波斯国及大秦：一般指伊朗和罗马帝国。

③ 　阙：同"缺"。

常服牛髓膏

人参二两，净　当归四两，净　山药四两，净　核桃肉四两，净　北杏仁去皮尖，四两　水牛脊髓四两，去红筋膜　家蜜一斤四两

先将杏仁捣三四百下，入核桃肉，又捣三四百下，将参、归、山药三味入内，又捣三四百下，然后以牛髓入药内，又捣三四百下，方以手擦试无渣，然后将蜜炼滚数次，至清时倾入前药内，共捣三四百下。将药入新瓦罐内，以绵纸竹叶封固，入锅内，注小半锅，以物四围置之，恐倾倒也。罐口上以糯米放竹叶上，待米成饭，然后取出，放罐在高处。三日后，每早茶匙挑二三匙调酒服，甚妙。

服羊骨方

主枸杞根细切，一大斗，以水一大石煮取六大斗五升澄清　白羊骨一具

右二味合之，微火煎，取五大升。温酒服之，五日令尽，不是小小补益。一方单用枸杞根，慎生冷、酢滑、油腻七日。凡人频遭重病，虚羸不可平复，此方补之甚效。

服羊头蹄方

白羊头蹄一具，以草火烧令黄赤，以净绵急塞鼻　胡椒　荜拔　干姜各一两　葱白切，一升　香豉二升

六味，先以水煮羊头蹄骨半熟，内药更煮令大烂去骨。空腹适性食之，日食一具，满七具止，补五劳七伤虚损。

服猪肪羊肝

取不中水猪肪一大升，内葱白一茎，煎令葱黄止。侯冷暖，如人体大虚羸[1]困，平旦服之令尽，暖盖覆卧，至日晡后乃食白粥稠糜。过三日后，用羊肝一具细切，羊脊骨䐴肉[2]一条细切，曲末半升，枸杞根十斤切，以水三大斗煮取一大斗，去滓，四味合和，下葱白豉汁调如羹法，煎之如稠糖。空腹饱食之，三服，慎食如上。

服羊肉粥

羊肉二斤　人参一两　黄芪一两　白茯苓一两　大枣肉五枚　糯米三合

先将羊肉去脂皮，取精肉四两，细切豆大，余一斤十一两并药四味，

---

① 羸：原作"嬴"，据文义改。

② 䐴肉：脊骨两旁的肉。

用水五大碗煎取汁三碗，绞去渣，入米煮粥。再下前切细生羊肉同煮熟，入五味调和，空心食之。能补虚损赢瘦，助元阳，壮筋骨。

服羊脊髓粥

用大羊脊髓一条，透肥者捣碎。用青粱米四合，淘净，以水五升煮取汁二升，下米煮作粥，入五味和匀，空心食之。常用极有补益，老人常食能补脾胃，气弱劳损不下食者。

服羊五脏方

羊肝肚肾心肺一具，以热汤洗肚，余细切之。犁牛酥、胡椒、荜拨各一两，豉心半升，葱白二握去心切，六味合和。以水六升，缓火煎取三升，去滓，和羊肝等并汁皆内羊肚中，以绳系肚口，更别作一绢袋，稍小于羊肚，盛肚煮之。若熟乘热出，以刀子并绢袋刺作孔，沥取汁，空腹顿服令尽，余任意分食。若无羊五脏，羊骨亦可用之，善补虚劳。右以水一大石，微火煎取三斗，依食任意作羹粥面食之。

服鹿峻丸

鹿禀纯阳，一名斑体峻者。天地初分之气，牝牡相感之精也。书称鹿茸角血髓大补益于人，此峻则入神矣。

其法：用初生牡鹿三五只于苑囿驯养，按日以人参煎汤，同一切药草任其饮食。久之以硫黄细末和入，自少加多，燥则微减。周而复始，大约三年之内。一[①]旦毛脱筋露，气胜阳极，却别以牝鹿隔苑诱之，欲交不得，或泄精于外，或令其一交，即设法取其精。收置磁器，香则如饧，是为峻也。随人所宜用补药，如八味地黄丸、补阴丸、固本丸之类，以此峻加炼蜜三分之一同和丸剂，或以和鹿角霜一味为丸，空心以盐酒送下。能起虚瘵危弱之疾，尤捷予之胎赢，赖此载造，顾与人人共焉。

服斑体

此方不拘初生，但驯养牡者一二只。按日煎人参一两，汤饮，渣和草料饲之。按用，预夜减食，次早空心，以布缚鹿于床，首低尾昂，用三棱针刺眼大眦前毛孔，名天池穴。银管三寸许，插向鼻梁，吮其血，和以药酒，任意。或八珍散加沉香木、香煮食尽量。月可一[②]度，鹿无恙。若有

① 一：原脱，据《韩氏医通》卷下第八补。

② 一：原作"以"，据文义改。

屠家刺鹿血，乘热和酒一醉亦妙。

服芪婆汤方

酥炼 白蜜炼，各一斤 生姜切 椒汁，各一合 酒二升 薤白三握，炙令黄 油胡麻仁 豉 糖各一斤 橙叶一握，炙令黄

十一味，先以酒内糖蜜油酥于铜器中煮令匀沸，次内薤姜煮令熟，次下椒、橙叶、胡麻煮沸，下二升豉汁又一沸出，内瓷器中，密封。空腹吞一合，如人行十里，更一服，冷者加椒。能补大虚冷风，羸弱无颜色。

服蜜饵方

白蜜二升 腊月猪肪脂一斤 胡麻油半升 干地黄末，一升

四味合和，以铜器重釜煎令可丸，服如梧子三丸，日服三，稍加以知为度。久服肥充益寿，补虚羸乏气力。

服油柑方

生胡麻油，浙粳米泔清，各一升。二味以微火煎尽泔清乃止，出贮之。取三合，盐汁七合，先以盐汁和油令相得，溲面一升如常法作馎饦[1]，煮五六沸，出置冷水中，更漉盘上冷，乃更一叶掷沸汤中，煮取如常法，十度煮之，面熟乃尽，以油作臛浇之，任饱食。大补虚劳，不食肉油面之人用之甚妙。

服乌麻脂方

乌麻油一升，薤白三升，二味微火煎，薤白令黄，去滓酒服一合。百日充肥，二百日老者更少，三百日诸病悉愈。且冬服耐寒，夏服耐暑，不食晕用妙。

饵云母水方

上白云母二十斤，薄擘。以露水八斗作汤，分半洮洗云母，如此再过。又取二斗作汤，内芒硝十斤，以云母木器中渍之，二十日出，绢袋盛悬屋上，勿使见风，日令燥。以水渍鹿皮为囊，揉挺之，从旦至日中，乃以细绢下筛，滓复揉挺，令得好粉五斗，余弃之。取粉一斗内崖蜜二斤，搅令如粥，内生筒中，薄削之，漆固口，埋北垣南崖下，入地六尺，覆土。春夏四十日、秋冬三十日出之，当如漆为成，若洞洞不消者，更埋三十日出之。先取水一合，内药一合，搅和尽服之，日三。水寒温尽自

---

① 馎饦：古代一种水煮面食，俗称"面片汤"。

在，服十日，小便当变黄，此先疗劳气风疹也。二十日腹中寒澼消，三十日龋齿除更新生，四十日不畏风寒，五十日诸病皆愈，颜色日少。吾已验之，所以述录。

守中方

白蜡一斤炼之，凡二升酒为一度，煎却恶物，凡煎五通。丹砂四两细研之，蜜一斤炼之极净。三味合丸之如小枣大，初一日服三丸，三日服九丸，如此至九日止。

辟谷四仙方

大豆五升，洗净蒸三遍，去皮为细末。大麻子五升，汤浸一宿，漉出，蒸三遍，令口开，去皮为细末用。糯米五升淘净，白茯苓五两去皮，同上糯米一处蒸熟为用。将麻仁末一处捣烂如泥，渐入豆黄末同和匀，便团如拳大，再入甑蒸。从初更着火至半后夜住火，至寅时出甑，午时曝干，捣为末服之，以饱为度。不得吃一切物，用麻子汁下。头顿一月不饥，第二顿四十日不饥，第三顿一千日不饥，第四顿永不饥，颜采[1]日增，气力加倍。如渴饮麻仁汁，转更不渴，滋润五脏。若待吃食时分，用葵菜子三合为末煎汤，放冷服之。取其药如后，初间吃三五日，白米稀粥汤少少吃之。三日后诸般食饮无避忌，此药大忌欲事[2]。

辟谷茯苓饼

白茯苓四两为末，头白面一二两，同调水煎饼面稀调，以黄蜡[3]代油煿成煎饼，蜡可用三两。饱食一顿便绝食，至三日觉难受，三日后气力渐生，熟果、芝麻汤、米饮、凉水微用些小润肠胃，无令涸竭。开食时用葵菜汤，并米饮稀粥少少服之。

辟谷保命丹

人参五两　麻子仁二两，炒，去皮　干地黄　瓜蒌子炒　菟丝子酒浸，已上各二两　生地黄　干大枣各三两　大豆黄一升，煮，去沫　黑附子一两生用，一两炮去皮用之　白茯苓　茯神　地骨皮去粗皮　蔓精子煮熟用　杏仁去皮尖，炒　麦门冬炒，去心用　地肤子蒸七遍　黍米作粉　粳米作粉　白糯米作粉　天

---

① 采：原作"保"，据文义改。

② 大忌欲事："大忌"二字原脱，据文义补。欲事，男女情欲之事。

③ 蜡：原作"腊"，据文义改。下同。

门冬去心　车前子蒸　侧柏叶煮三遍，已上各二两

右同为细末，各捡选精粹者，腊月内合者妙，他时不可合，日月交蚀不可合。如合时须拣好日，净室焚香，志心修合，勿令鸡犬、妇人见。又将药末用蜡一斤半滤去滓，白蜜一斤，共二斤半一处溶开和匀。入臼杵二千下，微入酥油，丸如梧桐子大。每服十丸，服至五日。如来日服药，隔宿先吃糯米一顿，粳米、白面皆可，次日空心用糯米粥饮送下。如路行人服，遇如好食吃不妨，要止便止，如吃些小蒸饼，烂嚼咽，或干果子，以助药力，不吃更妙。忌盐醋，日后退下药来，于长流水中洗净，再服可百年不饥矣。

辟谷仙方

黑豆五升净洗后蒸三遍，去皮。大麻仁二升汤浸一宿，滤出晒干，胶水拌晒去皮，淘净三遍，碓捣下豆黄。

右为末，用糯米粥合和成团如拳大，入甑蒸。从夜至子住火，至寅取出，于磁器盛贮，不令风干。每服一二团，以饱为度，不得食一切物。第一顿七日不食，第二顿七七日不食，第三顿三百日不食。渴即研火麻子浆饮，更滋润脏腑，容貌胜常。若要重吃物，用葵子三合，杵碎煎汤饮，开导胃脘以得冲和无损。

救荒代粮丸

黑豆去皮，一升　贯众一两　白茯苓去皮，五钱　吴术五钱　砂仁五钱　大甘草一两

右切碎，用水五升同豆熬煮，文武火直至水尽。拣去各药，取豆捣烂，丸如鸡头子大，将瓦瓶密封。每嚼一丸，则任食苗叶，可以终日饱。虽异草殊木素所不识，亦无毒甘甜，与进饭粮亦同。

防俭饼

栗子、红枣、胡桃、柿饼四果去核皮，于碓内一处捣烂揉匀，捻作厚饼，晒干收之，以防荒俭之用。

余见一僧化缘，但有所得，即置此四果捣烂，印作砖块，纸包晒干收叠柜内。一两月晒一次，积久至多，砌作一墙，人莫能知。后遇饥荒，人皆逃窜，而僧独留于寺中食此。予尝劝一富翁制此成墙，以防饥馑，行以赈济饥人，此莫大之阴功也。

辟谷散

山药　莲肉_{去心皮}　芡实_{去壳}　白扁豆_{去壳，炒}　绿豆_{去壳，炒末，各八两}　薏苡仁_{去壳，十二两}　小茴_{炒，四两}　白粳米_{炒黄，二升}

共磨为细末，每五钱瀼白汤调服，或用白汤调蒸糕食之亦妙。

凡远行水火不便，或修行人欲省缘休粮，用黄芪、赤石脂、龙骨各三钱，防风半钱，乌头一钱炮，于臼中捣一千杵，炼蜜丸如弹子大。要行远路饱吃饭一顿，服一丸可行五百里，服二丸可行一千里。

长生不老辟谷丹

云南雪白大茯苓_{去黑皮令净}　定粉　黄丹　白松脂　白沙蜜　黄蜡_{各一两}　朱砂_{五钱}　金箔_{二十个}　水银_{三钱}

先将蜜蜡、松脂于净磁碗内熔为汁，倾在药内，以木匙搅匀。候温就火[①]丸如指头大，用水银为衣。有死水银法，先洗手净，用水银三钱点在手心内，以指头研如泥。见手心青色，将集三五丸搓揉。后以金箔约量摊碗内，以药丸在内摇动，使金箔都在药上。密器收贮，服时用乳香末半钱，水二小盏煎汤温送下。不嚼破，服后第三日觉饥。以面和白茯苓末烙成煎饼。食半饱，已后药在丹田，永不饥渴。久则交过五脏，阴滓俱尽，长生不死。诸人得服，并无所忌。使人添气力，悦颜容，身体健，百病皆除。救贫援苦，实济世之良方，长生之妙法。其间若欲饮食，俱不妨事。但七日之内吃食，药必随下。至半月，药在丹田，永不出矣。服时面东，持药念咒一遍，吹在药上，如此七遍毕，以乳香汤送下。咒曰：

天清地宁，至神至宁，三皇助我，六甲护形，去除百病，使我长生。吾奉太上老君急急如律令。

养元辟谷丹

用黄犍[②]牛肉不拘多少，去筋膜，切作棋子大片，用河水洗数遍，令血味尽，仍用河水浸一宿，次日再洗一二遍，水清为度。用无灰好酒入瓦坛内，黄泥封固。桑柴文武火煮一夜，取出焙干为末，如黄沙色者为佳，焦黑者无用。每牛末一斤加入后药一斤为则。

人参_{四两}　白术_{去芦，陈土炒}　白茯苓_{去皮，为末，水浮去筋，晒干}　薏苡

---

① 火：原作"大"，据文义改。

② 犍：原作"健"，据文义改。

仁炒　淮山药小润，切片，同葱、盐炒黄，去葱、盐不用　莲肉葱、盐炒，去心并葱、盐不用　芡实仁去壳，上各半斤　小茴香炒，四两　干姜炒，四两　白扁豆姜汁炒，半斤　砂仁炒，二两　青盐四两　甘草四两　乌梅肉二两，熬浓汁半瓶粳米炒黄，取净粉五斤半　川椒去目炒，二两

右药为末，与米粉、牛末和匀，外用小红枣五斤、陈年醇酒五斤煮枣极烂，去核，加炼蜜二斤半共和为丸如弹子大。每服二丸，不拘冷热汤水，任嚼吃。一日服三五次，永不饥。按此方实王道之妙用。平时预合，荒乱之时可以避难济饥。虽一两不食，不损胃中元气。宝之宝之。如渴只饮冷水。能安五脏，消百病，和脾胃，补虚损，固元气，填精补髓，能令瘦者肥，老者健。常服为佳。

观音辟谷丹

嫩松香一斤，要择嫩乳软粘手者佳。野菊花蕊，方收萼未开，名金弹子，晒干为末。以菊花拌松香不粘手为度，如粘手再加菊花末，同杵千余下，为丸如弹子大。每服一丸，吃凉水三口，可一日不饥。如要解，吃胡桃二个即解。

助阴养老膏

陈皮　青皮　枳壳　桑白皮　杏仁　人参少许　柴胡　白术　当归　白芥子　芍药　天冬　麦冬　苏子　茴香　萝卜子　三棱　莪术　大黄酒炒　山楂　厚朴姜炒　香附子　神曲　麦芽　甘草　知母　贝母　瓜蒌仁　枳实　阿胶　天花粉　青木香　渴加乌梅肉

右为末，以天麦二冬各搅汁慢火熬煎，少注白蜜再煎，收磁器内。每服取一二匙，入滚白水内调散服之。能养胃健脾，化痰顺气，定喘止嗽。此老年妇女及孀妇①兼有滞郁者宜之，但中气弱者不宜。

大黄芪丸

黄芪　柏子仁　白术　天门冬　远志去心　薯蓣　泽泻　干地黄　人参　麦门冬　甘草炙　石斛　牛膝　薏苡仁　防风　五味子　茯苓　茯神　干姜　肉苁蓉　丹参　枸杞子　阿胶炙　狗脊　荜拨　车前子　山茱萸　菟丝子　覆盆子　杜仲　巴戟天

右三十一味各一两，捣筛炼蜜丸。酒服十丸，日二，稍加至四十丸。

① 孀妇：丧偶的妇女。

性冷者加干姜、桂心、细辛各二两，去车前子、麦门冬、泽泻。多忘者加远志、菖蒲各二两。患风者加独活、防风、芎劳各二两。老人加牛膝、杜仲、荜拨、狗脊、石斛、鹿茸、白马茎各二两。无问长幼，常服勿绝。百日以内慎生冷、酢滑、猪、鸡、鱼、蒜、油腻、陈宿、郁浥，百日后惟慎猪、鱼、蒜、生菜、冷食。五十以上，虽暑月三伏时，亦忌饮食。依此法可终身常得药力。药有三十一味，合时或少一两味亦得。宜服之，能治虚劳百病，屡试得效。

太极丸

凡人五脏配天五行，一有不和则为疾。药有五味，各主五脏，可使调和，故曰太极。

胡桃仁属木，主顺血气，凡血属阴，阴恶湿，故油以润之，佐故纸有水火相生之妙。方书云：黄柏无知母，破故纸无胡桃仁，如水母之无虾也。去黄皮三两二钱，研如浆无渣，入诸药内用。

广砂仁属土，主醒脾开胃，引诸药归宿丹田，味香而能窜，如五脏冲和之气，如天地以土为冲气也，去壳先将五钱、花椒一两拌炒香，去椒不用，又用五钱不炒，共为净末一两。

肥知母属金，主清润肺金，若以降火，佐黄柏为金水相生之理，酒浸去皮，焙干二两四钱。

川黄柏属水，主滋肾水，苦以坚精，将皮刮去，用盐酒浸之三日，焙如褐色三两六钱。

破故纸属火，主收敛神气，能使心胞络之火与命门相通，助元阳，坚骨髓，充实涩，以治脱也。酒洗新瓦焙香，为净末二两八钱。

右五味各制如法，足数和匀，炼蜜丸如桐子大，每朝夕用白汤或茶酒任意送下。

济神丸

茯神　茯苓　桂心　干姜各四两　菖蒲　远志　细辛　白术各三两　枣膏八两　人参三两　甘草二两炙

右十一味，皆捣筛炼蜜和，更捣万杵。每含一丸如弹丸，有津咽之尽，更含之。若食生冷宿食不消，增一丸。积聚结气，呕逆心腹绞痛，口干膨胀吐呕皆含之。绝谷者服之，学仙道士含之，益心力神验。

八制茯苓丸

白茯苓用云南结实者佳，去皮二斤半，打碎如枣大，分作八分，听后制法　箭黄芪蜜炙，六两，切片，用水六钟煎至三钟，去渣，同茯苓一分，煮干为度　甘枸杞去蒂，用水六钟煎至三钟，去渣，同煮茯苓一分[1]，以干为度　破故纸用盐酒炒香、研细，六钱，以水八钟煎至三钟，同煮茯苓一分，以干为度　何首乌半斤，切片，黑豆一升煮水五碗浸首乌三日，将汁同煮茯苓一分，以干为度　好人参六钱，用水五钟，将参切片，煎至三钟，去渣，同煮茯苓一分，以干为度　真秋石四两，用水三钟化开，同煮茯苓一分，以干为度　人乳半斤，同煮茯苓一分，以干为度　肉苁蓉酒洗，去鳞甲，四两，切片，用水六钟，去渣，同茯苓一分，煮干为度

右将制过茯苓总入石臼内，捣为细粉，上甑蒸熟，众手为丸如桐子大。每服四十丸，种子者空心淡盐汤下，乌须明目者白滚汤下。忌烧酒、犬肉。

凡修合，须用平定、开成、生炁、续世黄道吉日。先一日午时，将诸药煎制煮茯苓捣末，待次日子时完成，微火烘干，不见风日，忌孝服、妇人、鸡犬，并四废六不成日，慎之慎之。能治虚损，生心血，乌发须，明目固精，女人滋颜色，暖子宫，调经益气。

长春广嗣丹

人参去芦　赤石脂另研　天门冬去心　石菖蒲九节者佳　白茯苓去皮　车前子　当归酒洗　覆盆子去梗　柏子仁炒　泽泻去毛　五味子　巴戟天去心　木香各一两　山茱萸去核　地骨皮　山药姜炒　川椒炒，去目　淮生地　淮熟地　川牛膝去芦，酒洗，晒干　杜仲姜汁炒，各二两　远志去芦，甘草汤泡去心　肉苁蓉酒洗，去鳞甲，晒干　枸杞子各三两　菟丝子酒洗，蒸透捣饼，四两

右二十五味各为细末，炼蜜为丸如梧桐子大。每服五十丸，渐加至七八十丸，空心盐汤或酒送下。服十日后小便杂色，是旧疾出也。又十日鼻酸声雄，胸中痛，咳嗽吐痰，是肺病出也。一月后一应七情滞气、沉痼冷积皆出。百日容颜光彩，须发变黑，齿颊重固，既老而康，目视数里，精神百倍，寿命延长。种子之功，百发百中，偶得此方，最有奇验[2]。专治男子劳损赢瘦，中年阳事不举，精神短少，未至五旬须发早白，步履艰

---

① 一分：此二字原脱，据上下文例补。

② 验：原作"念"，据文义改。

难；妇人下元虚冷，久不孕者。

补肾种子黑发乌须奇方

淮熟地八两　山茱萸酒浸，去核净　巨胜子　韭子微炒存性　冬青子　旱莲膏熬法在后　菟丝子去沙土净，酒浸煮三日夜令透熟，捣为薄片晒干　沙苑蒺藜如羊肾样者　覆盆子去蒂，东流水浸一宿净干，各四两　白茯苓去皮　枸杞子甘州者，去蒂　柏子仁　五加皮　当归　楮实子净去皮，好酒浸，浮者不用，各三两　人参　肉桂各一两　何首乌六两，如干者，米泔水浸，竹刀削去皮，黑豆拌蒸；鲜者止用六两一个　升麻五钱　续断　莲蕊各二两

右药俱忌铁器。共为末，炼蜜为丸如梧桐子大。每服六七十丸或百丸，空心盐汤或温酒送下。能体肥身健，固精旺气。

熬旱莲膏法：取旱莲草，不拘多少或百十斤，捣汁，用砂锅熬成沙糖样，磁碟盛晒干。

延龄育子方

膃肭脐，用桑白皮一两，楮实子一两，山楂、麦芽、神曲、补骨脂各一两，黑芝麻、黑豆各一合，以上八味煎水，用酒水各一半。外用酒洗膃肭脐，入前酒水内浸，以软为度。后用竹方削碎去膜，用瓦一块，荷叶衬瓦上，上用瓦一块盖之，慢火烘干，碾碎为末听用。

巨胜子五两，酒洗净，分四分，芝麻、萝卜子、糯米、白芥子各炒一分　枸杞子去根蒂，四两　人参去芦，五两　生地黄肥大沉水者，酒洗净，五两　熟地黄俱依上一样　麦门冬去心，五两　白茯苓去皮、心、膜，乳浸晒干，五两　白术五两，土炒一分，麦麸炒一分，神曲炒一分，枳壳炒一分　菟丝子酒洗净，浸一昼夜，蒸捣饼晒干，四两　远志去芦，甘草灯芯水泡去梗，二两　柏子仁炒去壳，五两　山药麦汁浸炒干，四两　川巴戟酒洗去心，四两　石菖蒲去芦微炒，二两　山茱萸去核净，五两　肉苁蓉去甲膜，酒浸晒干，五两　当归酒洗，去芦梢，二两　五味子去梗，二两　何首乌黑豆汁蒸一分，盐水蒸一分，米泔水浸一分，醋浸一分，八两　鹿角霜五两　川牛膝去芦梢，酒洗晒干，四两　川黄连去须，吴萸汤浸一分，木香汤泡一分，姜汁泡一分，酒浸一分，晒干，三两　酸枣仁去壳、皮炒，二两　沙苑蒺藜炒，五两

右各制分两为末，春加姜汁、竹沥，夏加香薷、木瓜、薏苡仁煎水，秋加姜茶、茱萸、木香，冬加紫苏、薄荷、苍术、厚朴煎汁。用蜜炼为丸，每服十丸，滚白汤送下。

二仙十八宿延年益寿神丹

大何首乌，用红白种，忌铜铁器，用米泔浸之一宿，竹刀刮去粗皮，切成颗粒，取五斤净。用黑豆一斗拣净，以水泡涨，同首乌入甑内，层铺层间，砂锅内蒸二炷香，取起，日晒夜露，又晒又蒸，共七次，去黑豆不用。又用黑牛头蹄一付捣碎，同首乌入甑蒸三炷香取出，去牛头蹄不用。俟牛膝、巨胜子同蒸，即与仙茅、白龙须、牛膝、巨胜子晒干，入石臼内捣作细末听用。

仙茅川中俱有，惟成州者佳，叙州郡即古戎州也，又以翠屏山者尤佳。八月采之，采时忌声易得，去芦叶及附根，净洗。忌铜铁器，用竹刀削去粗皮，槐木砧上切成颗粒，用糯米汁水浸一宿，将棍子搅动去涎毒。又换豆汤浸一宿，捞起晒干，用好酒拌湿，入甑中用砂锅内蒸，从巳至亥，以香熟味如地黄方妙，取起晒干，又用酒拌蒸，如此十次。用三斤白龙须洗净，晒干一斤。川牛膝去芦洗净，取二斤半净，同首乌入甑蒸三炷香取出，日晒夜露，择出牛膝。另取巨胜子三斤去灰土，同首乌用甑蒸三炷香取出，日晒夜露，择出巨胜子，另收听用。白茯苓去皮为末，用长流水浸三日，去筋膜及浮水面者，取沉底白粉三斤晒干。用粳米二升泡一宿，同入甑蒸三炷香，取出晒干，去米不用。甘枸杞去梗，取斤半净者入人乳浸一宿，捞出晒干听用。生地黄一斤四两净，用酒浸一宿，晒干听用。熟地黄一斤四两，自己取生地黄，用好酒浸拌湿，九蒸九晒者方佳，勿犯铁器。

秦当归一斤半净，用酒浸一宿，晒干听用　人参用上好者一斤，水浸一宿，晒干用　破故纸六两，酒洗炒香听用　五加皮去骨一斤，酒洗晒干听用　杜仲去粗皮半斤净，用姜汁炒去丝听用　虎骨十两净，用酥炙脆听用　琐阳洗净，用酥炙脆听用　鹿茸四两，去毛，用酥炙听用　天门冬去心，取一斤四两净，蜜水浸一宿，捞起晒干听用　菟丝子去土半斤净，用酒煮如膏，捣烂焙干听用　肉苁蓉用酒洗去鳞甲，刮开去内白膜，晒干，取净肉四两听用

以上诸药各为极细末，同前首乌等末合而为一和匀，炼蜜和成膏。每日清晨用百沸汤调醇酒，调三匙，磁碗内盖定，少顷启开面东服之，能治急慢惊风，口禁全不能言，口眼喎斜，手足瘫痪，筋脉拘挛，头目眩晕，半身不遂，遍体麻木，胸膈烦懑，神思恍惚，三十六种风，补元阳，壮元气，发白返黑，齿落更生，益寿延年，种子保娠，返老还童。服之二年，

效不可言，服之终身，乃成地仙。

炼蜜法：上好白蜜二十斤入砂锅内或银锅内，炭火熬，滴水成珠方入于药内，以松柏枝不住手搅，俟匀待微冷，用磁坛内收贮封口，勿令泄气。

延年益寿不老丹

何首乌赤白各一斤，竹刀刮去粗皮，米泔水浸一宿。用黑豆三升，水泡涨，每豆一层，重重铺毕，用砂锅竹甑蒸，以豆熟取首乌晒干，又如法蒸晒九次听用　赤茯苓一斤，用竹刀刮去粗皮，为末。用盘盛水，将末倾入水内，其筋膜浮在水面者不用，沉水底者留用。湿团为块，用黑牛乳五碗，放砂锅内慢火煮之，候乳尽茯苓为度，仍碾为末听用　白茯苓一斤，制法同赤茯苓，亦湿团为块，用人乳五碗放砂锅内，照前赤茯苓仍碾为末用　淮山药姜汁炒为末，净四两　川牛膝去芦，酒浸一宿，晒干为末，净八两听用　菟丝子去沙土净，酒浸生芽，搗为饼，晒干为末，净八两　甘枸杞子去梗，晒干为末，净八两　杜仲去皮，姜汁炒断丝为末，净八两　破故纸用黑芝麻同炒熟，去麻不用，将破故纸碾为末，净四两

右药称足和匀，炼蜜为丸梧桐子大。每服七十丸，空心盐汤或酒下。忌黄白萝卜、牛肉、铁器。能乌须黑发，延年益寿，填精补髓。阴虚阳弱无子者服至半年即有子，神效。

任太史秘传延寿方

鹿角霜一斤，覆盆子日干半斤，菟丝子半斤，余甘子去核净，肉日干二两，此味出建昌山谷中，七八月熟。俱为末，取鹿角胶半斤，用无灰好酒化开，入前末搅匀和为丸如梧桐子大。每早空心酒下五十丸。

取鹿角胶法：用鹿角不拘多少，截做一二寸长，于长流水内泡洗七日夜，尽去尘垢。取一大磁坛，用猪毛泥固外，晒干，将角入内。以桑白皮铺底盖面，每十斤用黄蜡四两、好酒四大壶同装坛内，仍用水潴合。以桑柴文武火煮三昼夜，徐徐添热水，第三日取出角，晒干为末，即霜也。将煮角之水慢火熬成稀胶，收磁器内阴干，即胶也。

益寿延年不老丹

生地黄三两　熟地黄三两，俱净，用酒浸一宿，晒干　天门冬三两　麦门冬三两，俱用酒浸三时，取出去心晒干　白茯苓五两，去粗皮，切作片，酒洗晒干　地骨皮五两，洗油净晒干　好人参五两[1]　何首乌半斤，鲜者用竹刀刮去皮切片，干者用

---

① 五两：此二字原脱，据崇祯本补。

米泔水浸软，刮去皮切片。砂锅内下用乌羊肉一斤、黑豆三合量着水用，上加箅放此药，复覆盖蒸两个时辰，取出晒干

右共为细末，炼蜜为丸如梧子大。每服三五十丸，用酒送下，清晨服之。此药千益百补，服半月一月自觉健旺不同，常服功效不可胜言。得此方者，不可以药易而轻忽，实吕祖之仙梯也。

老君不死丹

白茯苓、大粉草各四两，川点椒、干姜各二两，俱为末。白头面六斤合和一处，用麻油二斤炼至花谢为熟。入蜂蜜再炼片时，亦要花谢。入前药拌匀，木臼①杵千余下，为丸如弹子大。初服每日三丸，过二七日每日一丸。每服后啜凉水三口，一日不饥不渴，身轻体健，神清气爽，面如童颜，百病不生，延年益寿。如服一饱，一月不饥不渴。如要食，取桃肉吃一个即饥。

少阳丹又名四味龙芽，虚名一百三味

一名乌嘉龙芽凡有四采：春苗、夏花、秋子、冬皮。是枸杞合用一斤为末

一名天琐龙芽是苍术拣净用一斤，米泔换浸一宿，为末

一名锦绣龙芽是桑葚用紫熟的一秤制为汁，合前药

一名百花龙芽是蜂蜜一斤，乃一百三味也

右前药石臼内捣为细末。用新磁盆将葚子汁同药末一处调匀，用细绢蒙盖盆口，放在月台净处，积受日精月华之气。煎干复为末，炼蜜为丸如梧子大。每服三十丸，渐渐至五十丸，空心用盐汤或酒送下，日进一服。服一②年返老还童，耳目聪明，头白返黑。服二年冬暖夏凉，诸病不生。服三年齿落更生，健步轻身。秘之秘之。

昔一人双目不见，服此一年即明。又海州二木匠患疯疾，得此即愈。

紫霞丹

肉苁蓉酒浸去甲并内白膜，晒干，七钱　　白茯苓坚白，去皮　　生地黄酒浸蒸晒，各三钱　　鹿茸慢火酥炙十二次，另研　　雄雀胸七个　　雌雄乌鸡二具，慢火瓦口焙　　雄鸡肾二付，酒浸，慢火炙干，另研

右为细末。先将葱白十两净苎麻叶包裹，外用绵纸三四层，水湿火

_____

① 臼：原作"柏"，据文义改。

② 服。服一：此三字原脱，据崇祯本补。

上煨熟，取起捣烂，合前药末杵千余下，丸如梧子大，晒干。以鸡子十二枚，每头开一小孔，去清黄净，盛丸①在内，以纸壳封其孔。另将好鸡子四枚，同前十二枚作一锅，与母鸡抱至四枚小鸡出为度。贮磁器内，用少许铺器内底盖固封，养七方服。每空心以盐汤下十丸，干物压之，久久精自不泄。欲生子，以青黛、甘草、陈壁土调水饮之。

还元丹

用黄犍牛肉不拘多少，去筋膜，切作棋子大片，用河水洗数遍，令血味尽。仍浸一宿，次日再洗，以血水尽为度。用无灰好酒入磁器坛内，重泥封固。用桑柴文武火煮一昼夜，取出焙干为末，甚至如黄沙为佳，焦黑无用。末半斤，配后药一斤。

山药捣碎用葱盐炒，去葱，净四两　白茯苓四两净，坚实者佳　莲肉去心，用葱盐拌炒，四两，去葱盐　小茴四两，去枝梗，微炒香为度

右各为细末和匀，用好红枣不拘多少汤蒸大烂皮肉相脱，取起剥去皮核，研细膏。加好酒入前药，和剂作丸。切勿和用面糊、米饭之类，其药不灵。丸如桐子大，空心温酒送下五十丸。初服可日进三次，服久止进一服。能安五脏，消百病，长肌肤，补虚损，实精髓，固元气。

斑龙丸

鹿霜、鹿胶、菟丝子酒浸二日，蒸焙为末。柏子仁去壳另研，熟地酒浸三日蒸。各十两，焙干为末。

右先将鹿胶用无灰好酒于磁器内慢火化开，却将胶酒煮糊，和药杵二千下，丸如桐子大。每服五十丸，空心盐汤送下，或酒亦可。或有加减者，于前人立方之意恐有不宜。此药理百病，养五脏，补精髓，壮筋骨，益心志，安魂魄，令人注颜延年。

老龙丸 即固精还元丹

老姜半斤　胶枣半斤，去皮核　陈皮二两，去白　大甘草二两，去皮　公丁香　沉香俱要好者　白盐各二钱五分

七味为末，均捣，饭甑上蒸七次，用瓦器收，陆续为丸。大者二分一粒，小者一分一粒，日夜可含，每日止用二分，四季可服。收久，三日一蒸可也。

---

① 丸：原作"完"，据文义改。

乌须发补元气万应丹

好人参七钱　枸杞子二两净　蛇床子　覆盆子　菟丝子酒浸　石菖蒲酒浸　木瓜酒浸，各二两　五味子　何首乌各四两　金樱子　杜仲姜汁炒　生地黄酒浸　牛膝姜汁浸，各六两　茴香三两一钱净　麦冬门去心，酒浸　天门冬去心，三两一钱，酒浸　熟地黄酒浸成膏，各八两净

右为末，蜂蜜二斤半炼为丸，梧子大。每服二十九丸，或酒或盐汤送，清晨服。

秘传五香还童膏

堪嗟须鬓白如霜，要黑原来有异方。不用擦牙并染作，都来五味配阴阳。
赤石脂和川椒炒，辰砂飞衣最为良。茯神能养心中血，乳香分两要相当。
枣肉为丸梧子大，空心温酒十五双。七七之后君休摘，管教白发黑油光。
兼能明目并延寿，老翁变作少年郎。

赤石脂四两　川椒去子，净六两，同石脂炒　辰砂六两，研末，用甘草煎汤飞过，晒干为衣　赤茯苓去皮，四两　乳香三两，笋壳包炙去油　胶枣肉一斤，去核皮，取净肉搞和入前药

共为丸。

黑发乌须方

黑豆五升，拣去扁破。用一大砂锅将乌骨老母鸡一只煮汤二大碗。无灰老酒二大碗，何首乌四两，鲜者用竹刀削碎，陈者用木捶打碎，陈米四两，旱莲草四两，桑葚三两，生地黄四两，归身四两，破故纸二两，俱为咬咀，拌豆。以酒汤为水，砂锅大作一料，砂锅小作二料。用文火煮豆，以干为度。去药存豆，取出晾去热气，以磁罐盛之。空心用淡盐汤食豆一小合。以其曾用鸡汤煮过，早晚宜慎于盖藏，以防蜈蚣也。食完再制，但自此永不可食萝卜。服至半载，须发从内黑出，目明如少，且又能鏖战[①]，极妙。

神妙乌须方

用麻油烟五钱、核桃蒲一两、麝香一分共为末，大小竹筒盛，埋冬青树下。七日化成水，﹑将水撚须上即黑。

----

① 鏖战：喻房室。

乌须方

用五倍子打碎去灰，用铜锅炒豆豉起黑艳，将青布一大片浓茶打湿先放地上，将倍子包裹，脚踏成饼。要看火色，莫炒过了。称过一钱，红铜末上好醋炒七次，以黑为度。筛过细末三分，没石子二分，明矾二分，食盐二分，上面半分，俱为细末，用极浓好细茶调煎如镜面样方好。每用敷上，以皮纸包过一夕，后用核桃油染之。

乌须固齿散[①]

白茯苓　大当归　北细辛　青盐各四两　何首乌五两　小川芎　甘枸杞　没石子　荆芥穗各二两半

右俱研为细末，再用极陈老米一升久煮，待成浓饮取起。将前药末尽皆入内和匀，作一饼团，以新瓦罐盛。盐泥固封口，外用湿泥复封，投火煅炼，烟尽为度，随入缸内闷息。取出贮在潮地上，片时取出，研成极细嫩末，以铅盒盛藏。每日清晨及临睡，以百沸汤待温擦净牙齿，再蘸药末擦牙上下，其药水不可漱去，少停一二刻吞下。更随随吐出些抹须鬓上，日久须黑齿固，妙不可言。但要忌三白，亦不可间断。

乌须黑发神仙梳

用黑铅半斤打一匣如腰子样。又用黑铅造成梳子一个，磨刮干净。又用榉柳叶二两，旱莲草五两，何首乌一两，五倍子一两，明矾一钱，乌豆半升，干蝌蚪一两，用新砂锅一口将前药入内，以六七碗水煮三炷香为度。如三炷香之前若干，则再加水煮。以水熬成膏子，入铅匣内，再加水银一钱，制过五倍子末一钱，制过桐末一钱，以铅梳入内藏浸六七日，后用铅梳梳其发须，三七可管一年。

换须妨白方

旱莲花　没石子　活猪鬃头上者佳，各等分

先将没石子入铜铫内炒黑，次将余药逐样炒黑存性，勿至成炭。然后以柳枝汁、生姜汁磨母丁香匀讫，研为细末。将绢筛一起，又将粗者研细再筛，极要嫩。用时以姜汁磨前药，先以白须者将药水点记在何处，一点下，即以药点其孔眼，觉有药入在孔眼内方好。须摘一根，即点一根，恐迟孔眼复闭，药不能入。用点药者须眼光人。药果入，则后生出须必黑，

---

① 乌须固齿散：此方下至"生眉方"原无，据崇祯本补。

屡验奇方。

长发方

凡男妇小儿头上有疤或不生发者，用驴油、生姜汁二味。先搽姜汁，复搽热驴油，次第搽之，其发自生。

又方：用大附子一个（一两重者）为末，再用乌骨黑肥鸡一只，炼取其油，搅药末搽上即生。

生眉方

用芥菜子、半夏二味为末，以生姜自然汁调搽数日，生眉黑色[①]。

秋石阴阳二炼法

阴炼之法：用童便不拘多少，每一石用缸一只盛之，搀入清水一石和之，用皂荚煎汤一盏，加入，以竹杖搅之数百回为止。候其澄静片时，倾出上面清的一石，又加净水一石，如前搅之、澄倾之法。一次一次，其澄下者渐浓，必至十次之后如澄样凝结成霜雪乃已。去水，以布帛上加纸灰食干，收起秋石暴干，再研，或加男乳调和。日暴夜露，七七任用，或散或丸。服之一年增寿一纪。此阴炼之法，虽涤去咸味，凡质固脱，所谓先天之气混泄固不能免，化痰降火之功亦不能免。若咸味之痰速也，补益之功可以并言。今人多有彼此优劣之议，予故有阴阳之辨。

阳炼之法：备新缸数只，采取童便十余石。采法惟于童蒙学堂中用一人看守药缸，另置一小缸于药之傍。童生来便，见试其色之赤白。始出色赤，盖有火邪以混之，弃而勿用。惟清白者取之。积有十石，移置僻处。用大锅煮炼，干则加添，必尽十石，俱完干枯为度。收处如铁如石，谓之丕胎。将此丕胎入土釜，明炉火煅，黑烟秽气去尽为度，谓之退阴符。取出用小银锅将新汲泉水煮之，无银锅铜锅，可溶化无形。滤过滴下净药如净泉，复入银锅熬干，则成白雪洁滢无埃，任加乳汁、红铅散服丸药，无不宜也。若将白雪之药入鼎明炉，用火煅炼，清溶，霞光闪闪，结成灵丹，如璧如玉。于此可见人身之宝不诬矣，服之者得无效乎？

制鹿角胶霜法

取新打大鹿角或一二对，以米泔水浸三日夜，以磁片刮去黑垢，锯为

---

① 生眉黑色：此上至"乌须固齿散"原无，据崇祯本补。

半寸长截。用新砂锅以流水浸没鹿角，炭火或桑柴火三日夜。另置一罐烧热水，不时频加锅内，勿使锅干。角鹿露炭要匀，锅中蟹沸为度，夜间须要添水，火候足捞起角，晒干收贮。其角汁不退火，量加麦门冬、熟地黄入内，烹至三分过二之干。滤去二药，将胶倾取净器内，若不甚稠，再熬少刻，置土地上一日夜，去火毒任用。众妙方中加桑白皮、黄腊，不过欲其成膏，然不若门冬、地黄为愈也。

炼钟乳粉法

钟乳一斤，不问厚薄，但取白净光色好者即任用，非此者不堪用。先泥铁铛，可受四五斗者为灶[①]，贮水令满，去口三寸，内乳着金银瓷盏中。任有用之，乃下铛中。令水没盏上一寸余即得，常[②]令如此，勿使出水也。微火烧，日夜不绝，水欲竭即添成暖水。每一周时辄易水洗铛并淘乳，七日七夜出之，净淘干内瓷钵中。玉椎缚格，少着水研之，一日一夜，急着水搅令大浊，澄取浊汁。其乳粗者自然着底，作末者即自作浊水出，即经宿澄取其粗着底者，准前法研之。凡五日五夜，皆细逐水作粉。如用澄炼，取曝干，即更于银钵中研之一日，候入水洗不落者佳。

升阳起石法

捡选真正好阳起石打碎，用好烧酒浸一宿捞起，每两樟脑二钱同研一处，入固济阳城罐内，上用灯盏封口牢密。入百眼炉上用水注盏，先文后武，打火二炷香，冷定取开。升盏上者可用，沉重在底者勿用。

打灵砂法

用青金，或一斤，或二斤，入固济罐中，量有半罐，上用铁灯盏坐口，存一孔如箸大出烟。先用文火，渐至武火，盏内着水，炼一日住火，次日取开。灵砂尽结灯盏之下，一饼明如朱砂，是为灵砂。

---

① 灶：原作"皂"，据文义改。
② 常：原作"当"，据文义改。

升打灵砂罐式

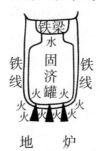

地　炉

周围用碎砖团砌，高下亦随火渐加

取蟾酥法

长夏时提取大癞虾蟆，用蛤蜊壳未离带者合虾蟆眉上，用力一捻，则酥出于壳内。收在油明纸上，干收贮用。虾蟆仍活放去，而酥复生。

制哑芙蓉法

取鲜粟壳不拘多少捣烂，以净水砂锅内熬漉起汁。又入水熬之，榨极干，渣不用，只以二汁慢火熬干如膏，加入炒黑文蛤末调和成饼，阴干。凡遇久嗽吐血、脱泄、崩①、久泻不止，用之如神。世人不知，有谓粟壳之药劫病而已，殊不知久泻而诸药不效，至于待死，命在须臾，非粟壳一劫之功，其孰能解千钧之危也？医之用药正犹时之常变，而行道者宜用之，以经权一理也。然则劫药亦犹管仲之于霸也，宁不与于夫子乎。

炼松脂法

用松脂七斤，以桑灰汁一石煮脂三沸，接置冷水中凝复煮之，凡十遍，脂白可服。

制旱莲葚子膏法

四月桑葚黑熟，先采旱莲草不拘多少，用大者去根、茎、叶，洗净晒干。用磁樽微撒盐腌半日，晒干入甑内蒸熟，曝干捣末，或三五升。然后取桑葚汁和之作饼曝干，再研细末。每晨用酒调三钱服，大固精神，滋阴补肾，黑须发。若修补丸，任意加入别药。

制真汞丹法

阴水炉养白朱砂，天下烧丹第一家。唯有真铅制真汞，炼成白雪长黄

---

① 崩："崩"下疑脱"中"字。

芽。五金八石皆非影，万草千霜却是差。谁知神仙真口诀，无根树下羡金花。

　　取洁净妇人乳一二碗入小银罐内，赤石脂固封。将锡壶盛水半壶，以银罐悬壶中，用水一锅，顿锡壶在内，煮五炷香为度。锅中水干，壶内亦干，而乳已成丹。随出丹为末，用九节石菖蒲二两、熟地黄二两焙干，姜汁煮过，研烂和前药，用蜜为丸如粟米大。每服三十丸，清汤送下。

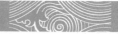

采补篇引

余弱时尝戏为《十狐传》，以寓采补之功，不知者以为海淫也。于是养圭食葵，展缩收放，一切泥水秽道，当世尚之甚。惟一三道人雅嫉之，辄诋其书，斥其人，坏其言。且曰：身中上药，精与气神，炼而服之，为道为仙，安有求之外乎是？虽然，一三道人真儒也，即言玄言道不离其经，第如世人之不获已何。夫世人之不获已者，欲其至也；而有心于道，而必不能遽绝于所以为道害者，欲其至也。左师触龙说赵太后也，欲太后之不爱其子而不说，以太后之无爱其子，反说太后以甚爱其子。夫说之以甚爱其子，而后得太后于无爱其子矣。引世人于道者，亦何必不如是也。夫世人之嗜色亦犹太后之爱子也，使之思所以长嗜夫色而后得，其不徒然一嗜夫色而已。则莲池在火坑，朽腐即神奇之意也。特患世人之不知也，而又以为海淫也，不惜秘文，惟知者用之。

云林虚虚子应圆题

新镌五福万寿丹书采补篇

豫章云林如虚子龚居中纂著

南州友人实实子喻龙德鉴定　虎林门人中正子傅世方参订

莆阳门人清介子朱邦廉汇成　同邑门人广惠子郑之侨增补

吕祖御敌既济真经

上将御敌，工挹①吮吸，游心委形，瞑目丧失。

上将，喻修真之人也。御，行事也。敌者，女人也。初入房时，男子以手挹女阴户，舌吮女舌，手挹女乳，鼻吸女鼻中清气，以动彼心。我宜强制而游心清虚之上，委形何有之乡，瞑目勿视，自丧自失，不动其心也。

欲击不击，退兵避敌，修我戈矛，似战复畏，待彼之劳，养我之逸。

欲击，彼欲动也。修，彼手来摩弄也。似战，我似战也。彼欲我动矣，我反不动，而退身以避之，彼必来摩弄我阳物，我即示以似战之状，而复诈为畏怯之形，待彼之劳，以养我之逸也。

盗兴凭陵②，魔兵猬臻③，吾方徐起，旗旌出营，交戈不斗，思入冥冥，彼欲操刃，破我坚城，深沟高垒，闭固不惊，时复挑战，敌兵来迎，如不应者，退兵缓行。

盗者，彼也。彼之情性已浓，其势似魔兵之猬起，我当徐徐应之，但交而不斗。斗谓动也。思入④冥冥者，静以待之，心不为之动也。致彼欲

① 挹：牵引。引伸为抚摸。

② 凭陵：横行，猖獗。

③ 猬臻：像刺猬一样臻至。

④ 入：原作"人"，据文义改。

斗而不得，必自下动以撼吾上，吾当瞑目闭气，如忍大小便，吸缩不为惊动，良久复一挑之。挑亦动也，彼必大发兴而应我。夫倘彼不应，即当退却，止留寸许于内也。

敌势纵横，逼吾进兵，吾入遂走，偃仰①其形。如僵如仆，敌必来凌，吾谓敌人，我今居下，汝处居上，上亦了了，彼扰我专，无不胜焉。

胜者，我胜彼也。敌兴大发，必逼吾进兵，吾不可不答。遂入坤户②，即退于外，翻走仰卧，如僵仆之形。彼之欲心张狂，复来击我，我遂居下，令彼在上，而诱之自动，则我专而必胜也。

敌既居高，以高临下，我兵戒严，遂控我马。龟蟠龙翕，蛇吞虎怕，撼彼两军，令彼勿罢。觉我兵惊，使之高住，勿下勿斗，候其风雨。须臾之间，兵化为水，敌方来降，我善为理。俾其心服，翻为予美，予亦戢兵③，退藏高垒。

此至要心诀，重在"龟蟠龙翕，蛇吞虎怕"八字。瞑目闭口，缩手蜷足，撮住谷道，凝定心志，龟之蟠也。逆吸真水，自尾闾上流，连络不已，直入泥丸，龙之翕也。蛇之吞物，微微衔噬，候物之困，复吞而入，必不肯放。虎之捕兽，怕先知觉，潜身默视，必待必得。用此四法，则彼必疲，乃以手撼彼两军。撼，拈也。两军，乳也。使之兴浓不杀，又戒之腾身高起，勿动勿下，候彼真精降下，则彼心怠，我反善言挑战，彼既心服，而我得其美，则收敛而退藏于密矣。

再吮其食，再挹其粒，吮粒挹密，短兵复入。

此第二次行事也。食者，舌也。粒者，乳也。密者，阴户也。短兵，缩则短也。复入，复入慢战以动之也。

敌兵再战，其气必炽，吾又僵仰，候兵之至，以吾兵挺，阖彼风雨，愈降愈下，如无能者。

候者，候风雨也。阖，吸也。此至要之言，愈降愈下，心志灰然，如无能者，以阖之也。

敌人愈奋，予戒之止，两军相对，不离咫尺。与敌通言，勿战勿弃，

---

① 偃仰：俯仰。

② 坤户：阴户。

③ 戢兵：收起兵器，停止行动。

坐延岁月，待其气至。心愈如灰，言温如醴，以缓自处，缓以治彼。

愈奋者，彼动不止也。予乃戒之，止而不动。彼上我下，两军也。不离咫尺者，留一寸在内，余在外也。又待其精气下降，又必我心愈如灰死。而言语须甜温，使彼兴浓，而我缓以待之也。

我缓彼急，势复大起，兵刃既接，入而复退。又吮其食，又挹其粒，龟虎蛇龙，蟠怕吞翕。彼必弃兵，我收风雨，是曰既济，延安一纪。收战罢兵，空悬仰息，还之武库，升之上极。

大起，兴浓也。彼兴既浓，我当复入，深浅如法，间复少退，又必吮其舌，挹其乳，依前行功，则彼真精尽泄，而我收翕之矣。既济者，既得真阳也。一纪，十二年也。一御而得真阳，则能延寿一纪。武库，髓海也。上极，泥丸也。罢战，下马也。当仰身平息，悬腰动摇，使精气散布，上升泥丸，以还本元，则不生疾病，而长生可得矣。

为山九仞，功始一篑。匪德匪传，全神悟入。

九仞，为九天仙也。一篑，一采也。一采延寿一纪，百采百年可知也。是长生始于一篑，然非有德不传，若有德，则神全而心静，故能悟之而可行也。

吕祖采补延年秘篆

吕祖曰：心属火，火气盛则阳事举，心气弱则阳事萎[1]，虽美女百态千娇，欲战而无奈也。总然入炉，不久即泄，反输精于女子。今此术可战代十女，犹然固闭，难以笔舌尽陈。侍中曰：精者神炁之聚也，散在四肢，为气为髓，聚为气海，为精为神，相气运用，使久而不泄，此化精之妙也。今人不知妙术，妄用针灸药敷，薰洗淋渫，苦楚百般，皆不足取。今受一术，俱非此类，而通仙道，其世可得闻，请试用之。

置鼎第一

夫安置鼎器者，乃中乘之法，阴阳交济之道也。择佳冶[2]十五六以上，眉清目秀，唇红齿白，面貌光润，皮肤细腻，声音清亮，言语和畅

---

① 萎：委萎，柔貌。
② 佳冶：指娇美妖冶的女子。

者，良器也。若元气虚弱，黄瘦粗肥，经候不调，赤白带下，四旬上下，不可用矣。凡与之交，择风雨暄和之候，定息调停，战之以不泄之法。先徐徐摇动，令女情动昏荡，男子手叩其阴户，待滑水溢出方可刺入。上则紧哑①其舌，以左手搠②其右胁下，令神惊精出，吸其气和液而咽之。更玉茎亦吸其阴精入管，如水逆流直上，然后御剑，则神妙矣。

锁闭第二

夫大锁封闭者，乃撒手过黄河之法也。凡性急之人须半月方可闭住。初下手时，未便惯熟，倘或精泄，只是清水。初交之际用三浅一深，渐渐至九浅一深。往来扇鼓三百余次，但觉欲泄，急退玉茎，按阴额，以右手三指于谷道闸住，把一口气提上丹田。咽气一口，澄心定虑，不可动作。少顷将玉茎复振，依前扇鼓。若情动蹲身，抽出玉茎，如忍大小便状，运气上升，自然不泄矣。

一法左手掩右鼻孔，右手掩左鼻孔，闭目正坐，待少时引口中气，吹一口，吸三口咽之。以两手紧捏拳抵腰腹，将身掇三掇。却以手紧抱头，将身摆三摆，依旧正坐。以两手擦腿三五十下，觉身热，匝舌抵上腭。少时，用津液三咽，气觉到腰，下地直立，以臀夹定谷道，又咽三口气则止。若便去行用，只依常法，到情浓时，急以舌抵上腭，咽津一口，亦将臀夹定谷道，其精不走。如此行数次，永不走泄。若初学时，只可一夜不走泄，一日门路闭遏。交感，以手抵腰，虚迭三次，手抱昆仑摆三摆便了。欲交感，以左手中指抵龟根三下，再入炉，依旧咽津一口。但要紧夹定一尾闾，由他如何，至三五日不泄亦不妨。要泄时左手龟头三下，顺气一口即泄。

御女第三

夫房中术，行至一次，身体不倦，至三次，扇鼓至一万二千八百之数，依前提身缩龟咽气一口至丹田，急缩下部，不令走泄。第一上峰，始采女子口中津液咽之。次中峰，复采乳汁吞之。三下峰，闭气蹲身如龟状，急缩下部，采其红铅，从尾闾运上昆仑顶，散于四肢，返老还少，不生诸疾矣。

---

① 哑：吸。

② 搠：戳。

一法，凡欲行时，隔夜先将大宿砂七个白汤咽下。次早不得吃汤水，先用薰洗药，少时用绵带子系稍紧，候物微坚，阴青翻然，不可太过。须是择炉，令妇人仰卧，不用枕头，开两股，男子前手把磨，后膝着席，先定神默想漱津，仰视眉尖。先闭其口，以鼻管吸气，咽入丹田，想其气已到，方垂头刺入阴门。复昂头瞑目，闭气凝神，徐徐动摇，往来之间，妇人美畅。男子欲泄一紧，以身凸向前，尽送茎物，以谷道吸七次，其精自然运化不泄。如此行持七次。但气弱者，先用好酒入盐调和，吞鹿茸丸五十丸，更加七次。盖欲伏少阴气，以助真阳。养在炉一茶时，不得泄，自然胀满作热，勿得解带。苟释其缚，则泄阳气，无功矣。七日一次，行满七次，其功久之，则成饱健[①]矣。

精气第四

凡人论成功，止其不泄，未足为奇，要在还精采气，斯为大道。凡扇鼓至千百之数，女有阴交三穴，一两乳，二两胁，三两肾也。往来扇鼓之际，候其声娇色变，眼慢口合，手冷心烦。彼时急缩下部，蹲身如龟，其牝中津液自我灵柯吸入，合自己元阳，从尾闾夹脊透上泥丸宫，再降入丹田，滋养真气，岂小补哉。盖女一身属阴，惟津液属阳，故曰水中铅，阳数也，又名为红娘子。男子一身属阳，惟精气属阴，故曰沙中汞，阴数也，又名白头翁。红乃为铅，白乃为汞，真液相合，撇上泥丸，则齿发不落，面颜如童矣。

金丹第五

凡采择时，先用绯线折回耳门，比之鼻窍，然后将绯线周围颈项，如不大一米，未发也。研乳香半钱，调好酒一盏吞下，煮羊肉四两，令女先服。三五日一浴，或半月一浴。候天气晴明行之。于此诱合，候其情动，温存抱定，缓入阴户，向前进一寸三分，其液自吾柯穴入腹内，宝名曰返圣胎。

呼吸第六

凡交战，先须端坐，定气凝神，以鼻引清气，口呵浊气一二口，节次叩齿，舌搅华池，咽液，行导引之法。然后将玉茎款款攻刺，候他情动，

---

① 健：粥。

掐取彼右手子①纹，咂住他舌，取他津液一口，仍吸其气咽下，把定神气不走，缓缓入炉。若欲长大满炉，以聚气为法，次掐其第三中指文②，用九浅一深法，行三十五次或百次。再依前法，掐手指文，取津液咽下，再进百次又取之，如此数次，妙不可言。如要不漏，频频出炉，缩胁提吸，或七九次，鼻内出气，或三五口。再若紧急，提吸不住，用手于尾闾穴关截，自然不泄。则玉茎常坚不软，非但阳欢，抑且女畅。凡采取之际，候女人情动，阴门开张，津液流溢，男子以静待动，不可深入玉茎，上则咂住舌尖，华池津出，急接吸咽之，如此采战，自然两情适矣。如欲退罢，即掐第三文，吸虚空清气三口咽下，然后出炉。亦不可便睡，起而端坐，升身吐纳二三十口气，用黄河水逆流法运归四肢，使安静方睡。如欲再战，复依前法。若要女子精气不损，行事时还与他三五口气，令他接之。每一口气分作三口咽之为妙，倘不还气，恐他黄瘦夭丧。但行此法，数日后看精神如何，如有怀妊，但以种子之法顺而行之，一战成功矣。种子法见后

展龟第七

夫欲展龟身长大者，常于子时后，午时前，静室中披衣端坐，凝眸静虑，常令腹中饥空，空则气血流通。仍集中乘导引法，闭气咽津，送下丹田，存想运至玉茎。以两手搓热如火，用一手兜托外囊，并握玉茎，一手于丹田脐下腹上，左转摩八十一数。致再如前法，右转九九之数，乃咽津液，存至玉茎。用手将玉茎如搓索，不记其数，如此行之，久久自然长大也。

搬运第八

凡行事毕，每日平旦，直伸两脚，左右压定，闭目，用两手攀两足头九次。极力闭气，将身摇动，止许鼻中微微出气令匀。凡行三五次，面如火热，乃是真气上升泥丸矣。即以两手搓摩面项耳目，手时热，则放关矣。

一搬③运毕，仍平身仰卧，直手舒脚，以头着枕上，脚跟着床上，身体皆悬空，极力摇动己身三五次，则精自然升上泥丸矣。噫，精为养命之本，悉宜知之。

---

① 子：当作"指"。

② 文：同"纹"，下同。

③ 搬：原作"般"，据标题改。

流通第九

凡器既具，用黄河逆流之法而奈战。每与之交，进退迟速具至，行九浅一深之法，先行子午流通一次，使气脉通入炉。后缩起腰身，闭气不出，卷舌拄腭，以睛上视，用手扳拿如钩，频频咽气，以候心定。若气极，轻呵出之。掩耳闭气，存想气从夹背上脑后，入顶门，散于四肢百脉。

子午流通歌曰：面南正坐潜依床，呼吸调匀静取浆。吐纳二句令四数，咽精一口至三阳。轻嘘复搅华池水，鼻引清气入小肠。晨起空心行九次，七朝功满达仙乡。

六字第十

昔黄帝暗垂密旨，深达玄机，恐后代学道之人急于色欲，伤其性命，则示阴丹之诀。夫阴丹者，御女采气之术也。阳丹者，服之而升仙也。知妇人之本意，补泄损茎者，当交接之时定其身心意不动，则女情自来，女若定其心意不兴，则男情自来也。神者气也，神固则气完，气尽则神去，交接之气，心定则为一补，气泄则为一损，故男子百补而一损，此之谓也。经曰：保养灵柯不复枯，闭却命门守玉都。灵柯者，上舌下茎也；玉都者，上口下阴也。玉浆上下俱流液，故号玉泉。彭祖曰：以人补人，真得其真。老子曰：强入弱出，命当早卒；弱入强出，长生之术。是以夫妻有化生之道，阴阳有补益之机。且心为气主，意到即行。故男情不动，女意未来。阴户初开，别有消息，采其阴中之气以助阳丹，则可永保性命，却老延年。法之要妙，在于六字之诀。此六字各有次第，不得颠倒。言存便缩，既缩便吸，既吸便抽，既抽便闭，既闭便展。其序不乱，而功莫大焉。

一曰存者。交姤[①]之时存心物外，虽交合不可着意，要在体交而神不交。若着意，乃是神交，而精气易泄矣。惟不着意，纵然走失，亦不多矣，但当停浊去清耳。当此之时，急用缩胁提吸，此名曰存，能久而行之不倦，并无漏泄之事。

臞仙曰：夹脊之骨，前有二穴，右命门，左肾门，即腰眼间也。汞气从此出，采取之时，觉汞欲出，急定心意，存想汞炁自尾闾上入泥丸，良久用抽缩之法制之，纵走无害。能行此则炁汞自干，自然成宝矣。

① 姤：原作"垢"，据文义改。下同。

二曰缩者。交接之时，缩胁提吸，运气上行，不令顺下，气下则泄。若泄之际，如忍大小便状，灵柯渐退半步，提吸口微呼气，咂定女舌，取他津液咽之，搂定，又吸他气一口，送下丹田，直入灵柯，三五次，渐渐龟形状大，不泄矣。

曜仙曰：采取之时，真汞欲来，便用力缩下如急忍大便状，兼存想命门，将灵柯移种浅土寸半，良久汞乃止。然后正坐竖膝，抱玉山之顶，急拍山腰，口含山龙，待山云气兴作，此是阴气上升，山炁发泄之候。当此之际，感之于中，取之于外，急取山上华池之水咽下丹田，三五十度至百度，后用抽吸之法。

三曰抽者。交接之时，缓缓进步，不可深，不可急，常抽退步，吸接津液。一抽一吸，以我鼻吸他鼻出气，候其气喘急吸咽之。不可以口吸，口吸伤脑。抽吸数多，玉茎自坚，神气壮盛，快然乐矣。

曜仙曰：慢进徐退，待气至，宜进退，上下相应，一退一吸，惟多为益。吸不可开口，鼻引山炁入脑为妙，行之龙气刚劲，进则吹，退则吸。

四曰吸，吸他真气精液。想玉茎如受气之管，采取之时，上以口鼻吸其津气，下以青龙吸其液水，存想入我管中，上下一齐俱吸，勿令颠倒。一抽一吸，如管吸水之状，但能依此采取，即颜色光泽，精神自然清爽矣。

张仙曰：当吸之时，闭口咬牙，努目上视，吸气一口，重重尽力，提至泥丸，待时其精化气，反本归元也。

曜仙曰：想灵柯①为受气之门，鼻为天门，与之相应，肾为命门，亦与天门相合，一时齐吸，不得颠倒。如吸得彼此腠理既和，此阴阳感畅之候。想其赤黄气入灵柯，约至精室，入气海肾堂，与阳气直透泥丸，其时鼻与灵柯一齐吸，但一退一吸，使气如筒吸水样，自下而上，妙在数多。如得彼赤黄气，便觉气热如火，得其一度气者，可延一纪，应天地一周之气也。如采取数多，觉山色渐凋，即便易之。

五曰闭者。交垢之时，须当紧闭命门。命门通天关，天关通命门肾府，若命门与天关不闭，则脑气下降，至命门肾宫流入琼台，则易泄也，然后化为金精矣。若闭固而不降于琼台，则永无漏泄之患，精既不泄，自然坚硬，可御十女不倦。

----

① 灵柯：疑指阴茎。

张仙[1]曰：动作时不可开口出气。口是天门，下与命门相接，若封固不牢，则失神败气，其精易泄。且行功之时，五字相连，缺一不可。若弃存缩而难以行其功，舍抽吸而难以得其物，四者虽备而不急于封固，则又得而复失矣。

曜仙曰：动作必闭口息气，封固华池，以鼻引彼气，上升泥丸，一润元海，存泥丸中。有红日一轮照耀光中，有仙子素衣黄裳，瞑目而坐，以舌拄上腭，存之使气逆流归元海。

六曰展者。交之时缓缓入炉，上采其津，搅漱我津液，吸他一口气送下，循至丹田，运入玉茎。三五次或七九次，觉龟身森然长大，筑满阴户，号曰展龟。但觉阴户紧窄，乃其验也。既满宜缓，不可急躁，交之久远，使情欢意畅，美不可言。若采之既久，觉容颜销减，即换新鼎，不可强行也。

张仙曰：此操演法，男女相交而两将相敌，女人自有不战而胜、静以待动的手段。男子一见的牝户[2]开张，先神魂不定，不待战有几分败势。又目灵龟发作的头上如镜一般，一入炉，不数合便输了。盖不曾经传受操演过，若有传受，龟自然坚硬粗燥，有何惧哉？

碧霞采补长生秘要

碧霞真人曰：夫金银损坏以金银补之，人之损坏以人补之，今撮要之言，乃一生之受用，久而行之，却病延年，渐入仙家矣。秘诀仙传，非人勿示。

修真养气第一

凡修真养气者，省言语养内真，寡色欲养精气，薄滋味养血气，咽津液养肺气，慎嗔怒养肝气，节饮食养胃气，少思虑养心气。若学道之士依此行之，可使气壮神完矣。

房中补益第二

《经》曰：以人补人，真得其真。老子曰：若欲长生，当须自生，房中之事能生人，能杀人，故知而能用者可以养命，况兼服药者乎？男不可

---

① 仙："仙"字原脱，据上文例补。下同。
② 牝户：女子阴户。

无女，女不可无男，不可强而闭之，若强而闭之，则意不能不动，意动则神劳，神劳则损寿，若梦与鬼交，其精自泄，则一泄当十也。

择炉炼丹第三

夫鼎者，烹炼神丹之器，温养真气之炉也。须要不曾生产美妇，择取眉清目秀、面白唇红、发黑鼻正、肥无余肉、瘦不露骨、肌体细腻、语言清爽、无口气体气、崩带白浊者为妙。若鼎肥者，气脉不通；瘦者，骨乳精少；劳者，津液不足；病者，阴毒伤茎。切忌垢面蛇形，雄声雀步，马口黄发，阴毛粗多而逆生者，交之则损矣。

戏弄女精第四

夫仙人玉女阴阳配合，何曾漏泄。今人不务女情感动其真气，只求一时自己之快乐，玉茎才入阴户中，女情未动，男精先泄，自取衰败，终身不省，可不惜哉。凡与妇人交合，先须温存怀抱，咬咂唇舌，玩弄两乳，将玉茎与女戏弄，男以手指深入妇人金炉，候有淫水流出，此乃妇人淫情动矣，方可对炉交感，依法行功。此乃阴家先输之验，慢慢攻之，使气不喘，而神自定矣，岂不美哉。

男察四至第五

夫玉茎不强，血气未至；强而不振，振而不硬者，骨气未至；硬而不热，神气未至；心欲而兴不美者，意气未至。凡男子与妇人交合，必待强而振，振而硬，硬而热，察其四气至行之。若一气未至，即不可交。

女审九到第六

夫女子未合之际，默咽津液者，意气到也；将身抱人者，骨气到也；强力动人者，筋气到也；两目尖频视者，肝气到也；握弄玉茎者，血气到也；摸男两胁者，肉气到也；两鼻气蒸者，肺气到也；身不动摇者，肾气到也；滑津出者，脾气到也。凡九到全，方可交感。

交合取胜第七

凡遇美色者，心虽爱恋，当自逆于心情，则与不爱者相似。必须按定心神，用玉茎插入炉内，慢慢浅深，往来行五七十次，以至百次，当可歇住。须要定心，再依前行五七十次，至二三十次，觉妇难禁温存，必先泄也。此时正好用功采取，须再依前法行之，若自己微觉情动，将玉茎抽出，如龟藏体，六物皆缩，闭口吸气，一把提起，自然不泄，还精补髓，乃阴输阳胜也。慎勿进之太深，若急速太深，则颠倒五脏。强忍情欲，则精流入肾胞，令人外肾冷痛，阴汗浸润，更生小肠奔豚气、膀胱气、疝气是也。诀曰：凡行功时，鼻内微微吸气，渐渐出气，但觉喘息，便宜歇住，俟气调匀，可再依前法行战。然战不厌缓，采不厌速，如此有益，慎而行之，不可忽也。

采炼太和第八

夫采炼太和者，只可以调马牧牛，若妇人先泄，目瞑身颤，面赤颊红，舌尖渐冷，鼻孔开张，口闭气粗，肢体不收，神思恍惚，阴穴脉动，滑津流溢，此其先泄之验也。男子当此之际，心定意静，上采舌津，中采蟠桃，下采月华，采而得之，行提运功，自尾闾穴两道，运气贯上夹脊，透至双关，上入泥丸宫，流转入口，化作琼浆，咽下重楼，入丹田，起火煅炼，此谓黄河水逆流也。老子曰：玄牝之门，为天地根。又曰：采得归来炉里炼，炼成温养作烹鲜。阳衰阴养，树衰土培，此法仙人口口相授，慎勿轻泄。

惜气养精第九

夫惜气养精者，人之大要也。天有三奇，日月星；地有三奇，乙丙丁；人有三奇，神气精。若有人存神固气保精，则百病不生。须要保惜，不可轻泄，若轻泄其精，如以珠玉投于深渊，岂能再得？可不慎乎？《经》曰：精养灵根气养神，此真之外更无真。丹田一粒菩提子，谁肯轻轻泄与人。盖男子以泄精为乐，不知精泄之后玉茎衰怯，身体困倦，不能再举，有何乐也。若固济根蒂，闭而不泄，日夜交合数妇人，采取其精，情畅神爽，爱慕之情不能休息，又能补益朱颜，身轻骨健，延年益寿。以此观之，孰为乐乎？问罢，玉蟾子曰：房中有法炼阴丹，阳得阴兮大壮颜。补得脑实骨轻健，百年如此转轮环。盖人之一身本无储精之所，但脑气下降即为精矣。

洗心全神第十

夫心者，神之舍也。心静则神安，心动则神疲。神者四肢之主，能少思虑，省嗜欲，扫除杂念，湛然不侵，则神自全。神全则身安，身安则寿永，是乃修身之大要矣。

三峰采战秘诀

上峰名曰莲花峰。未交感时，以两手擦热抱妇人腰，以口就妇人口，轻轻咂妇人舌尖，四十九咂，觉口中津液咽之。以左右手揉自己胸三两下，仰卧，令妇人身在上，抱妇腰背，以口咂妇人舌尖，如冷，尽力咂之。其妇人觉无意思，却令妇人仰卧，以茎物入炉，徐徐彻彻，却用舌抵上腭，目视天关，但用其功，只是不泄。明目聪耳，且壮力气。

中峰名曰玉乳峰。和五脏，调脾胃。令妇人仰卧，以手扪其阴户，觉妇人情动，即以两手抱定妇人腰，将口先于左边奶上一气轻咂，三十六咂了，复于右边奶上轻咂四十九次。觉口中津满咽之。待少时却就床上，将自己左足先伸定，却坐，起坐将两脚并伸直，复以左手扳右足大指，又以右手扳左足大指。如此着力三次放了。却仰卧，手擦胸一两次，少待，却以阳物入阴户。依常法交接，则精不走，养肌体，悦颜色，补内损。此法四时用之各有次第。如春采乳则以左边咂四十九，右边咂三十六，咽之。夏则左边二十四，右边二十一，名瑶池浆。秋则左边三十七，右边二十九，名金液浆。冬则左边三十一，右边二十三，名玄蚖胶。数不可过多，多则损妇人。无乳亦不妨。

下峰名曰玄门峰。此则巨富相敌，妇人情欲淫水荡漾，或遇阴候正来。交感时，觉妇女情兴正浓，却以手抵妇人腰眼，一二抵，觉情尤正，却徐彻之，看茎物上有血丝带，名金丹药，当用金银篦子刮下，安在器中或罐中，空心用温酒送下。又一法，淫水多者，用干蒸饼挹其阴户，丸如梧桐子大，朱砂为衣，空心酒下三十丸。贵人多不用，不知此方大有功效，却高如莲花峰法。盖阴极阳生，大补精髓，令人肺肝常清，精神不杂，久而行之，可以通神入仙。人多用玉乳峰，亦可延年不老。

瞿仙曰：凡采战之法，采一女益一人，十女者延年，百女长生不老。遇交接玉茎欲泄，不可令妇抱腰，乃频接女人津液咽之，不可令其手触腋下，则令人气散，皆是采阴之法。每交接以三五十六者则止，令女呵浊气七口出之。次将口压定女人口边，再令女呵清气一口，用舌入女人舌下，接其气咽。海蟾云：若要长生不老，须定还精补脑。彭祖曰：数欲交接则数[1]愈多，功愈久，皆以不泄。又能御女十二不泄为闭，则红颜悦色，凝神快意。若御九十三女而不泄，年跻百岁。精少则疾，精尽则死，可不慎欤？《子都经》云：旋泄之法，切须忌弱出强入，纳玉茎于琴弦凌齿之间，如红大便止。弱纳强出，长生之术，强入弱出，其命当卒，此之谓也。刘京[2]道人云：春月三旦一泄，夏秋一日一泄，冬则当闭。盖天地终藏，一阳未复，盘结蕴固，冬月一泄，其忽诸乎。蒯道会云：人年六十便当窒欲，若得术而御之，则可以自度。不辨，绝之为上。服药百种，舍此而永生也。

戒忌十段锦

　　大戒　忍尿行房要作淋，尿头行房大损神。水火行时须且待，徐徐插入力须均。

　　防伤　莫令玉女抚腰堂，吞下男精忌女伤。两手脉经休被起，拍郎双肾切须防。

　　戒急　女意未动休急欢，四肢皆硬内门干。更兼悲喜忧惊后，犯者男伤女不安。

　　忌饥　肚饥交感百神悲，气出神昏五脏衰。此是仙家名百福，一交胜似百交疲。

　　忌饱　大醉大饱俱独宿，免教五脏皆反覆。喘呕晨昏吐血涎，未免疮痍生手足。

　　忌交　休依瘦病生新疾，产后之炉损丈夫。年少若教亲老妇，阳衰阴盛是危途。

　　交感　十分只可入三分，来往时时把乳吞。出入往来将百步，急须着力送连根。

　　两伤　女垂男仰两相伤，大怕浓精入肾肠。女病成劳难救治，男伤渐渐觉痿黄。

　　指迷　意懒莫强战，强战生百损。渴后饮凉浆，温时切莫饮。

---

① 数：原"数"下衍"于"字。据崇祯本删。

② 京：崇祯本作"景"。

感毕　战罢须当便养神，就床端坐咽津频。瞑目看心耳听肾，自然神气复调匀。

素女论

语曰：一女可敌十男，一男难敌十女，何也？男情易动则易灭，如渴得浆。女情难动则难灭，如热得凉。且如男子兴来便上马，兴阑精走泄矣，岂知妇人情怀未畅，其心似炎，得凉风则力健意浓，男子无力，岂能遂其乐哉？盖男子以妇人之乐为乐，妇人既不乐，男子有何乐？初交时切不可性急，须抱搂着，澄心把定，如不经意一般，待他情动方可用事，此时妇人如涸鱼得水。战力不乏，往来不可速，亦不可着体用力。如欲泄，出炉以易其心。如茎弱再战，一般出炉数番，妇人眼慢，四大不举，方是战力之功。交接之际，不可付舌尖津液，斯时阳气奔盈于上，如与舌尖津液，则元阳气盗，不久尪羸[①]。若妇人情急，气喘乏，语言娇细，方可采求津液，吮他舌尖，于舌上下用力大吸阴气一口咽之，以补元阳。临美之际不可深，深则津液太过，必至痨瘵[②]。但遇交接，暗数往来，九浅一深。下马仰睡，用手于胸肚上揉擦五脏还位，及均匀于气，亦不可缩脚则卧，免致下疾。次早起来便以养神法助之。望东方取气三口咽之，用手随气亦按至丹田，三存三跳，伸缩提掇百骨，插手过头，坠手合掌，热索脸，出气二口，背手擦牙，井花水半口灌漱，以舌团搅作丸咽下，乃名神水，火能助阳，然后洗面漱浣。

投好得人

夫贪者赠以财，淫者调以言，滥者益之以伟物，好俊晓之以聪明，好丽娱之以声色。凡五者，由基之杨叶也。

---

① 尪羸：瘦弱。
② 痨瘵：或称肺痨，具有传染性的慢性虚损性疾病。

阴中八遂

一寸琴弦，二寸菱齿，三寸婴鼠，四寸玄珠，五寸谷实，六寸愈鼠，七寸昆户，八寸北极。

交合九势

第一龙飞势 女子仰睡，男伏腹上，据股含舌。令女举其阴物，受男子玉茎，刺其谷实，和缓慢摇，行八浅六深之法。阴乃壮热，阳乃刚硬，男乐女欢，两情畅美，百疾消除。

第二虎行势 女子跪朝低头，男踏后抱腰，入玉茎，叩阴户之中，五浅六深之法。阴若开张，阳气出纳，男舒女悦，血脉流通，消除烦闷，益于身心，颜色奇异。

第三猿搏势 女开两股，男子腿坐其上，阴户开张，乃入玉茎，九浅五深之法。快乐尤甚，津液流通，百疾不生，神清气爽也。

第四蝉附势 妇人覆耳，直伸左股，曲右股，男跪后，玉茎刺入，叩其玄珠，行七八之数。女阴大张，快乐即止，阴阳顺通，自然和美。

第五龟腾势 女子伸卧，男子托起女子双腿过乳，入玉茎刺其谷实，女情自动，男精施泄，阴壮热，自然身觉酥矣。

第六凤翔势 女人仰卧于床，自举两股，男子以两手按床，深入玉茎，刺其阴户，使玉茎坚硬，阴户壮热内动，女子自摇九浅八深之数。男女深悦，乐情过加，诸疾不作，此得阴之妙也。

第七兔吮势 男子仰卧，直伸两股，女反坐男玉茎上，面向男足，两股在男腿边，按席低头，女握玉茎入阴户之中，刺其琴弦，玉茎坚硬，行七浅八深之数，津液流入女户之中，女阴降接，徐徐抽动，自然美也。

第八鱼游势 用二女子，令一女伏其上，使二女相合，亦效男子法，男子坐看女之行，使淫心兴起，玉茎硬大，二女自来执茎入内，男睡女坐，津液流通，自然美畅。

第九鹤交势　男倚于床，女手去挽男颈，女以左足躐^①床，男以右手托女左股，女负男肩，两手紧贴，女执玉茎刺入菱齿，中其谷实，轻摇慢动，九浅十深之数，阴阳交媾，流注津液，淫欲情性，自益男子，百病消除，颜色红满，自然快乐矣。

锁关十要

一散精　行功毕，两手如弯弓，左右三次，手兜膝，则精自散四肢矣。

二驾河车　以两手搭项颈，左右手搭谷道，挺身吸气三口，精自升降矣。

三转运　平身吸气数口，令腹中有声，其精自入丹田，依法固守。

四定想　平坐，吸气七口吞下，通诸窍矣。

五辟合　九浅一深，一吸一嘘。

六关锁　行功时觉精动，两手握双拳，足如钩，背如龟，腹胁吸气一口，其精自逆上泥丸宫。

七采取　上采舌津，中采蟠桃，下采月华，退灵柯半寸，缓缓吸气七口，如竹吸水。

八拣点　每早未语时，呵气热手，揩三转九擦两脸，摩动腰间三十六次，其精自然运矣。

九服药饵　十补丸：取枸杞天之精、熟地地之精、甘菊日之精、白苓月之精、天冬星之精、菟丝金之精、官桂木之精、苁蓉水之精、汉椒火之精、石枣土之精各等分。遵法制细末，酒糊丸梧子大。每服二十丸，空心盐汤下。

十沐浴　九香汤，遇晚淋洗，上床助阳真气。蛇床、地骨、紫梢、紫荆、防风、杨梅、甘松、藿香等分，㕮咀，煎水于盆内，热手不住洗。

---

① 躐：踏。

男子六错

一忌三元节①，庚申甲子伏腊②，本命元辰③，朔望弦晦④。

二忌作干劳困，气力奔冲，远行无力，才下车马。

三忌连日饮酒，久病初安，元气未完，忿怒惊恐。

四忌言语过多，交接频数，行早卧迟，观玩劳倦。

五忌神庙、迅雷、烈风、日月星辰之下。

六忌大寒打颤，大热汗流，大饱伤心损气，大饥大醉，无力主张，心中好欲，久淫不止，津闭不出。

已上皆不宜交欢，静而守之。须择日，必阳上半日，阴下半日。甲日为阳，乙日为阴，余仿此。专忌子前，乃阳生阴盛之时。凡交须饮酒一二杯，或茶一盏。忌晚饭夜食，使气脉流通，精神清爽，然后两意相孚⑤，战不衰矣。

女子五迷

一皮粗肉燥，口大声雄，形容憔悴，体气⑥发焦，崩漏带下。

二瘘瘦黄弱，白癜风疥，久病方愈，气脉不全。

三肥胖笼东，大瘦如柴，阴贼妒忌，狠毒不笑。

四年及四旬，生育过多，皮宽乳慢，有似猪胞，阴户毛粗。

五形质不全，跛足眇目⑦，耳聋暗哑，努臂突脐，龟背豺身，蛇行雀跳。

已上犯者，俱不可交，须知爱护精气，休亲恶炉，以致误害也。

---

① 三元节：上元节是正月十五，中元节是七月十五，下元节是十月十五。

② 伏腊：指伏祭和腊祭。伏祭在夏季伏日，腊在农历十二月。

③ 本命元辰：即本命年。

④ 朔望弦晦：朔是农历每月初一，望是每月十五，上弦是每月初七、初八，下弦是每月廿二、廿三，晦是每月最后一日。

⑤ 孚：即"符"，合。

⑥ 体气：狐臭。

⑦ 眇目：单眼丧失视力。

四季养性

春季朔日面东平坐，啮三通，附气九息，吸震宫清气入口，九数吞之，以补虚损。烹青龙之凫，致二童子之馔，此养精之妙。

四五月清旦，面南端坐，叩金梁九，漱玄泉三，清思注想，吸离宫赤气入口三吞之，闭气三十以呼之，填其虚府。

六月朔及四季末，旭日正坐，禁鼓五息，天鼓十二通，吸坤宫黄气十二咽，以补呼之损，敛玉液之休，以致神怰风之味，使补脾以佐神也。

七八九月朔望旭日，面西坐，鸣天鼓七，饮玉浆瞑正心，吸兑宫白怰入口七吞之，闭气七十息，补泄气之致也。

冬季面北平坐，鸣金梁，饮玉泉，三吸玄宫黑怰入口五吞之，以补呼之损。端居静思，吸黑三吞之，以益胆之精。

子午进火运水

每子后午前及五更初阳盛时，就榻上，面东或南，握固盘坐，或仰卧高枕，伸足舒腰，澄心内顾五脏，仰面合口，鼻引清气，一吸莫令耳闻气，极伸腰，徐徐咽下。存气直下海门，开以双手，压缩谷道。一缩，次开目上视，口呵浊气一口，上升天谷，存气直上顶门。气即上，随待口中津液聚玉泉关气，耳热即闭口。仰面凝神，一咽中正，三咽而止，直到丹田，入海门关。再缩谷道，一缩，将阴手擦龟身，如是十一次，是一周天也。

精妙要机

金鼎欲留珠里汞，玉池须下水中铅，口口气吸进玉茎，至阳跷穴，到阴跷穴，至尾闾，河车搬运至夹脊双关，怒目上玉枕，至昆仑，下玉池，紧闭任督二脉，上鹊桥①之呼，下鹊桥②之吸，不可不知，漱津下重楼，纳丹田气海。此段功夫须行走坐卧，不可间断，不止子午为然也。

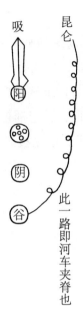

玄关要言

昂头并仰气，鼻吸引清气，觉下到腰间，徐徐咽真气。一举行七番，将身直立地，用手胸前摩，连呵七口气。两手紧捏拳，抵腰却闭气。一低一仰天，脚根硬踏地。渐觉腹中满，蹲身以着地，一口一身蹲，如此七番止。用面仰其头，用肩掇其背，如此行三番，用气送脐下。虚送十数番，柜子须用者，徐徐待少时，茎物坚竖起。用手提衬具，入炉养刚气，少刻硬如枪，有琛并结坠，再行大如拳，铁杖应难比。此是神仙法，不可乱传世。事尽功已成，遇经亦无恙，功若未成时，未可便轻弃。阴阳交媾浓，漫漫而已矣，来往二百番，泄精无滓腻。保养固丹田，饮食更有味，种子麝香丸，不要服弹头。颜色如婴儿，行步疾如骥，相劝愚痴人，千金莫乱施。宝笈自收藏，传之勿容易。

---

① 上鹊桥：印堂、鼻窍处，一实一虚。

② 下鹊桥：尾闾、谷道处，一实一虚。

刘海蟾玉泉无泄歌

阴抱阳兮是祖宗，洞房深处少施功。泥丸顶上长生润，即生光。气隔二①关有理通。不问自炉并别灶，作用行时事一同。须是为宾须作主，缓行云雨意从容。兴浓四体情将动，玉柱半插阴门中。凝神止息闭思想，坚牢内外不通风。运至泥丸先透顶，昆仑摇撼过天冲。久久行之须见效，黄昏直至五更钟。此是神仙无漏术，遇之极者是孩童。

秘旨鹧鸪天

子午工夫养性天，龙吟虎啸送丹田。阴阳颠倒灵苗透，会得神峰妙更传。金锁柜，铁牛坚，黄河水逆好行船。寿年更把金丹助，造化长生不老年。

种子之法

夫人生于世，一夫一妇，古之道也。有夫妇，则欲子嗣，养生送死，道之常也。《书》云：不孝有三，无后为大。世人须存夫妇之道，不知交合之情，种子之法，徒然交感，故不能成胎。凡无子者，皆交合不得其道，或男情动而精气过泄，缘妇人情未动而阴门未开，须阳精至而不纳，或妇人情先动，阴门开张，男子兴未动，而女人兴已过矣，纵然阳精至，阴门固闭不纳，亦无子也。故曰：欲要子者，以何术也？曰：男子先须补养丹田，真气壮盛，亦要妇人调燮身中血气均平，然后用功交合，要两情俱动，无不验也。若阴血先至，而阳精后冲，则血包精，精入骨而成男子。若阳精先至，而阴血后添，则精包血而成女子。若阴阳并至，则非男非女也。夫达者深究此法，两情正美，觉精欲泄，然后纳玉茎于妇人极乐处，女则耸睡承接，收精入宫，男女各不可动，待片时同收毕，然后抽退玉茎，令女人正身仰卧，男子仍依前引法，黄河水逆流法，自己缩胁提腰四十九次方睡。凡要男用太阳时，要女用太阴时。又要女子经脉通净，

①　二：崇祯本作"三"。

然后三五日内，红脉未止，黄水收之际，阴门正开之时，下种尤妙。主生男，血气壮盛，必无疾病。越此三五日之后，阴门闭矣，虚为交感，又曰日期不等。

附经验神授方

西王母蒸脐固基法

此系西王母传东方朔，东方朔传抱朴子，后复传彭祖、刘海、吕祖，能固守根基，永保元气，延年益寿，久行勿怠，即长生久视不难矣，消除百病乃其余也。今录为世之共璧，药物开后。

蒸脐日期

拣二分二至之日，此乃阴阳生长之期，每于变节时刻下手煨灸。

药物配合

夜朋砂一两　五灵脂一两　枯白矾二两　真麝香二钱

右除麝香外共研为末，每分作四包。每季灸时用麝五分，先按脐内，再用荞麦面四两和成圈子围脐，次放药物在圈内上，用薄槐皮一片盖之。槐皮上用小麦面圈一个圈，内用指顶大艾丸灸。每岁一丸，一次增寿一纪，妙不可言。

彭祖红铅接命方

此系五台山异人所授陶真人，真人化后秘入各王府，近过豫章，得之于石崖道士，有诗为证：

此铅不与世铅①同，能益衰年白发翁。每岁不须三二服，定教返老变为童。

用鼎取红铅法

拣无疾室女，月信首行者为上，二三次者为中，四五次为下。先以黑铅打一具，形如冠子样，候月信动时即用此具。令老妪置女阴户上，以绢幅兜住，随取随倾入磁器中。约二三钟许，澄清沉底，红如朱砂。此为母气真元，面上有黄色浮冘，即是法水，须用绵纸轻轻拖渗去为妙。

---

① 铅：原作"𨥒"，据文义改。

附催铅方

壮丹皮　红花　当归各一钱　肉桂五分　沉香磨粉　乳香末调入　槟榔

青皮各五分　丁香十粒　麝香一分调入

右水一钟半煎八分，空心稍热服，补气和血，凡经过期者服之。

附橐籥式

橐籥式

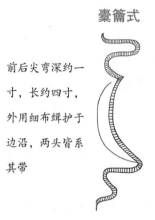

前后尖弯深约一
寸，长约四寸，
外用细布缉护于
边沿，两头皆系
其带

配药贮服法

用极细白净好白茯苓为末，以热水浮去木渣，取浮沉者晒干，捣入红铅，如和面然，多寡软硬以意消息。打作薄饼，阴干听用。不可犯铁器，既干研末。以麻黄一大把剉碎，煎成极浓膏子。用绵布一块纽滤去渣，入前末和为丸如绿豆大。以好辰砂为末，每药一两，用辰砂末三钱为衣，用银罐贮存，以黄蜡固口。每服五十丸或七八十丸。

服药忌验法

服此药后须静坐无风处，觉有微汗验。药性流行，充溢四肢经络皮毛之间。如发热作渴，系元气虚弱，须服攀桃酒数杯以止之。如无此酒，当以乳代。服药三日内要蔬食，忌一切油腻之物。此药谅进二三次，或越三五年又进二三次，立见气力焕发，精神异常，草木之药万不及一也。

反经作乳攀桃酒曲法

闺女回经作奶娘，升麻通草天仙郎。菟丝鲜虾穿山甲，天葵当归麻容阳。

一日三服生酒用，乳养仙胎朝上苍。助鼎先用乳香酒，托出真阳满鼎香。

右各等分，每酒一碗入乳香一钱，煎服立效。

取蟠桃酒法

凡女人十六岁已上而天癸至者，俟天癸至，先十日与通乳饮，空心煎服，后用小儿口咂两乳，久之乳汁自来。取法宜于未经来之先，不宜既经之后。乳至以猪蹄煮烂作糜食之，不时饮葱椒汤，可服酒汁，不可饮茶及食煎炙物，忌房事。

通乳饮

川当归一钱五分　王不留行一钱五分　川芎八分　木通一钱　漏芦一钱穿山甲七片，炒，研末　升麻一钱　甘草节一钱

右水二盏，姜三片，枣一枚，煎一盏。稍热服，随饮酒数杯以助药力。并治养子妇人无乳者可服，及未行经可以反经作乳。

汉钟离老祖阴阳二仙丹

此系无上道人献于云南沐府者。不论虚损劳怯至危，用酒化开七粒灌下立醒。老人朔望日服之一粒，却病延年不死。

制硫法

好硫四两用好醋四两煮干，再用黄蜡四两溶化，倾入水内，去醋，取净硫研碎。再用益母草汁煮过，再用金星草汁煮三炷香，听用。

打灵药法

汞一两，制硫二钱半，同炒成青金头色，入罐打火三炷香，取出听用。

养砂法

每砂先用好醋炒过，然后用铅母养。

熏铅法

将砂砍作三四分一块，每两用铅四两炼成。先将铅砍碎铺底盖头，砂放中间，入土釜，养二七。取出入冷水浸二日夜去火毒，听养过砂汞亦妙。

制生砂法

好砂三两，用米醋二两炒干，再用水煮干。

配阳法

生砂四钱　制砂二钱　芦荟四钱　沉香　木香各七分　灵药四钱　乳

香　没药各五分

共为细末，红枣去皮、核为丸如梧子大，金箔为衣。

配阴法

生砂二钱　制砂五钱　灵药　芦荟各四钱　沉香　木香各五分　乳香　没药各三分半　麝香一分半

共为细末，炼蜜为丸如梧子大，金箔为衣，二丹俱用芦荟，俱酒下。

吕纯阳却病乌须延年仙茶方

此系洛阳了然禅师秘藏之方，原有《西江月》云：学得灵丹容易，仙传甘露参成。滋阴降火壮神精，黑发乌须响应。痰火疟痨立效，肺风积热难停。固齿调胃眼光明，久服超凡入圣。

制茶法

上好芽茶一斤，用沉香、芸香、降香、甘草、白术、孩儿茶、百药煎、甘松、桂皮、当归、薄荷、活石、葛粉、琥珀、柿霜、细辛、寒水石、硼砂、砂仁、丁香、犀角、羚羊角、朱砂、小赤豆。

右各三钱，剉碎，每各一钱用水三碗煎一碗，倾入磁盆内，将茶入汤浸湿，就捞起晒干，如此九浸九晒，共九日听用。但制此茶，务看天色好方可下手。

玉虚真人鼻吸水火仙丹

此系通仙秘传，一诀两用，合天地阴阳之效。大凡男子浑身属阳，精气属阴，女人浑身属阴，精气属阳。试观奇偶可见矣。

阳火丸

用拳雄鸡肾子十枚，各以银簪脚钻孔，入麝香如米粒大二粒。黄狗脊髓一条，黄狗外肾一对，各入麝香、鹿茸一两。好酒浸一夜，蒸热，各阴干。大雄蛤蚧一个，鲜羊油炙。大雄海马一对，酥炙。大石燕一对，火煅，童便淬七次。阳起石二钱，制同。樟脑三钱，当门子一对。麝香一大粒，面裹之煨热。

以上俱为细末，蜜丸如弹子大，用朱砂为衣，银盒盛之，勿泄灵气。每丸可用七八年，用时闭右鼻，将左鼻吸之，则沛然兴起。此药能壮气养血，返老还童，回生延命，固精种子，助阳扶阴，久战不倒，妙难尽述矣。

阴水丸以阴药收阳药

钟乳粉　　梅花冰片　　沉香各三钱　　雌鳖头火煅，五钱　　雌蛤蚧有尾者一
枚，醋炙，入麝香一分

以上俱为细末，蜜丸如弹子大，好京墨为衣，照前收贮，不可安作一
处。欲退阴时闭左鼻，以右鼻吸之，则阴回转。二丹效如响应，视世间一
切洞房秘术不啻天渊也，秘之秘之。

希夷八卦安神延寿丹

天门冬三斤，柚心皮，长流水净洗，晒干，择明净者用之，能补大虚　　红花二
两，能生颜　　熟地黄一斤，去黑，将酒洗晒干，能和血生津液，用之莫犯铁器　　僵蚕一
两，能补容　　当归二两，去尾，酒洗浸一宿，晒干，能生气血　　石燕二对，能温心血，
补益丹田　　海马二对，用酥油煮透，然后慢火焙干用，能助髓兴阳　　真川椒一两，闭目
者不用，能宽脾，去风邪

右为细末，分两如数，炼蜜为丸，梧子大。每服一钱，空心无灰酒或
盐汤下。忌大怒大醉。能安五脏，返老还童，服之长生，得者宝之。

周天再造固本还真膏

蛇床子　　肉苁蓉　　巴戟　　防风　　人参　　川乌　　枸杞子　　地骨皮　　细
辛　　草乌　　茯苓　　丁香　　麦门冬　　广木香　　大附子　　生地黄　　木鳖子　　锁
阳　　乳香　　桂皮　　没药　　豆蔻已上各五钱　　天门冬　　当归　　熟地　　苍术各一两

其法，用真正芝麻油一斤四两，将前药入油内，煎至五六滚，验药枯
将夏布漉净，滴油入冷水中成珠不散，再入后开药末。

麝香　　雄黄各三钱　　阳起石二两，如无，用鸦片代之　　虎骨　　海马各二两，
用酥油煮透，慢火焙干　　蟾酥　　紫梢花　　龙骨各一两　　石燕二对　　云母石一两

右为末，待煎油成珠，退温投入内搅匀，收磁罐内，冷水浸灌半肚三
昼夜，退火气。不拘颜色好绢或厚纸表开，摊其药封脐，每六十日一换。
此药能镇玉池，金精不泄，兴阳助气，通二十四血脉。若欲种子，揭去膏
药，金精射入子宫，百发百中。又治下元虚冷，五劳七伤，膀胱气，风湿
痛痒，两腿酸麻，阳事不举，妇人赤白带下，血山崩漏。能令老弱行路刚
健，颜发转变。

每月行火用功日期

初八日上弦补气八口_{应八卦之数} 初九日补气九口_{谓之开通九窍} 初十日补气十二口_{谓之纯纪一年之数} 十一日补气十六口_{以全中元一斤之备} 十二日补气二十四口_{以宣二十四气} 十三日补气三十六口_{谓之疏通三十六骨节之脉} 十四日补气六十四口_{谓之演六十四卦之周} 十五日补气七十二口_{以炼七十二候之运} 十六日补气八十一口_{谓之九转还丹之征者也}

闻香举马

鸦片 沉香_{各四两} 乳香 安息香_{各三两} 檀香_{二两} 没药_{一两} 细辛_{二钱} 麝香_{五钱} 母丁香_{十对} 桂心_{一钱} 辛夷_{五钱} 羚羊角_{五钱} 蜂蜜_{一两}

已上十二味，精制修片为末，蜜炼和匀，入磁罐内封固。重汤煮三炷香久，冷定取出，将麝研在一处。用榆皮汁和成团，造成香样，三寸为则，临时点一炷于房中或酒筵上点一炷于桌下，使香透入皮中，遍身闻香，热气透腹中，缓缓流行，百战坚而不泄矣。

揭被香

沉香 檀香 速香 冰片 蛤蚧尾 附子尾 桑黄 乳香 麝香 石燕 母丁香 阳起石 海马 甘松 三奈 桃毛 百药煎 芋头尾

右各等分，共为末，苏合油丸，黄豆大，金箔为衣，黄蜡封固。每用一丸，将吐津调化，纳入阴户片时，行事紧暖香干，胜如童女。其香透骨，满被生春，妙难尽述。更且男子精寒，妇人子宫久冷，不能育胎者尤宜。

杨妃进玉杯

肉桂 良姜 草乌尖 天麻 蛇床子 地龙_{各□两} 木鳖_{三钱}

右为末，煎汤洗，甚坚大。

武后小浴盆

蛇床子 荆芥 地骨皮 良姜 官桂 地龙 木鳖子 大戟

右为末，用水二匙，二碗煎至一碗半，乘热薰之，候温即洗。

浴炉长思散

吴茱萸　山茱萸　青胡桃皮　甘遂　朴硝少许

为末，水二碗煎至一碗，入瓶薰洗。

秦宫朱后浴盆双妙丹方

细辛　川椒　蛇床子　梨花　甘草　茱萸　附子各一

右为末，水五碗煎浓，连根葱一握捶碎，投入无风处。添水男女尽身并洗，大壮阳缩阴。

连理枝方

狐狸茎　狗茎　远志　白檀香　官桂　麝香　三赖子　丁香　枯矾龙骨各五钱

右为末，每一字调津液付①玉茎上，送入阴户，其情转加，不能相放。欲止，菖蒲酒解之。

双美膏方

樟脑　明矾二钱，煅过　苏合油香丸一服

右为末，先用自然姜汁澄清，熬成膏。同前药以津液调搽茎上，送入阴户，不胜美快。

厚②皮方

赤石脂　橡斗子

右为末，鸡子清调敷之，一日一换。单油纸裹之，皮厚则止。

水长红高

蛇床子　远志　五味子　牡蛎　粉心　地龙　新露蜂房烧灰另包，用时加入药内

右除蜂房外并为末，用津液于手心调匀，付茎上即大，非淫者不可

---

① 付：通"敷"。下仿此。

② 厚：此字原漫漶，据方末"皮厚则止"句补。

当。欲止，饮菖蒲酒解之。

宋徽宗幸李师师命利剂局制龙戏珠方

芙蓉五分　蟾酥三分　麝香三分　母丁香二对　大附子五分　锁阳五分
紫梢花　淫阳合五分　花蜘蛛五分

共为细末，葱汁为丸如绿豆大。每服或用三四厘，酒调搽龟头上。日中上药，至晚温水洗过，入炉任行。

兴阳丹

雄狗胆一个　麝香用当门子，一钱

右将麝香入狗胆内搅匀，线悬于常风处阴干。每用少许津调涂茎头，行事耐久不泄，甚妙。

金锁玉连环

雄狗胆一个　肉苁蓉二钱，酒浸，瓦上焙干　川椒五分　紫梢花一钱　硫黄五分　韭子十个

右为末，将胆汁流于盏内，将药搅匀，线扎吊当风处四十九日阴干。每用一分，津调化涂茎上行事，交锁不脱。冷水解。

长相思

蜜①粉　蛇床子　川椒去目　狗骨烧灰，各等分

右为末，津调少许涂茎行事，初交一次，令妇朝思暮想不已。

美女到②提金方

硫黄　吴茱萸　青木香　麝香各等分

右为细末，每用少许，唾津调入阴户极美。

---

① 蜜：底本此字下部不清，据文义补。

② 到：通"倒"。

杨妃夜夜娇

蛇床子　远志　蜂房　细辛　五味子　地龙

右为细末各等分，每用少许津调涂玉茎上，入阴户，大能久战，男女欢畅，其效不可尽述。

飞燕喜春散

丁香　香附子　石灰末　胡椒　乌鱼骨　鹿茸　金毛狗脊<small>各三钱</small>　蛇床子　紫梢花　菟丝子<small>各一钱</small>　麝香<small>三分</small>

右为细末，炼蜜为丸如梧桐子大。每服一丸，津化涂玉茎上，入阴户，两情感动，女心款洽，欣喜不胜，二美相并也。

隋炀帝遍宫春

阿芙蓉<small>一钱</small>　蟾酥<small>一钱</small>　朱砂<small>五分</small>

右为细末，以二三厘津调如前法，妙亦无霜。

金枪不倒丹

人龙<small>一条，阴干</small>　莺婢<small>即丝瓜仁，七粒，去曲</small>　耳屑<small>一小撮</small>　没药<small>少许</small>　乳香<small>少许</small>　麝香<small>少许</small>

右为末，油胭脂和丸，每用大麦粒大。行事时用一丸入马口内，大能长龟，坚硬久战。

玉龙散

雄鸡肝<small>三枚</small>　鳖头<small>三个，半熟</small>　鳖肝<small>半生熟</small>　远志肉<small>去心，各五钱</small>　山甲羯羊<small>各五钱</small>　葱白<small>一根</small>　蜗牛<small>十个</small>　羯羊胞<small>一个，入药末在内，好酒一升，砂锅内煮干为度</small>

右前焙干为末，酒脚煮糊为丸如龙眼大。每用一丸安脐中，皮纸封定，一宵可度十女。

杨妃常用丸

蛇床子　吴茱萸　牡蛎<small>火煅，各五分</small>　麝香<small>少许</small>

右为末，炼蜜丸如桐子大。用时一丸入阴户，美甚。

健阳不泄方

雄鹅肝一具，用竹刀切片，阴干　晚蚕蛾去翅，阴干　菟丝子酒浸一宿，焙干，酌[1]量多寡用之

右为末，春夏雀卵为丸，秋冬雀脑为丸，如樱桃大。丙寅日修合。忌妇人、鸡犬见之。甲辰日并火日服，单日一丸，双日两丸，温酒细嚼亦得，无子者不可服。

葱椒膏方

川椒十七粒，去目出汗，酒煮干为度　滑石五钱　葱白一根

右为末，炼蜜为膏，用青绢裹糊贴脐上，临时用为妙。

□□丸

巴戟　连须白花者　龙骨　韭子　赤石脂　山茱萸　桑螵蛸石，各一两，酒浸焙干

蜜丸如桐子大，临时酒下三丸。

鸡肝丹方

雄鸡一个，焙干　晚蚕蛾七个，晒干　天雄一个，去皮脐，泡　黄狗茎竹刀切碎，晒[2]干用

右为末，用雀儿肉一个丸桐子大。每服三十丸，用酒空心下，每用长一寸。

固济神通丹

用鸡子一个，于顶上开一窍，先取出白，用磁器盛贮，去黄。用朱砂一钱为末，将鸡子白打匀入壳内，用油纸重密封裹，仍放在鸡巢内，令哺以鸡出为度。取出将药切片，焙干为末。麝香少许，酒糊丸如桐子大，每

---

① 酌：此处漫漶不可辨，据文义拟补。

② 晒：此字原模糊不清，形似"斤"字，于此不协，据《雷公炮炙论》改。

服五丸。欲泄，小麦汤下；不泄，酒下。

汉孙妃暖炉丸

青木香　枯矾　牡蛎各等分　木鳖子一个，去壳油　川椒五分　麝香三分

右为细末，炼蜜丸，莲子大，每用一丸。先纳阴户内，待药自化，阴户窄紧，男女美快。

热炉双妙丹

细辛　川椒　甘松　丁香　三奈　蛇床子　肉桂　藿香　辛夷　羌活各等分

右为末，炼蜜丸，桐子大。每将一丸纳户内，觉自身热，阳兴双妙。

安禄山彻夜恣情散

蟾酥二钱　胡椒二钱　干桂五分　麝香三分

右为细末，以二二厘用唾津，未前午后调涂茎上，至晚临行洗去，一夜不泄。久久药力自散，不必解。

薛敖曹进武后自美方

韶粉一钱二分　蛇床子一钱　紫梢花一钱　白矾一钱五分　木香五分　川椒五分　吴茱萸一钱

右为细末，炼蜜为丸如桐子大。每用一丸入阴户，极美甚快。

点眼膏方

用活雄鼠一个入于瓶内，每日多用巴豆养肥老鼠。去皮肚肠并骨，用肉以好酒炙七次，烧为灰，研末。好醋浓煎，点立效。

秦始皇识嫔妃操守方

朱砂　蜜陀僧　干胭脂各等分

右为细末，蝙蝠血调搽身上，远年不退。与人偷爱，其色即退，验如神。

仙丹贴脐饼①

大附子一个，要一两五钱者佳，二两重者更妙 甘遂 甘草各二钱五分 母丁香七个

将附子剜空一孔，入三味药于内，用上好细花烧酒半斤，将瓦罐贮入附子，用棉纸封罐口。以米数颗放纸上，米热为度，取出，去甘遂、甘草二味不用，捣杵如泥，入麝香五厘于内，做成一饼贴脐上，用绢帛系住。不惟固精兴阳，兼能防寒御暑，妙难尽述。

---

① 仙丹贴脐饼：此方原无，据崇祯本补。

玄修篇引

　　道家三百六十二旁门而玄为尚^①，玄门百千万亿其说而炼大还^②、采内药、结婴儿、出神尸解者为真。真仙之道匪诬也，人自不能为，则不及见耳。其书为世所苦慕，则《悟真篇》《参同契》。《悟真》张平叔作也，《参同》称魏伯阳所为。亦如《素问》《阴符》，七国时之书，而托之乎黄吕也，特其言有会则已。夫人以生死为一致，则学至圣贤。玄术何足？足而不能，则以生死为外物而证禅宗。其道虽上，而虚不近人，人以生死为虑者，惟斤斤^③处乎虚实之间，忧乎务求当身结果，惟是言功不可以不知，而世之慕玄功者又安忍靳^④之。一不与言，乃谋之一三道人。一三道人有秘书未遑^⑤毕现其精，别取虚白陈仙师所撰《规中指南》书，俾予附会之，是为丹书之第五福，先发之绛梨^⑥，使天下之心此道者且略得其梗概云。

　　　　　　　　　　　　　　　　　　　　　应圆题

---

① 尚：上。

② 大还：指大还丹。

③ 斤斤：明察貌。

④ 靳：吝惜。

⑤ 未遑：来不及。

⑥ 绛梨：指雕刻书版。一般作"枣梨"，或"梨枣"。

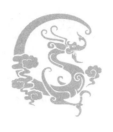

新镌五福万寿丹书玄修篇

豫章云林如虚子龚居中纂著

南州友人实实子喻龙德鉴定　虎林门人中正子傅世方参订

莆阳门人清介子朱邦廉汇成　同邑门人广惠子郑之侨增补

止念第一 精满不思色，炁满不思食

耳目聪明男子身，洪钧[①]赋予不为贫。因探月窟[②]方知物，为蹑天根[③]始识人。乾遇巽时观月窟，地逢雷处是天根。天根月窟闲来往，三十六宫都是春。

念起即觉，觉之即无，修行妙门，惟在此已。此法无多子，教人炼念头。一毫如未尽，何处觅踪由。

夫无念者非同土石草木，块然无情也。盖无念之念，谓之正念现前，回光返照，使神御炁，使炁归神，神凝炁结，乃成汞铅。

牢擒意马锁心猿，慢着工夫炼汞铅。大道教人先止念，念头不住亦徒然。

采药第二

心动则神不入炁，默然养心。身动则炁不入神。凝神忘形。夫采药者采身中之药物也。身中之药者神气精也[④]。采之之法，谓之收拾身心，敛藏神

---

① 洪钧：常例作"鸿钧"。指鸿钧道人，是众仙之祖，也称"鸿元老祖"。鸿元指天地未开、虚空未分之际的宇宙本始状态，故有"先有鸿钧后有天"之说。

② 月窟：喻女性生殖器官。

③ 天根：喻男性生殖器官。

④ 神气精也：此四字原为小字，据文义文例改为大字，与《规中指南》合。

气，心不动，神炁完，乃安炉立鼎，烹炼神丹。

识炉鼎第三

玄牝

真人潜深渊，浮游守规中。

夫玄牝，其白如绵，其连如环，纵广一寸二分，包一身之精粹。
要得谷神长不死，须凭玄牝立根基。真精既返黄金室，一颗明珠永不离。

入药起火第四

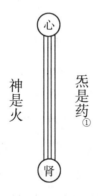

取将坎位中心实，点化离宫腹里阴。从此变成乾健体，潜藏飞跃尽由心。

坎离交姤第五

追二气于黄道，会三性于元宫。

铅龙升，汞虎降，驱二物，勿纵放。

---

① 神是火，炁是药：此六字原无，据《规中指南》补。

夫坎离交姤，则[1]谓之小周天，在立基百日之内见之，水火升降于中宫，阴阳混合于丹鼎，云收雨散，炁结神凝，见此验矣。

紫阳真人曰：

龙虎一交相眷恋，坎离方姤便成胎。溶溶一掬乾坤髓，着意求他啜取来。

乾坤交姤第六

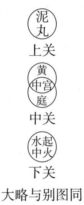

大略与别图同

外亦交时内亦交，三关通透不须劳。丹田直至泥丸顶，自在河车几百遭。

朗然子曰：

夹脊双关透顶门，修行径路此为尊。华池神水频吞咽，紫府元君直上奔。常使气冲关节透，自然精满谷神存。一朝得到长生路，须感当初指教人。

夫乾坤交姤，亦谓之大周天，在坎离交姤之后见之。盖药既生矣，于斯出焉。右诀曰：离从坎下起，兑在鼎中生。离者火也，坎者水也，兑者金也，金者药也。是说也，乃起水中之火以炼鼎中之药。庄子云：水中有火，乃成大块。玉蟾云：一点真阳生坎内，填却离中之阙。造化无穷，水中起火，如在虚危穴。丹阳真人云：水中火发休心景，雪里花开灭意春。其证验如此。夹脊如车轮，四肢如山石，两肾如汤煎，膀胱如火热，一息之间，天机自动，轻轻然运，默默然举，微以意而定息，应造化之枢机，则金木自然浑融，水火自然升降，忽然一点大[2]如黍珠，落于黄庭之中，此乃采铅投汞之机，一日之内结一日之丹也。当此之时，身心混然，与虚

① 则：《规中指南》作"亦"。

② 大：原作"火"，据《规中指南》改。

空等，不知身之为我，我之为身，亦不知神之为气，气之为神。似此造化非存想，非作为，自然而然，亦不知其所以然也。《复命篇》曰：井底泥蛇舞柘枝，窗间明月照梅梨。夜来混沌撬落地，万象森罗总不知。

攒簇火候第七

⊙乾　上柱天，下柱地，只这个是鼎器，既知下手，工夫容易。

子㊝子①●复守藏勿用　　初九☷潜龙勿用。

一阳生，宜守静。意要诚，心要定。龙德潜藏，勿宜轻进。

丑〇丑●临进火得位　　九二☷见龙在田。

鼓巽风，运火功。刹那间，满鼎红。见龙在田，光这虚空。

寅〇寅●泰加火守成　　九三☷终日乾乾。

天地交，阴阳均。汞八两，铅半斤。姹女钦袂，婴见抑从。

卯〇卯●大壮沐浴重渊　　九四☷或跃在渊。

水制火，金克木。到斯时，宜沐浴。或跃在渊，存诚谨独。

辰〇辰〇夬　　九五☷②飞龙在天。

巳〇巳〇乾　　上九☷亢龙有悔。

午〇午〇姤　　初六

未〇未●遁　　六二

申〇申●否　　六三

酉〇酉●观　　六四

汞要飞，铅要走。至斯时，宜谨守。把没底囊，括结其化。

戌〇戌●剥退火复治　　六五☷黄裳元吉。

虚其心，实其腹。宜守静，待阳复。动一刹间，周天数足。

亥〇亥●坤野战守静　　上六☷龙战于野。

群阳剥，丹光毕。至精凝，元炁息。收拾居中，黄裳元吉。

养火

阴既藏，再生阳。到这裹，要堤防。若逢野战，其血玄黄。

---

① 子："子"字原脱，据《规中指南》补。

② ☷：原作"☰"，据《规中指南》改。

阳神脱胎第八

掀倒鼎，趯①翻炉。功满也，产玄珠。归根复命，抱本还虚。

⊙三百日大，一十月胎。其神离身，忽去忽来。回视旧骸，一堆粪土。十步百步，切宜照顾。

孩儿幼小未成人，须藉爷娘养育恩。九载三年人事尽，纵横天地不由亲。

忘②神合虚第九

身外有神，犹未奇特，虚空粉碎，方露全身。

太上玄门知者少，玄玄元不异如如。捉将日月归元象，跳出扶舆见太虚。

炼到形神俱妙处，遂知父母未生初。这些消息谁传授，没口先生说与吾。

张真人解佩令

阳神离体，冥冥窈窈，刹那间游遍三岛，出入纯熟。按捺住，别寻玄妙，合真空，虚无事了。

内丹三要

内丹之要有三，曰：玄牝、药物、火候。丹经子书列为隐语，黄绢幼妇，读者惑之。愚今满口饶舌，直为天下说破。言虽觏缕，意在发明，字字真诀，肝肺相视，漏泄造化之机缄，贯串阴阳之骨髓，古今不传之秘，尽在是矣。鲸吞海水尽，露出珊瑚枝。

---

① 趯：踢。《规中指南》作"踢"。

② 忘：原作"忌"。据《规中指南》改。

玄牝图

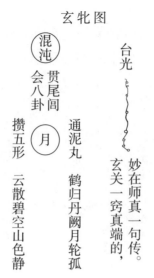

台光

妙在师真一句传。
玄关一窍真端的，

混沌
会八卦 贯尾闾
攒五形 月 通泥丸
云散碧空山色静 鹤归丹阙月轮孤

诗曰：

混沌生前混沌圆，个中消息不容传。擘开窍内窍中窍，踏破天中天外天。
斗柄逆旋方有象，台光返照始成①仙。一朝捞得潭心月，觑破胡僧面壁禅。

药物图

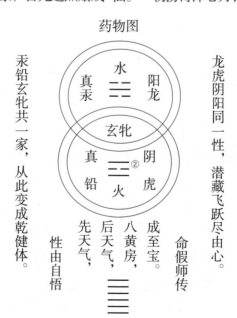

龙虎阴阳同一性，潜藏飞跃尽由心。

命假师传
成至宝，
八黄房，
后天气，
先天气，
性由自悟

汞铅玄牝共一家，从此变成乾健体。

水 阳龙
真汞
玄牝
真铅 阴虎 ②火

---

① 成：原作"诚"，据《规中指南》改。

② ☳：疑当作"☲"。

诗曰：

五蕴山头多白雪，白云深处药苗芬①。威音王佛随时种，元始天尊下手耘。
石女骑龙探雨实，木人驾虎摘霜芸。不论贫富家家有，采得归来共一斤。

火候图

不知火候也如闲　我今拈出甚分明

饮酒　开☰③动　夺造化盗天地　无爻卦内别乾坤

多言

五戒　邪淫　偷盗

杀生　闭☷静　但志诚法自然　百②刻时中分子午

纵识朱砂与水银　圣人传药不传火

诗曰：

无位真人炼大丹，倚空长剑逼人寒。玉炉火煅天尊髓，金鼎汤煎佛祖肝。
百刻寒温忙里准，六爻文武静中看。有人要问真炉鼎，岂离而今赤肉团。

玄牝

《真篇》云：要得谷神长不死，须凭玄牝立根基。真精既返黄金室，一颗明珠永不离。夫身中一窍名曰玄牝，受炁以生，实为神府，三元所聚，更无分别，精神魂魄会于此穴，乃金丹返还之根，神仙凝结圣胎之地

---

① 芬：原作"荣"，据《规中指南》改。

② 百：原作"不"，据《规中指南》改。

③ ☰：原作"☷"，据《规中指南》（道藏本）改。

也。古人谓之太极之蒂，先天之柄，虚无之宗，混沌之根，太虚之谷，造化之源。归根窍，复命关，戊己门，庚辛室。甲乙户，西南乡，真一处，中黄房。丹元府，守一坛，偃月炉，朱砂鼎，龙虎穴，黄婆舍。铅炉土釜，神水华池。第一神室，灵台绛宫，皆一处也。然在身中而求之，非口非鼻，非心非肾，非肝非肺，非脾非胃，非脐轮，非尾闾，非膀胱，非谷道，非两肾中间一穴，非脐下一寸三分，非明堂泥丸，非关元气海。然则果何处？曰：我的妙诀，名曰规中，一意不散，结成胎仙。《契》云：真人潜深渊，浮游守规中。此其所也。老子曰：多言数穷，不如守中。正在乾之下，坤之上，震之西，兑之东，坎离水火交媾①之乡矣。一身天地之正中，八脉九窍，经络联辏，虚闲一穴，空悬一珠，不依形而立，惟附体以生。似有似无，若亡若存，无内无外，中有乾坤。《易》曰：黄中通理，正位居体。《书》曰：惟精惟一，允执厥中。《度人经》曰：中理五炁，混合百神。崔公谓之贯尾闾，通泥丸。纯阳谓之穷取生，身受气。《初平散》曰：劝君穷取生身处，此元炁之所由生，真息之所由起。故玉蟾又谓之念头动处。修丹之士不明此窍，则真息不住，神化无基。且此一窍先天而生，后天而接。先后二炁总为混沌，杳杳冥冥，其中有精；恍恍惚惚，其中有物。物非常物，精非常精也。天得之以清，地得之以宁，人得之以灵。谭真人曰：得灏炁之门，所以归其根；知元神之囊，所以韬其光。若蚨内守，若石中藏，所以为珠玉之房，皆直旨也。然此一窍亦无边傍，更无内外，若以形体色象求之，则成大错谬矣。故曰：不可执于无为，不可形于有作，不可泥于存想，不可着于持守。圣人法象，见于《丹经》。或谓之玄中高起，状似蓬壶，关闭微密，神运其中。或谓之状如鸡子，黑白相扶，纵广一寸，以为始初，弥历十月，脱出其胞。或谓之其白如练，其连如环，方广一寸二分，包一身之精粹。此明示玄关之要，显露造化之机。学者不探其玄，不领其奥，用工之时，便守之以为蓬壶，存之以为鸡子，想之以为连环，模样如此，形状如此，执有为有，存神入妄，岂不大谬耶？要知玄关一窍，玄牝之门，乃神仙聊指造化之基尔。玉蟾曰：似是而非，除却自身，安顿何处去？然其中体用权衡本自不殊，如以乾坤法天地、离坎体日月是也。《契》云：混沌处相接，权舆树根基。经

① 媾：原作"垢"，据《规中指南》改。

营养鄞鄂[①]，凝神以成躯。则神炁有所取，魂魄不致散乱，回光返照便归来，造次弗离常在此。诗曰：经营鄞鄂体虚无，便把元神里面居。息往息来无间断，全胎成就合元初。玄牝之旨备于斯矣。抑又论之，杏林云：一孔玄关窍，三关要路头。忽然轻运动，神水自然流。又曰：心下肾上处，肝西肺左中。非肠非胃府，一炁自流通。今曰：玄关一窍，玄牝之门，在人一身天地之正中，造化固吻合乎此。愚尝审思其说，大略精明，犹未的为真旨，天不爱道，流传人间。

太上慈悲，必不固吝，愚敢净尽，漏泄天机，指出玄关，的的大意，冒禁相付，使骨肉相合。修仙之士一见豁然，心领神会，密而行之，句句相应。是书在处，神明护持。若业重福薄，与道无缘，自然邂逅斯诀，虽及见之，忽而不信，亦不过瞽之文章，聋之钟鼓耳。玄之又玄，彼乌知之。其密语曰：径寸之质，以混三才，在肾之上、心之下，仿佛其内，谓之玄关，不可以有心守，不可以无心求。以有心守之，终莫之有；以无心求之，终见其无。若何可也？盖用志不分，乃凝于神，但存心绝虑，调息令匀，寂然常照，勿使昏散，候气安和，真人入定，于此定中，观照内景，才可意到，其兆即萌，便觉一息。从规中起，混混续续，兀兀腾腾，存之以诚，听之以心，六根安定，胎息凝凝，不闭不数，任其自如。静极而嘘，如春沼鱼，动极而翕，如百虫蛰，氤氲开阖，其妙无穷。如此少时，便须意气合神，一归混沌，致虚之极，守静之笃，心不动念，无来无去，不出不入，湛然常住，是谓真人之息以踵。踵者，其息深深之意。神气交感，此其候也。前所谓元气之所由生，真息之所由起。此意到处便见造化，此息起处便是玄关。非高非下，非左非右，不前不后，不偏不倚，人一身天地之正中正此处也。采取在此，交姤在此，烹炼在此，沐浴在此，温养在此，结胎在此，脱胎神化无不在此。今若不明说破，学者必妄意猜度，非太过则不及矣。紫阳真人曰：饶君聪慧过颜闵，不遇明师莫强猜。只为丹经无口诀，教君无处结灵胎。然此窍阳舒阴惨，本无正形，意到即开，开合有时。百日立基，养成气母，虚室生白，自然见之。昔黄帝三月内观，盖此道也。自脐以下、肠胃之间谓之酆都[②]地狱，九幽都司，

---

① 鄞鄂：道教术语，指元神。
② 都："都"下原衍"关"字，据《规中指南》删。

阴秽积结，真阳不居。故灵宝炼度，诸法存想，此谓幽关，岂修炼之所哉？学者诚思之。

药物

古歌曰：借问因何是我身，不离精炁与元神。我今说破生身理，一粒玄珠是的亲。夫神与炁、精三品上药，炼精化炁，炼炁成神，炼神合道，此七返九还之要诀也。红铅黑汞、木液金精、朱砂汞银、白金黑锡、金翁黄婆、离女坎男、苍龟赤蛇、火龙水虎、白雪黄芽、交黎火枣、金乌玉兔、乾马坤牛，日精月华，天魂地魄。水乡铅，金鼎汞，水中金，火中木，阴中阳，阳中阴，黑中白，雄里雌。异名虽多，皆辟喻也，然则何谓之药物？曰修丹之要，在乎玄牝，欲立玄牝，先固本根，本根之本，元精是也。精即元炁所化，故精炁一也，以元神居之，则三者聚于一矣。杏林曰：万物生复死，元神死复生。以神归炁内，丹道自然成。施肩吾曰：气是天年药，心为使炁神。若知行炁主，便是得仙人。若精虚则气竭，气竭则神游。《易》曰：精气为物，游魂为变，欲复归根，不亦难乎！玉溪子曰：以元精未化之元炁而点化之至神，则神有光明而变化莫测矣。名曰神，是皆明身中之药物，非假外物而言之也。然而产药有川源，采药有时节，制药有法度，入药有造化，炼药有火功。吾囊闻之师曰：西南之乡，土名黄庭，恍惚有物，杳冥①有精。分明一味水中金，但向华池着意寻。此产药之川源也。垂帘塞兑，窒韵调息，离形去智，几于坐忘。劝君终日默如愚，炼成一颗如意珠。此采药之时节也。天地之先，无根灵草，一意制度，产成至宝。大道不离方寸地，工夫细密有行持。此制药之法度也。心中无心，念中无念，注意规中，浑融一气。又云：息息绵绵无间断，行行坐坐转分明，此入药之造化也。清净药材，密意为丸，十二时中，无念火煎，金鼎常令汤用暖，玉炉不要火教寒，此炼药之火功也。大抵玄牝为阴阳之原，神炁之宅。神炁为性命之药，胎息之根，平女之祖，深根固蒂之道。胎者藏神之府，息者化胎之源。胎因息生，息因胎住，胎不得息不成，息不得神无主。若夫人之未生，漠然太虚，父母媾精，其兆始见，一

---

① 杳冥：极高或极远以致看不清的地方。

点初凝，纯是性命，混沌三月，玄牝立焉。玄牝既立，系如瓜蒂，婴儿在胎，暗注母气，母呼亦呼，母吸亦吸，凡百动荡，内外相感，何识何知，何明何晓。天之气混混，地之气沌沌，但有一息存焉，及其而育，天地翻覆，人惊胞破，如行大山巅失足之状，头悬足撑而出之。大叫一声，其息即忘，故随性情不可供也。况乱以沃其心，巧以玩其目，爱以率其情，欲以化其性，浑然天真散之而为万物者皆是矣，胎之一息无复再守。神仙教人炼精，必欲返其本，复其初，重生五脏，再立形骸，无质生质，结成圣胎。其诀曰：专气至柔，能如婴儿乎。除垢止念，静心守一，外想不入，内想不出，终日混沌，如在母腹。神定以会乎气，气和以合乎神，神即气而凝，气即神而住于寂然休歇之场，恍兮无何有之乡。天心冥冥，注意一窍，如鸡抱卵，似鱼在水，呼至于根，吸至于蒂，绵绵若存，再守胎中之一息也。守无所守，真息自住，泯然若无，虽心于心，无所存住。杳冥之内，但觉太虚之中，一灵为造化之主宰。时节若至，妙理自彰，轻轻然运，默默然举。微以意而定气，应造化之枢机，则金木自混融，水火自然升降，忽然一点大如黍珠，落于黄庭之中，此采铅投汞之机，为一日之内结一日之丹。《复命篇》曰：夜中混沌撷落地，万象森罗总不知。当此之时，身中混融，与虚空等，亦不知神之为气，亦不知气之为神。似此造化，亦非存想，皆是自然之道。吾亦不知其所以然而然，药即生矣，火斯出焉。大抵药之生也，小则配坎离之造化，大则可同乾坤之运用，金丹之旨，可谓无余蕴矣，岂傍门小术所可同言语哉？若不吾信，舍玄牝而立根基，外神气而求药物，不知自然之胎息，而妄行火候，弃本逐末，趋妄迷真，失太祖录，吾末如之何也已矣！

火候

古歌云：圣人传药不传火，从来火候少人知。夫何谓不传？非秘而不传也。采时谓之药，药之中有火焉；炼时谓之火，火中有药焉。能知药而取火，则定里之丹成，自有不待传而知者已。诗曰：药物阳内阴，火候阴内阳。会得阴阳旨，火候一处详。此其义也。后人惑于丹书，不能顿悟，闻有二十四气、七十二候、二十八宿、六十四卦、十二分野、日月合璧、海潮升降、长生三昧、阳文阴武等说，必欲穷究。何者为火？何者为候？及心一生，种种着相，虽得药物之真，懵然①不敢烹炼。殊不知真火本无候，大药不计升。玉蟾云：火本南方属心，心者神也，神即火也，气即药也，以火炼药而成丹者，即是以神驭炁而成道也。其说如此分明，如此直捷，夙无仙骨，诵为虚言，当面蹉过，深可叹惜。然火候口诀之要，当于真息中求之。盖息从心起，心静息调，息息归根，金丹之母。《心印经》曰"西风混合，百日功灵"者此也。《入药镜》所谓"起巽风，运坤火入黄房成至宝"者此也。海蟾翁所谓"开阖乾坤造化机，煅炼一炉真日月"者此也。何谓真人潜深渊，浮游守规中？必以神驭炁，以炁定息。橐籥②之开阖，阴阳之升降，呼吸出入，任其自然，专炁致柔，含光默默，行住坐卧，绵绵若存，如妇人之怀孕，如小龙之养珠，渐采渐炼，渐凝渐结，功夫纯粹，打成一片，动静之间，更宜消息。念不可起，念起则火炎；意不可散，意散则火冷。但使其无过不及，操舍得中，神抱于气，气抱于神，一意冲和，包裹混沌，斯谓火种相续，丹鼎常温，无一息之间断，无毫发之差殊。如是炼之一刻，一刻之周天也；如是炼之一时，一时之周天也；如是炼之一日，一日之周天也。炼之百日，谓之立基；炼之十月，谓之胎仙。以至元海阳生，水中火起，天地循环，乾坤反复，亦皆不离一息。况所谓沐浴温养，进退抽添，其中密合天机，潜符造化而不容吾力焉。故曰：火须有候不须时，些子机关我自知。无子午卯酉之法，无晦明弦朔之节，无冬至夏至之分，无阴火阳符之别，无十二时中只一时之说，无三百日内在半日之诀，亦不在攒簇年月日时之说。若言其时，则十二辰意所到皆可为；若言其妙，则一刻之工夫自有一年之节候。但安神③息任天然，此先师之的说也。昼夜屯蒙④法自然，何用孜孜看火候，此先师之确论也。噫！圣人传药不传火之旨尽于斯矣。若谓药自药，而火自火，则吾不知矣。诗曰：学人何必苦求师，泄漏天机只此书。踏破铁鞋无觅处，得来全不费工夫。

① 懵然：懵懂，无知。
② 橐籥：古代冶炼时以鼓风吹火的装置，犹今之风箱。
③ 神：原作"晨"，据《规中指南》改。
④ 屯蒙：《易经》屯卦和蒙卦的并称。喻天地生物之始。

后附修丹摘要

玉溪李真人《修丹秘诀》

心凝曰神凝，凝神归气以炼丹。精复乎性，摄性归根以养命。还丹之本真铅汞，而以元精为命之根，保元精而真铅自生，元[①]神乃性之宗，啬元神而真汞自产，是故固精以养气，固气以养神。铅汞[②]有时而相投，驻[③]息绵绵而为[④]火候；神气顷刻无不相聚[⑤]，忘意久已[⑥]而成金丹。若真铅走而真汞枯，元精散而神元涸[⑦]，欲求还丹，不亦难乎？此修真者要识养还丹之本，知精气神所依归，依法次第行之，而自得夫修真之术矣。

三教一元

太极

这一圈○生生无名象帝光，悟得此中真妙诀，始知大道祖根源。

右此○者本乎太初，其名有三，其理则一。

故儒曰：太极所以穷理，尽性以至于命。

释曰：圆觉所以明心见性，证性圆通。

道曰：金丹所以修真养性，入圣超凡。

此为三教之分言，实乃一体之宗说。皆由一诚而能饭一，然后各致其功也钦。

---

① 元："元"字原脱，据《玉溪子丹经指要》补。

② 汞："汞"字原脱，据《玉溪子丹经指要》补。

③ 驻：原作"石住调"三字，据《玉溪子丹经指要》改。

④ 为：《玉溪子丹经指要》作"成"。

⑤ 神气顷刻无不相聚：《玉溪子丹经指要》作"真气无刻不相聚"。

⑥ 忘意久已：《玉溪子丹经指要》作"忘念久久"。

⑦ 元精散而神元涸：《养生秘录·玉溪子丹房语录》作"元神散而元精竭"。

大道正宗

祖印

○

知元神之囊，所以韬其光；得显气之门，所以归其根。鸡能抱卵心常听[1]，蝉[2]到成形名壳[3]自分。

偈曰：此窍非凡窍，中中复一中。万神从此出，真土与天同。次曰：心下肾上处，肝西肺在东。非肠非胃腑，一焘自流通。又云：此窍非凡窍，乾坤共合形。名为神焘穴，内有坎离精。

括云：虚无一窍号玄关，正在人生天地间。八万四千分上下，九三二八立循环。大包宇宙浑无数，浑入微尘不见颜。真个悬胎金鼎器，分明指出在形山。

诀曰：其地到天八万四千里之由旬。盖人与天地同体，以心至肾八寸四分，所以喻也。故《经》云：天上三十六，地下三十六。正谓此也。则中余一十二焘，而为玄关一窍，中黄之府，黄庭之宫，此乃注意之所，念头起落之地，是为安身立命之处，元神所居之位也，亦为之郡鄂，名为神室，又名金鼎玉炉，又名玄牝，又名土釜。则人未生此身先有此窍，其修仙之士知此一窍，采药在此，配合在此，火候在此，沐浴在此，结胎在此，了托在此。若世修道希仙，非此一窍，终不可成功。既知此窍，自能静则金丹，动则霹雳，是一身之枢纽也，万神之宗垣耶，勿为无根之谈而轻其道则几矣。

玄关问答

师问曰：父母未生之前，汝在何处安身立命？答曰：父母未生之前，胎在太虚安身立命。师问曰：汝即今在何处安身立命？答曰：胎即今在虚无安身立命。师问曰：虚无在何处？答曰：虚无不离方寸。师问曰：方寸在何处？坤之上，乾之下，中间一宝难酬价。师曰：除了方寸又何如？答

---

① 鸡能抱卵心常听：此句原在"韬其光"下，割裂文义，据文义移此。

② 蝉：原作"蚯"，据唐·伊用昌《湖南阆斋吟》改。

③ 壳：原作"名"，据《玉溪子丹经指要》改。

曰：一点灵光，照破大千沙世界。师问曰：有何凭据？答曰：耳目口三宝，闭息勿发通。真潜于深满，浮游守规中。师曰：汝既知，切当缄口，以诚而入，以默而守，勤而行之，其功自有，入圣超凡，天长地久。

一体玄关

外三宝，耳目口是也；内三宝，精气神是也。

外三关

上玉枕关，中夹脊关，下尾闾关。其名有数，儒名九曲明珠，释名九重铁鼓，道名九窍，又名九曲黄河。此乃化气上鼎之正路，凡修仙道，先须开辟尾闾。此关若不开通，则阴阳何由而升降，神气何由而周流，欲证仙真，终不能达其造化而去道远矣。

三丹田

上泥丸宫，中黄庭，下水晶宫是也。若脐下一寸三分间，乃下丹田也；一寸五分为气海，即混元海也。顶为须弥，上有九宫。眼为青女。口为丹池。嗌喉管气为一二楼。心窍为绛宫。脐孔为生门。腰眼为密户，又为内肾。粪门为谷道，前有玉炉穴，彼门为金阙，又为玄门。我命凡为外肾，肾柄为灵根。足心为涌泉穴。脊骨二十四节为银河，又为上鹊桥、下鹊桥、曹溪路、根溪路、天根月窟。任督二脉非口口相传，不得其旨矣。

三宝分炼

上丹田炼元神，中丹田炼元气，下丹田炼元精。任督二脉医书所载。任督二脉者出于奇经八脉之数，不拘于十二经络，乃人身之阴阳一脉也。盖此任脉者，乃为阴脉，总阴脉之海也。起以会阴，终于人中穴，上发际，循乎腹里，则妇人得此脉为妊娠。故龟纳鼻息，鹤养胎息，而致于身之寿，所以通，通此脉也。其督脉者乃为阳脉督领，阳之海也。起于龈交承浆穴，终于长强穴，循乎肤表，则男子得此脉可长生。故鹿运尾闾，还精补脑，而致于上上之寿，所以通，通此脉也。世人修行须要明此二脉，自然水火升降，八脉归源，源源运行，即登仙道。倘或不能明此二脉，则二气何以运，徒费功矣，成道难也。矧夫鹿运尾闾而能炼精，龟纳鼻息[1]而能炼气，鹤养胎息而能炼神。愚夫不悟修炼之机，深可惜也。

先天纳属或二十五以前

先天至精，即元精，乃精中之精也。

虚无空气，即元气，乃身中之气也。

不坏元神，即元神，乃神中之神也。

后天外属或二十五以后

交感之精，呼吸之气，思虑之神，此乃世人日用之间动作之物也。修仙之士若外药不知制炼，内药何由与念合哉？

丹祖四真

金公即真铅，即先天一炁[2]，即元始祖炁，即混元祖炁，即白虎初弦之炁，乃真性命也。黄婆[3]即真土，即戊巳土，即煤娉人，即铁牛郎、泥牛郎，情念乃意也。婴儿自己元神，即主人公，即一点灵光，即本面目，乃真性也。姹女[4]即是真汞，即青龙弦气，乃真性也。

一身四气，精为青龙，气为白虎，肾水为黑龟，心火为赤蛇。

外丹药　真土硫黄，真汞水银，真铅黑铅。

内丹药　元神，元气，元精。

阴阳二气

坎宫有戊土，即肾中之阳精。离宫有己土，乃心中之阴气。盖修仙之秘，妙在即传，先须流戊就己，取坎填离，故得二五会合，自成刀圭。圭者丹也，是为真丹。

真药材　身中一阳生时先天一气为真药物也。

---

① 息：此字原脱，据文义补。

② 先天一炁：即先天真气。

③ 黄婆：道家炼丹术语，认为脾内涎能养其他脏腑，故称为黄婆。

④ 姹女：道家炼丹，把汞比作"姹女"，把铅比作"婴孩"。"姹女"指坎水，"婴孩"指离火。

真火候　后天调息绵绵，应数之火候。又云以神御气自为炼，以息合符为行火候，温养也。

真沐浴　一念俱忘，万缘放息，洗心涤虑，定中极静为沐浴。

体　道心真心，即性为体。又内药为体。

用　人心即性，心性为用。又外药为用。

宾主　先天命为主，自性为宾。后天命为宾，自性为主也。又一念为配，自性为主，情为宾。若念动时，则情为宾，自性为主也。

动静　静则主中，觅则主为其体。动则宾内，其宾见其用。若动静而忘，深然气涵，是微显之道也。

三乘妙用

下乘炼精化气，中乘炼气化神，上乘炼气还虚。是三花聚鼎，自然五气朝元。所以精能生气，气能生神，神能合道，返本还元，鼎入太虚，方为证果，讵不成真人矣哉？

《经》云：神是性兮气是命，神不外驰气自定。本来二物更谁亲，失却将何为本柄。

又云：大药三般精气神，天然子母互相亲[①]。回风混合归真体[②]，煅炼工夫日日新[③]。

故中庸之惟精惟一，允执厥中者，是以致中和，天地位焉，万物育焉。又云：致广大而尽精微，极高明而道中庸。所以天君泰然，百体从令。故祖老子云：多言数穷，不如守中。斯其尽矣。右共一身造化，今以聊题二三，以语同门，各宜警省。凡修真之士急宜修讲玄机，真真当当，若念生死事，火速持行，功成立见，自然神凝气结，益寿延年，定登仙圣。若见不明造化，洞晓机关，体用不分，难以造其妙，欲求仙位，何可得矣。今既欲口授心传，当执得放心，谨守在念，勉自修炼，自得超凡入圣之境也。

---

① 亲：原作"推"，据《崔公入药镜》改。

② 归真体：原作"为真本"，据《崔公入药镜》改。

③ 新：原作"亲"，据《崔公入药镜》改。

阴海阳海二图

《内丹要诀》云：坎卦外昏内明，离卦外明内暗，任督二脉为一身阴阳。

要世人罕知之，至人嗽炼，惟服此药。《仙经》云：一物含五彩，永作世人禄。言其备五行英华，总二脉之交会。自古真人秘此一穴，诀在于口，不传文字。《仙经》曰：若人恒腹空、平心、闭目、握固①、澄神、啄齿，漱炼口中玉液，满口咽之，令人耳目聪明。

又诀：唇齿不相合则气不过尾闾、夹脊，舌不抵腭则气不升玉枕、泥丸，不忍便则气不行，不吸鼻则气不升。人生太和，元气在太和也。气血者，阴阳也；太极者，人身之主也；阴阳者，一身之荣卫也；五脏者，五行之符也；六腑者②，谷气出纳之库也。曰有常数，失其常数，则灾祸至焉，是以人有病安寿夭之不齐矣。元气即真土也，太和即理气也。元气与谷气相为体用，元气即谷气之本体，谷气即元气之妙用，相符生生不已。人之神如君，君良则国治，所以神静则身安；气如民，民聚则国强，所以气服则身健；精如财宝，财足则国富，所以精满则身肥；津液如雨露，雨露降则国丰，所以津液生则身润。

夫修行人道用与世法并行，以道用而③隐世法，以世法而全道用，是为性命兼修。心动则觉，应物莫迷，恒修三业，谨固四门。

太上端居太极先，本于父母未生前。度人须要真经度，若问真经癸是铅。

经体道而行，道因经而用，借道说经。国富民安后，修成体属乾。凝神归妙道，抱一守丹田。去住④浑无碍，升腾任自然。九年功满日，独步大罗仙。

天一生水，在人为肾脏，其清气化为精，浊气结成唾。精之清者养精，精之浊者养骨。精壮，人多巧，有智慧。

地二生火，成心脏，清气化为神，浊气结成汗。神之清者化为血，浊

---

① 握固：原作"掐图"，据文义改。

② 者："者"字原脱，据上文例补。

③ 而："而"字原脱，据上文例补。

④ 住：原作"处"，据宋·张伯端《抱一》诗改。

者养脉。君主之官，神明出焉。

天三生木，成肝脏，成胆腑，清气化养于血，浊气结为泪，养节膜。胆气为魂。气壮，有谋虑，有果决。

地四生金，成肺脏，清者化为气，浊者结成涕，养皮毛。气壮，人多节度。肺气为魄。

天五生土，成脾脏，成胃腑，清者化荣卫，浊者结痰涎，养肌肉、肤腠。仓廪之官，五味藏焉。

《黄庭经》：心之神，丹英字守灵；肝之神，龙烟字合明；脾之神，常在字魂停；肺之神，皓华字虚成；肾之神，玄冥字育婴也。

太上老君筑基[①]作用

基址，丹田之总名。谨守真汞谓之筑基。贵乎守雌而不雄，筑基惟在守其雌。其雄不动能牢固，牢固阴精是筑基。牢固阴精莫外游，巍然静坐十旬休。幽明不睡常存守，心肾相交得自由。气血周流方是美，形神俱妙始为优。红黑相交是筑基，龙虎相并结希夷[②]。只将四气和为一，指日丹成不用疑。红黑，水火也。以水制火，火灭为土。土者，基也。

一味水中金，便是先天药，号曰真铅，又云真土，用此制汞。

橐籥[③]吹嘘起巽风，一阳初动用神功。黄婆引入丹室内，虎啸龙吟气自冲。

日会月交明塑望，水升火降合屯蒙。璇玑运转周天火，立见丹砂满鼎红。

三百六十日为一周天之数，每日取子、午、卯、酉四时，四九三十六数，十日共三百六十为周天。

一串金铃响向来，三关九窍一齐开。阴精滴滴排中府，阳气腾腾布满怀。

七返金液配姹女，九还真津育婴孩。先把乾元根本固，次向江湖贩药材。

神太用则伤于心，心既受伤则神气虚乏，心火虚乏不能生脾土，脾土失养不能散精于肺，肺无所养则元气衰弱不能生肾，肾精不固无以滋水。五行之道思火也，生宜静以养其神，则能保长久矣。五脏有病先于天君，怡养天君则疾病不作，天君失养则百病生焉。

---

① 筑基：道家修炼入门第一阶，也称为筑基阶段。

② 希夷：指虚寂玄妙。《老子》："视之不见名曰夷，听之不闻名曰希"。

③ 橐籥：此喻肺主气，司呼吸，有调节气机的功能。

修真诗

闭息工夫不可无，不能闭息尽成诬。若还久久功纯熟，便是修身[1]大丈夫。

自愤诗

自家精气自家神，何必叨叨问别人。下手急修犹道晚，劝君努力莫因循。

道本无为无不为，得来犹似未闻时。谁知男子能成孕，龙养明珠鸡抱儿。

纯阳诗

历劫修来心作身，几回出没几回存。此身不向今生度，更向何时度此身。

有等愚人好乱传，闭精淫妇作抽添。若将此药为丹药，笑杀大罗天上仙。

以心观心诗

以心观心觅本心，心心俱绝见真心。真心既绝归三境，外道大魔不能侵。

又诗

灵台湛湛土如无，只许元神里面居。若向此中留一物，不能契道合清虚。

通玄诗

偃月炉中一点明，玄关深处最通灵。学仙不遇真师指，枉在皮肤里面寻。

又辨诗[2]

悟道诗

真铅真汞结金[3]丹，简易工夫不在繁。道在悟真真易悟，悟真何用许多言。

玄牝歌

玄牝之门号金母，先天先地藏真土。含光默默本虚无，一气生成亘今古。

华池神水天地根，炼之饵之命长生。自古神仙无别说，皆因玄牝入真门。

借问如何是玄牝，婴儿未先生两肾。两肾中间一点明，逆则成丹顺成人。

一阳起处便下手，黑中取，无中有。一时辰内长黄芽，九载三年徒自守。

世人若识真玄牝，不在心兮不在肾。穷取生身受气初，莫怪天机轻泄尽。

若非夙生庆幸，宿有善缘，心慕真风，不能遭遇。祖师云：谨守谨守，莫言莫言，自然而然，玄之又玄。

---

① 身：依标题"修真诗"，疑当作"真"。

② 又辨诗：底本此下只有"不费劲"三字，无据可补。

③ 金：原作"全"，据文义改。

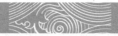

清乐篇引

　　闻之有仙骨者必有仙风，有仙风者必有仙术。何则？神明峻洁，体气孤高，如石之臞[1]，泉之冷，凛凛然逼人以超凡之想者，此仙骨也。丰标缥缈，意度清闲，如山之幽，梅之韵，飘飘然使人有凌云之思者，此仙风也。具此风骨，则入世难于偕俗，而出世又虞离群。是以市廛[2]问卜，或寄迹于君平，庐山采药，或潜踪于康子，仙术因随之矣。

　　应圆龚师，灵根自负，慧性夙成，所称仙风仙骨者非耶。束发沉酣帖括，博览诸家，其于举子策可谓枯髯呕吐。独其山水情深，兼亦津梁念重，乃弃去时艺，究心于岐黄卢扁[3]之间。遇病辄药，遇药辄愈，救人功德行将圆满。宣尼称博施济众，尧舜犹病，而龚师顾以韦布补唐虞之不逮，非有仙术，又胡以至此？闲居喜著丹书，并附《清乐》一篇。泉石烟霞以至骚人逸士之致，莫不供其笔端之舒啸，日积月累，不觉成秩，有矜慎不传，自娱如己之意。二三友人从而请之以付剞劂[4]，龚师始有难色，既而慨然曰：与其藏之枕中，孰若[5]广之海内。因尽探其秘而出之。校雠之事，友人实司职之；增补之役，侨也与有力焉。同志者试置此编于案头，自觉风骨珊珊欲仙矣。昔东方生以岁星日侍殿廷，而英敏如汉武尚未能识其为何许人，读是书者毋为汉武之于东方生可也。

门人广惠子郑之侨谨述

---

① 臞：瘦。

② 市廛：指店铺集中的市区。

③ 岐黄卢扁：岐伯、黄帝、卢医扁鹊，代指中医。

④ 剞劂：刊刻。

⑤ 孰若：疑问语气词。犹"何如"。按"孰"原作"熟"，据文义改。

新镌五福万寿丹书清乐篇

豫章云林如虚子龚居中纂著

南州友人实实子喻龙德鉴定　虎林门人中正子傅世方参订

莆阳门人清介子朱邦廉汇成　同邑门人广惠子郑之侨增补

四景调

小门深所巧安排，没有尘埃，却有莓苔。自然潇洒胜蓬莱，山也悠哉，水也悠哉。东风昨夜送春来，才是梅开，又见桃开。十分相称主人怀，诗是生涯，酒是生涯。调春

一生风月且随缘，穷也悠哉，达也悠哉。日高三丈我犹眠，不是神仙，谁是神仙。绿阴深里昼鸣蝉，卷起珠帘，放出炉烟。芙蓉池馆晚凉天，恰好谈禅，又好谭禅。调夏

扶舆①清气属吾曹，莫怪粗豪，莫笑风骚。算来名利也徒劳，何处为高，闲处为高。一庭松竹间芭蕉，风不潇潇，雨便潇潇。木樨香里卧吹箫，且度今朝，莫问来朝。调秋

如今挥手谢平生，非不闲争，是不闲争。扁舟湖上放歌行，渔也知名，牧也知名。归来幽兴逼人清，雪可中庭，月可中庭。眼前何物遣吾情，不看棋经，便看茶经。调冬

我爱春，春色好。山嘴吐晴烟，墙头带芳草。黄鹂骂杏花，惹得游蜂恼。海棠零落牡丹开，只恐韶华容易老。调春

我爱夏，夏日长。玉击棋声碎，罗幡扇影凉。薰风卖奇货，满路芰荷香。蝉在绿杨深处噪，也须回首顾螳螂。调夏

①　扶舆：盘旋升腾貌。

我爱秋，秋思苦。篱菊忆陶潜，征鸿叫苏武。黄叶落将来，无风自家舞。纷纷社燕报归期，旧巢留待来年补。_{调秋}

我爱冬，冬日闲。烹茶溶雪水，拄杖看冰山。莫唱征衣曲，将军夜渡关。若个渔翁堪入画，一蓑披得冻云还。_{调冬}

山舍乐

山舍肆优游，喜尧蓂①，一叶抽，春盘细菜供椒酒，千瓢百卤，群相劝酬。一年好事今为首，祝千秋，数声爆竹，惊发岁华流。

山舍肆优游，似羲皇，无别忧，男婚女嫁生涯就，官租早勾，私租薄收。粗衣淡饭堪消受，度春秋，俗情消尽，镇日展眉头。

山舍肆优游，到春来，万物稠，新松嫩柳罗园囿，松花饼柔，蕨萁②粉柔。韭芽菜甲般般茂，泛瓷瓯，山肴野蔌，罗列当珍羞。

山舍肆优游，一枰棋，了百忧，眼前黑白纷如纠，赢时不丢，输时不休。橘中之乐偏长久，漫相仇，人荣人辱，何处割鸿沟。

山舍肆优游，放牛羊，在陇头，山田有水堪耕耨，黏红几丘，光红几丘。黄香早糯堪成酒，葛和裘，花开花谢，谁记晋春秋。

山舍肆优游，卧松阴，枕石头，苍苔软衬如铺绣，云屏不收，花帘不钩。华胥好梦来清昼，睡鸲鸲，茶炉烟起，鹤唳豁双眸。

山舍肆优游，傲新封，藐故侯，阶除驯雀来相就，东邻杀牛，西邻卖酒。忘贫忘富忘机毂③，每回头，应人呼马，还复应呼牛。

山舍肆优游，拉高僧，访旧游，无干世事不开口，箬笠在头，枯藤在手。阴崖绝壑经行透，步夷犹，石门斜日，犹自到松丘。

山舍肆优游，果园成，胜沃州，葡萄满架悬星斗，藤梨似瓯，山榴似球。橙黄橘绿浑如绣，喜深秋，檐垂乌桕，结子压成油。

山舍肆优游，坐良宵，望女牛，银河清浅旋珠斗，梧桐报秋，金风战秋。凉生枕簟山容瘦，火西流，数声孤雁，嘹呖过高楼。

---

① 尧蓂：相传帝尧阶前所生的瑞草。

② 蕨萁：蕨苗。俗名蕨菜。

③ 机毂：机关，算计。

山舍肆优游，日高春，未裹头，案前乱帙闲拈手，诗筒手投，书筒懒训。深山鹿豕厮相守，复何求，遽遽幻①梦，蝴蝶即庄周。

山舍肆优游，傍岩阿，架小楼，重重叠叠檐相凑，山泉暗流，山云漫收。新篁掩映遮前后，灌松楸，栟榈千树，聊且当封侯。

山舍肆优游，种田窝，喜有秋，浇瀹②熟美新炊就，蚕绵早收，蜂糖晚收。雨茶新笋茅柴酒，客堪留，陶然一醉，明月上高楼。

山舍肆优游，称钩芦，种满丘，开花绿芋沿笆豆，溪鱼上钩，田虾上兜。黄鸡白饭真堪口，妇如鸠，缉麻为布，膏沐若为雠。

山舍肆优游，九秋霜，红叶稠，农家作苦偏多酒，茱萸泛瓯，菊花满手。东篱雅兴山翁有，醉方休，多情破帽，固固恋人头。

山舍肆优游，到隆冬，趣更幽，炉煨榾柮瓶煨酒，山童饭牛，山妻制裘。耽闲正值闲时候，棹孤舟，归来兴尽，立雪钓溪头。

山舍肆优游，课儿孙，作远猷，晨昏纺织不停手，书声这楼，机声那楼。良田美宅何须有，倦双眸，懒看人喜，亦懒看人愁。

山舍肆优游，掩松扉，独冥搜，浮云止水皆吾友，劳形可羞，劳神可忧。呆骏不被聪明诱，泛虚舟，无端世事，总不上心头。

山舍肆优游，秀孤松，在岭头，东郭穿履人知否，绿蓑当裘，青藜当舟。沿溪踏雪寻梅嗅，笑回头，数间茅屋，改作玉京楼。

山舍肆优游，石为梯，洞作楼，天然藤蔓堪扶手，明蟾当油，重云作裘。鸟啼花放知春昼，趁鱼舟，莫教桃谢，怕逐水东流。

山舍肆优游，荷长镵，着敝裘，芒鞋席帽携干糇，寻僧忲州，寻仙石楼。采芝采木穿岩岫，到遐陬③，云南云北，村酒绿如油。

山舍肆优游，接山泉，日夜流，干柴燥炭寻常有，宾来不忧，宾行不留。世间俗态消磨久，趣悠悠，无牵无绊，平地即丹丘。

山舍肆优游，笋穿篱，树罥楼，松棚漏月云封牖，摊书不收，摊棋不收。嵇④康性懒还依旧，鬓萧飕，无多岁月，肯为子孙谋。

---

① 幻："幻"字原脱，据崇祯本补。

② 瀹：原作"沦"，据文义改。

③ 遐陬：边远一隅。

④ 嵇：原作"稽"，据文义改。

山舍肆优游，对青铜，觉素秋，少年豪侠今安有，逢场袖手，当歌闭口。竿头一任翻跟斗，得前筹，百忙场里，早把担儿丢。

山舍肆优游，抚孤桐，度杪秋①，归鸿目送弦挥手，喧豗虎赳，凄清鬼呦。高山流水因心奏，胜吴讴，梅花三弄，白鹤下汀洲。

山舍肆优游，案头书，懒着眸，邺侯万轴凭他有，玄经已丢，离骚也勾。怀沙投阁皆僝僽②，厌搜求，但逢难字，掩卷便搔头。

山舍肆优游，想当初，着甚由，龙阳队里分妍丑，前鱼渐丢，后鱼渐收。如今鹤发鸡皮皱，不须羞，葫芦一笑，都付水东流。

山舍肆优游，旧行头，一笔勾，皂靴底绽衣衫垢，尘来闭眸，风来抱头。脚根滑塌难驰骤，逞风流，当场出丑，空惹这场羞。

山舍肆优游，竹皮冠，胜冕旒，深衣方履鸡膆袖，黑貂漫游，狐白漫偷。缊袍③虽敝心无疚，泛渔舟，不图征聘，何必着羊裘。

山舍肆优游，笑奔忙，似蹴球，谁知万物皆刍狗，荣华水沤，功名赘疣。电光石火焉能久，谩怀忧，郭郎舞罢，终没下梢头。

山舍肆优游，立高冈，送远眸，亭亭物表谁堪偶，弃瓢许由，夺牛伯休。逃名恼杀名先漏，免追求，桃花春水，一叶钓渔舟。

山舍肆优游，竹篱边，茅屋头，泉声云影时时有，看云翠浮，听泉玉流。个中好景天生就，最宜秋，红黄碧绿，点染小瀛洲。

山舍肆优游，懒谋生，好传搜，宣和图谱家藏久，尊形似牛，钩形似虬。先秦小玺蟠螭纽，夏商周，千年尤物，堪玩不堪留。

山舍肆优游，日临池，拓史籀，芭蕉柿叶皆书透，王家子猷，唐朝老欧。腕中有鬼临难就，莫多求，兰亭碧落，一字足千秋。

山舍肆优游，学修真，急转头，谷神不死玄为母，黄河逆流，丹田早收。棱棱仙骨何嫌瘦，住丹丘，它年鹤背，挥手谢神州。

山舍肆优游，转轮王，免去求，穷通贵贱凭他授，跳圈是猴，拖犁是牛。蝶寻香气蛆钻臭，摸心头，未尝为恶，不怕帖来勾。

山舍肆优游，算虚头，没尽头，线牵傀儡难停手，这根用抽，那根用

---

① 杪秋：晚秋。

② 僝僽：烦恼，忧愁。

③ 缊袍：以乱麻为絮的袍子，指古代贫者之衣。

丢。悲欢离合般般有，枉风流，酒阑人散，收拾众骷髅。

山舍肆优游，走天涯，有尽头，流沙弱水难行透，阴山雪愁，阳山浪愁。中原如掌嚣尘厚，怎淹留，深山静坐，一日胜三秋。

山舍肆优游，饷辽阳，苦建酉，时危只合潜初九，山多可忧，田多可忧。卢全破屋浑如旧，免征求，只愁浪大，无处可眠鸥。

山舍肆优游，紫薇垣，王气浮，如何哀诏频频有，宫妆早休，宫车晏游。青宫一月遭阳九，喜神州，金瓯无缺，正笏①可安刘。

斋中咏

风雨撼竹树，阶除饶落叶。	只恐破苔封，短慧轻自摄。	扫径
朝来盥栉罢，挥麈拂纤尘。	玄素本不滓，藉以涤吾神。	拭几
花绕一溪远，云拥孤峰高。	疑向山阴道，天风洒苎袍。	展图
有矶懒垂纶，洗砚墨为沼。	紫端发新光，书兴应不少。	洗砚
细细兰舒馥，英英山吐云。	端居娱鼻观，不为礼元君。	焚香
明月满前轩，凉风生北牖。	所在惬孤吟，不厌坐来久。	移榻
枯棋多危机，虑变苦不早。	袖手局外观，无贪终自保。	弹棋
午枕梦魂清，松涛忽盈耳。	七碗三春芽，聊试山前水。	煮茗
唇吻非名理，冥搜时一证。	颓然各忘言，仰视长天静。	清谈
醇醪堪药仙，兴到时自斟。	叩门来知己，论文足赏心。	浮白
雄心发清欢，援琼佐长啸。	挟策亦亡羊，龌龊②惭同调。	呼卢
抱膝坐藓石，永言吐清商。	采芝行相和，与尔以徜徉。	浩歌
共欣景物奇，写怀寄千载。	大雅嗟久沉，谁能矜藻彩。	分韵
直须破万卷，谁谓足三冬。	糟粕即神髓，轮扁见何庸。	检书
援琴弄中夜，心耳湛同清。	水沉凝不散，幽窗孤月明。	鼓琴
林风动天籁，行吟忽披襟。	前溪新水长，激石生好音。	散步
盆池升斗水，具有江湖适。	鱼乐心自领，游泳共昕夕。	饲鱼
扶疏初荫席，夭乔欲参天。	匠石非所期，矧为计十年。	种树

---

① 正笏：恭敬地拿着朝笏。笏，古代大臣上朝拿着的手板。
② 龌龊：指器量狭小。

卷石俨巉岩，天泉飞瀑布。当此值灵根，绿发滋湛露。_{养蒲} 养蒲

小圃不盈亩，山花随意开。抱瓮时自汲，无劳羯鼓催。 灌花

素袍寄黄齑，太羹调六玉。朝雨永①春畦，喜见生意足。 摘蔬

闲阶顾影舞，清唳彻寥天。凌风一振翮，遥带孤云还。 放鹤

何物共幽赏，花月映窗虚。布幔便高卧，因时作卷舒。 卷幔

偃仰游羲皇，万营都屏息。任客憩蒲团，觉来日已昃②。 高卧

花所咏

元郊生草草生烟，留得幽词白日悬。

江汉偶羁青锁客，千年复和遨游篇。 元郊草长

夏半娇莲映水开，轻红朵朵契人怀。

幽人载酒池边饮，带得清香满袖回。 洪池莲开

万卉经霜叶尽黄，英英菊蕊始含芳。

村沽白酒和英泛，醉读陶诗兴愈长。 菊圃霜垂

数树寒梅吐室傍，千枝洁白散清香。

天风一夜飘琼絮，并作琼枝映讲堂。 梅堂雪映

梅花赋

　　江南地暖，独冠先春。蕴姿而艳，秉洁而纯。托根泉石，不污世尘。冰痕结密，烟影含新。苔封鹤膝，雪裹龙身。一枝秀发，玉粒精神。珠裳缟袂，琼佩素巾。或显兮翰苑玉堂之侧，或隐兮空山流水之滨。清风良友，明月故人。特立物表，绝类离伦。其德之清也如郑子贞，其气之和也如程伯淳。至若藏春之坞，碎锦之坊。兰称国色，桂号天香。娇容丽质，异态殊妆。终近于艳，乌足表扬。何如兹卉，高压众芳。雅淡依乎山泽，幽绝占乎林塘。处富贵而不移其性，居岁寒而不变其常。妹水仙兮弟山矾，婿芍药兮妃海棠。桃李奴仆，得借恩光。佳实宜调于商鼎，奇材足

---

① 永：此字模糊不清，据文义补。永，水流貌。

② 昃：太阳偏西。

充乎禹梁。观夫体先天之妙，含至阳之精。风韵古淡，晋之渊明。心肠铁石，唐之广平。每巡檐而索笑，乃引鹤而随行。怡闲以写琴逼[1]之趣，放逸以吟诗外之情。四海负于英望，千古驰其香名。走也，坐东阁，呼管城。假此植物，遥致长生。漆园椿树，八千齐龄。

修竹赋

猗猗修竹，不卉不蔓，非草非木。操挺持以高世，姿潇洒以拔俗。叶深翠羽，干森碧玉。孤生太山之阿，千亩渭川之曲。来清飙于远岑，娱家人于空谷。观夫临曲槛，俯清流，色侵云汉，影动涟漪。苍云夏集，绿雾朝霏。萧萧雨沐，袅袅风披。露鹤长歌，秋蝉独嘶。金石间作，笙竽谁吹。若乃良夜明月，穷冬积雪。扫石上之阴，听林间之折。意参太古，声沉寂寥。耳目为之开涤，神情为之怡悦。盖其媲秀碧梧，托友青松。蒲柳惭弱，桃李羞容。歌籊籊[2]于卫女，淇奥奥于国风。故子猷吟啸于其下，仲宣宴息乎其中，七贤同调，六逸齐迹，良有以也。又况鸣嶰山之风，化葛陂之龙者哉。至于虚其心，实其节，贯四时而不改柯易叶，则吾以是观君子之德。

夜读赋

繄惟志上之征迈兮，乃篝灯萤而夜读。爰发亡书之三箧兮，盖羡张安世之目。用宏夙储于五车兮，欲如边孝先之腹。惟时群嚣屏而宴息兮，将余棼[3]拿之已就肃。但瞻户外之三星兮，止闻天边之一鹜。烧宝鼎氤氲之若雯兮，剔银缸清莹之如浴。叠广文青毡之半榻兮，下马融绛帐[4]于高束。酌春茗之蓓蕾兮，咽晚糜以苜蓿。下应氏之五行兮，披邺侯之万轴。讶皮编之敝于欲断兮，何牙签之新而不触。随开洛诵之殷殷兮，不减伊吾

---

① 逼：同"边"。

② 籊籊：修长而细的样子。

③ 棼：纷乱。

④ 绛帐：师门、讲席之敬称。

之谡谡。幸分江上处女之余明兮，略耿耿而若罞。阳气时满乎大宅兮，炯炯双眸而逾瞩。惟熠耀之霄行兮，又睹望舒之余于缺屋。况蛩声啾啾于四壁兮，若助余呻吟之碌碌。时夠夠鼾睡在余之卧侧兮，辄不容而詈仆。披夕秀固无闲于帖席兮，然犹每借儆于圆木。即旦日篇什之已陈兮，中霄无妨乎更熟。不嫌引锥以自刺兮，光虽竭而更丐邻之壁煜。矧复中垒之抽玄兮，老人之藜辉可续。苟达人真觉之自来兮，即废膏油而问心之亦足。缩万汇之华于眉端兮，抉千古之秘于衷曲。我思古人之矻矻穷年兮，夜兀勉固无分乎寒燠。春罢犁而课经兮，夏囊萤而代烛。秋听声而下睫兮，冬映雪以三复。抑闻焚膏以继晷兮，用成韩公之宏蓄。爰有闻鸡而起舞兮，谁步祖生之芳躅。对玄鸡于处宗兮，吐白凤于天禄。阿素王之足弛兮，仍不寝而自勖。虽元圣而未宁兮，每坐旦以式谷。呜呼！余诚有惜于寸阴兮，何暇就安于枕褥！

读书乐

春

山光照槛水绕廊，舞雩归咏春风香。好鸟枝头亦朋友，落花水面皆文章。蹉跎莫遣韶华老，人生惟有读书好。读书之乐乐何如，绿满窗前草不除。

夏

新竹压檐桑四围，小斋幽敞明朱曦。昼长吟罢蝉鸣树，夜深烬落萤入帏。北窗高卧羲皇侣，只因素得读书趣。读书之乐乐无穷，瑶琴一曲来薰风。

秋

昨夜窗前叶有声，篱豆花开蟋蟀吟。不觉商意满林薄，萧然万籁涵虚清。床头赖有短檠在，对此读书功更倍。读书之乐乐陶陶，起弄明月霜天高。

冬

水尽木落千崖枯，迥然吾亦见真吾。坐对遗编灯动壁，高歌夜半雪压庐。地炉茶鼎烹活水，心清足称读书者。读书之乐何处寻，数点梅花天地心。

警悟选

松斋自题

非老亦非少，年过三纪余。非贱亦非贵，朝登一命初。

才小分易足，心宽体长舒。充肠皆美食，容膝即安居。

况此松斋下，一琴数帙书。书不求甚解，琴聊以自娱。

夜直入吾门，晚归卧吾庐。形骸委顺动，方寸同空虚。

持此将过日，自然多宴如。昏昏复默默，非智亦非愚。

遣怀

寓心身体中，寓性方寸内。此身是外物，何足苦忧爱。

况有假饰者，华簪及高盖。此又疏于身，复在外物外。

操之多惴栗，失之又悲悔。可知名与利，得丧空为害。

颓然环堵客，萝薜为巾带。自得此道来，身穷心甚太。

春眠

新浴肢体畅，独寝神魂安。况因夜深坐，遂成日高眠。

秋被薄亦暖，朝窗深且闲。却忘人间事，似得枕上仙。

至适无梦想，太和难名言。全胜彭泽醉，欲敌曹溪禅。

何物呼我觉，百劳声关关。起来妻子笑，生计春茫然。

闲居

空腹一盏粥，饥食有余味。南檐半床日，暖卧因成睡。

绵袍拥两膝，竹几支双臂。从旦直至昏，身心一无事。

心足即为富，身闲乃当贵。富贵在此中，何必居高位。

君看裴相国，金紫光照地。心苦头尽白，才年四十四。

乃知高车盖，乘者多忧畏。

睡起晏坐

后亭昼眠足，起生春景暮。新觉眼犹昏，无思心正住。

淡寂归一性，虚闲遗万虑。了然此时心，无物可譬喻。

本是无有乡，亦各不用处。行禅与坐忘，同归无异路。

晏坐

鸟鸣庭树上，日照屋檐时。老去慵转极，寒来起尤迟。
厚薄被适性，高低枕得宜。神安体稳暖，此味何人知。
睡足仰头坐，兀然无所思。如未凿七窍，若都遗四肢。
缅想长安客，早朝霜满衣。彼此各自便，不知谁是非。

逍遥咏

亦莫恋此身，亦莫厌此身。此身何足恋，万劫烦恼根。
此身何足厌，一聚虚空尘。无恋亦无厌，始是逍遥人。

遣怀

羲和走驭趁年光，不许人间日月长。遂使四时都似电，争教两鬓不成霜。
荣销枯去无非命，壮尽衰来亦是常。已共身心要约定，穷通生死不惊忙。

偶题阁下厅

静爱青苔院，深宜白发翁。貌将松共瘦，心与竹俱空。
暖有低檐日，春多飐幕风。平生闲境界，尽在五言中。

自咏

朝亦随群动，暮亦随群动。荣华瞬息间，求得将何用。
形骸与冠盖，假合相戏弄。何异睡着人，不知梦是梦。

和知非

因君知非间，诠较天下事。第一莫若禅，第二无如醉。
禅能泯人我，醉可忘荣悴。与君次第言，为我少留意。
儒教重礼法，道家养神气。重礼足滋彰，养神多避忌。
不如学禅定，中有甚深味。旷廓了如空，澄凝胜于睡。
屏除默默念，销尽悠悠思。春无伤春心，秋无感秋泪。
坐成真谛乐，如受空玉赐。既得脱尘劳，兼应离惭愧。
除禅其次醉，此说非无谓。一酌机即忘，三杯性咸遂。
逐臣去室妇，降虏败军帅。思苦膏火煎，忧深扃炼秘。
须凭百杯沃，莫惜千金费。便似罩中鱼，脱飞生两翅。
劝君虽老大，逢酒莫回避。不然即学禅，两途同一致。

嗟发落

朝亦嗟发落，暮亦嗟发落。落尽诚可嗟，尽来亦不恶。

既不劳洗沐，亦不烦梳掠。最宜湿暑天，头轻无髻缚。

脱置垢巾帻，解去尘缨络。银瓶贮寒泉，当头倾一杓。

有如醍醐灌，坐受清凉乐。因悟自在僧，亦资于剃削。

安稳眠

家虽日渐贫，犹未苦饥冻。身虽日渐老，幸无急病痛。

眼逢闹处合，心向闲时用。既得安稳眠，亦无颠倒梦。

不与老为期

不与老为期，因何两鬓丝。才应免夭促，便已及衰羸。

昨夜梦何在，明朝身不知。百忧非我所，三乐是吾师。

闭目常闲坐，低头每静思。存神机虑少，养气语言迟。

行亦携诗卷，眠多枕酒卮。自惭无一事，少有不安时。

闲咏

步月怜清景，眠松爱绿阴。早年诗思苦，晚岁道情深。

夜学禅多坐，秋牵兴渐吟。悠然两事外，无处更留心。

自咏

随宜饮食聊充腹，取次衣裳亦暖身。未必得年非瘦薄，无妨长福是单贫。

老龟岂羡牺牲饱，蟠木宁争桃李春。随分自安心自断，是非何用问闲人。

即事

重裘暖帽宽毡履，小阁低窗深地炉。身稳心安眠未起，西京朝士得知无。

不出门

弥月不出门，永日无来宾。食饱更拂床，睡觉一频伸。

轻箑白鸟羽，新簟青箭筠。方寸方丈室，空然两无尘。

披衣腰不带，散发头不巾。袒洗北窗下，葛天之遗民。

一日亦自足，况得以终身。不知天壤内，目我为何人。

咏隐

相对蒲团睡味长，主人与客两相忘。须臾客去主人睡，一枕西窗对夕阳。

自咏

堪怜心窄难容懒，为恨眉松不系愁。万蕊腔花凭酒放，一枚心茧任诗抽。

醒世语

君看叶里花，能得几时好。今日畏人攀，明朝待谁扫。
可怜娇艳情，年多转成老。将世比于花，红颜岂长保。

昨见河边树，摧残不可论。二三余叶卉，千万斧斤痕。
霜剥萎黄叶，波冲枯树根。生处当如此，何用怨乾坤。

重岩我卜居，鸟道绝人迹。庭际何所有，白云抱幽石。
住兹凡几年，屡见春冬易。寄语钟鼎家，虚名定何益。

画栋非吾宅，青林是我家。一生俄尔过，万事莫言赊。
渡济不造筏，漂沦为采花。善根若不种，何处见生芽。

何以长惆怅，人生似朝菌。那堪数十年，新旧凋零尽。
以此思自哀，哀情不可忍。奈何当奈何，脱体归山隐。

闻道愁难遣，斯言谓不真。昨朝才知却，今日又缠身。
月尽愁难尽，年新愁更新。谁知席帽下，元是昔愁人。

死生原有命，富贵本在天。此是古人语，吾兹岂谬传。
聪明好短命，痴蠢却长年。钝物丰财宝，惺惺汉无钱。

醒迷歌

醒迷人，甘淡薄，茅屋布衣心自足。布衣不破胜罗衣，茅屋不漏如华屋。
不求荣，不近辱，平生随分随时足。远却人间是与非，逢场作戏相欢逐。
也若痴，也若朴，一生正直无私曲。终朝睡到日三竿，起来几碗黄齑粥。
吃一饱，唱一曲，自歌自笑无拘束。客来相顾遣情谈，客去还将猿马缚。

或弹丝，或品竹，常笑他人徒碌碌。南北奔驰为利名，为谁辛苦为谁蓄。
夫妻圆，儿女育，雨里鲜花风里烛。多少乌头送白头，多少老人为少哭。
满籯金，满堂玉，何能满免无常捉。临危渐觉一场空，只有孤身无伴仆。
厚木棺，坚石椁，此身也向黄沙伏。世上固无再活人，何须苦苦多劳碌。
识得破，万事足，惟有衣粮为己禄。甘罗十二受皇恩，子牙八十食天禄。
叹秦公，笑金谷，古今兴废如棋局。我今打破醒迷关，迷者欲醒须常读。

至宝歌

见美女时，做虎狼看，见黄金时，做粪土看，这个中间享了多少清福。
让他说话，我只闭口，让他指点，我只袖手，这个中间省了多少闲气。
我施有恩，不求他报，他结有怨，不与他交，这个中间宽了多少怀抱。
忍不过时，着力再忍，受不得处，耐心且受，这个中间除了多少烦恼。
世情浓酽，处淡得下，尘俗牵缠，处斩得下，这个中间息了多少妄想。
缓步当车，晚食当肉，寡营是智，无病是福，这个中间讨了多少受用。
收得放心，戒得忿怒，薄得世味，远得嗜欲，这个中间养了多少精神。
既不作俑，亦不好事，既不损人，亦不利己，这个中间消了多少灾危。

炎凉歌

世态轻，人情恶，冷暖相交非古学，古人结义吐心胸，今人交口言捉缚。
无公直，惟刻剥，面如竹纸嚣且薄，终日衔杯花月前，明朝落阱颜非昨。
当面奉，背后蛊，一块砖头两边丢，从今再世没雷陈，人情遍地俱枭恶。
贫自守，甘淡薄，世重轻浮不重朴，安如自适自心田，富贵浮云都避却。
侵豪势，见其炎，低头掬背意拳拳，远奔趋迎深作揖，手与心齐听语传。
不呼唤，捱上前，掇臀捧屁许多端，将没作有来承应，献子出妻皆奉炎。
疏贫士，见凄凉，好友至亲参与商。斜目视他相搠路，不因转巷且回廊。
不若见他衣貌丑，惟虑其人借短长。
他拱手，我假扬，恐非体面少增光，欲要逢迎幽径处，躲闪崎岖只避凉。
兄轻弟，弟薄兄，只缘贫富不相同，一父母生分吴越，不怜手足只嫌穷。

妯娌仙，疏弟兄，背后搬唆恶语攻，提携惟恐为常袭，亲近酸丁辱面容。
远骨血，识异宗，轰轰却使一帆风，同胞陌路如仇隙，恶薄炎凉也为穷。
归家里，自叹伤，时乖运蹇被人坑，世情冷暖人轻薄，将言譬说与妻房。
遭泼悍，没商量，扑台扑凳数词长，姊适富豪多受用，妹归仕宦称夫良。
我从你，不显扬，当初错嫁怨爹娘，放声哭把媒人骂，赚奴虚度少年芳。
张田宅，赵园庄，钱家巨富米盈仓，撇了甜桃随苦李，谁知半世不风光。
昏昏守，梦一场，终身耽搁自伊妨，不如还我了当去，割断沙肠两下忘。
各自去，趁早强，别图良配过时光，夫妻贫窘疏缘法，室内操戈也为凉。
捧儿女，哭断肠，抱定亲生意惨伤，问言儿欲归何所，不随穷父只随娘。
全天性，莫思量，养身那养志和肠，你非交本为商贾，休想三餐我饭尝。
本缺少，讨孔方，无钱安得做爹娘，心高气硬不啾唉，子父逆伦也为凉。
妻妾奉，奴仆良，亲朋接踵笑高堂，兄爱弟敬相和睦，皆是趋炎不畏凉。
贫自适，知止强，人情反覆甚炎凉，妻儿面且多冷暖，何怪傍人效此狂。
尝世味，遍觅方，不如退隐避山岗，今朝昨日颜千变，你我他年过莫忘。
朝耕陇，暮车塘，毋为牛后死田庄，休行险道图侥幸，饮啄前生定主张。
妻儿聚，冤债堂，割开萦绊劈炎凉，孽城打破逃身外，明目肩挑不着忙。

一笑歌

寒山拾得笑呵呵，恰遇弥勒来渡河。仙笑布袋痴和尚，佛笑邂逅二痴徒。
仙笑和尚离彼岸，和尚笑仙脱爱河。和尚笑仙仙笑佛，佛仙拍手笑呵呵。
不笑世人欢共乐，笑人羁绊被冤魔。换脸改头来侍伴，笑人谁识破森罗。
儿孙尝食爹娘肉，笑人滋味识如何。媳妇常抱公婆哭，笑人怀内孰谁阿。
笑人霸占张三屋，李四搬来后又佗。笑人仓积皇家米，尔去征收却自何。
笑人库内储金玉，堆积如山却自何。笑己肉身还自伪，做千年锦却如何。
笑随车马多如簇，一朝气断用谁驼。娇妻美妾都成笑，谁人同去见阎罗。
我等笑人人笑我，笑遍天涯总孽魔。我今见人只是笑，笑人梦不醒南柯。
堪笑黄粱犹未熟，人生一世觉来呵。笑人拴缚业城内，笑人迷阵在烟波。
将身逃出无边界，看破人情只是笑呵呵。

百忍歌

百忍歌，歌百忍，忍是修齐之枢机，忍是治平之纲领。能忍贫而乐，能忍寿而永，不忍贵则倾，不忍富则窘，不忍小事变为大，不忍善性成凶狠。百忍歌，歌百忍，夷齐饿首阳，乃为义而忍，闵子守单衣，乃为孝而忍，相如屈廉颇，乃为忠而忍，苏武老匈奴，乃为节而忍。刘伶非端士，乃为酒不忍，桀纣失天下，乃为过不忍，石崇忘其家，乃为财不忍，项羽丧其元，乃为气不忍。百忍歌，歌百忍，文王羑里忍周兴，七国不忍干戈逞，勾践尝胆忍复仇，燕丹不忍速身殒。颜回陋巷忍箪瓢，子路不忍夫子哂，子房取履忍成名，田横不忍徒就刭，师德唾面忍自干，德昭不忍真愚蠢。百忍歌，歌百忍，绝缨出烛全此忍，攘马赐酒施此忍，终身让路行且忍，食菹吞蛭充此忍。不罪吐茵推此忍，不辞饮醨味此忍，不发盗恶含此忍，不问朝士得此忍。与马不争闲此忍，射牛不较守此忍，持烛燃须明此忍，翻羹污袍甘此忍，六院同袍充此忍。惩忿窒欲忍之方，执雌守下忍之准，忍字可以作圣基，忍字可以为善本，忍字可以行蛮貊①，忍字可以制强梗，如金忍炼精益精，如松忍寒劲益劲，如海忍污深益深，如山忍垢峻益峻。须知忍即量中天，莫嫌忍为心上忍，一忍七情皆中和，再忍五福皆辐臻②。忍到百忍满腔春，熙熙宇宙都真境，作百忍歌歌不尽，铭心世世忍百忍。

养心歌

得岁月，忘岁月，得欢悦，且欢悦；万事乘除总在天，何必愁肠千万结。放心宽，莫胆窄，古今兴废言可彻。金谷繁华眼里尘，淮阴事业锋头血。陶潜篱畔菊花黄，范蠡湖边芦月白。临潼会上胆气雄，丹阳县里箫声绝。时来顽铁有光辉，运去良金无艳色。逍遥且学圣贤心，到此方知滋味别。粗衣淡饭足家常，养得浮生一世拙。

---

① 蛮貊：泛指四方落后部族。

② 辐臻：聚集。

长恨歌

月落更残，漏声断续，万事经心眠不熟。仰首望天天未明，侧耳听鸡鸡正宿。千愁万恨少人知，剔起银灯诉衷曲。少年胸襟天地宽，一心直想超凡俗。百工技艺不肯学，万卷诗书勤苦读。读书望登天子堂，谁知读书成劳碌。连年流落在江湖，江湖风景多潇索。一生去住由主人，三餐迟早由奴仆。俏眠孤枕梦魂多，冷落书斋形影独。身如有罪人，坐在无罪狱。利觅蝇头且莫言，弟子愚顽难辅育。辅育规模严，护短不容加鞭朴。辅育无成功，又责先生才不足。此情此情诉向谁，长叹一声自藏蓄。我思家有数亩田，勤俭足以供饘粥。我思家有数株桑，养蚕足以供衣服。有池可养化龙鱼，有地可栽栖凤竹。墙东一枝林甫梅，雪里花开香馥郁。窗前数茎濂溪草，雨间茂叶齐腰绿。夏有六郎莲，秋有渊明菊。更有一斗破书房，又有两间小茅屋。堂上母亲寿可祝，室中有女颜如玉。醒时酒一壶，闲来棋一局。散散淡淡过一生，何必衣金腰紫食天禄①。思我功名心性酷，未肯飘然退林麓。丈夫有志事竟成，穷途何必吞声哭。苏秦未封侯，曾被妻嫂辱。大舜未登庸，深山伴麋鹿。曾闻韩李俦，出入身为仆。又闻百里奚，将身自秦鬻。我有笔钻天，我有书满腹。文章压倒吕东莱，诗才不让黄山谷。孑孑兽中麟，琅琅石中璞。海底神龙不久潜，厩中良马岂长伏。冯驩长铗不须弹，郭隗之台终见筑。兴来挥笔写长歌，扫尽如天纸一幅。我歌我歌非逞才，吐出胸中愁万斛。长歌写罢胆气豪，叮咛重为主人嘱。主人为我嘱叮咛，古来穷达如转轴。冷地传胪②第一名，天下英才尽割目。

谯鼓歌

几更几点听我歌，孝亲顺长萃天和。睦邻教子安生理，毋作非为罹网罗。

几更几点听我歌，忍性含情受益多。熏陶德性成贤圣，父训师传谨切磋。

谯鼓初更睡未多，各人检点自心么。善恶一毫都有报，分明天道不差讹。

---

① 食天禄：领取"天子"提供的俸禄。

② 传胪：科举时代，指皇帝宣布登第进士名次的典礼。传胪即唱名之意。

谯鼓二更醒也么，蓄思奸巧欲如何。你要弄人人弄你，几曾跳出恶巢窠。

谯鼓三更夜半过，天心中正影森罗。人心若比天心正，家自昌兮体自和。

谯鼓四更睡梦多，不知终日亦南柯。唤你醒时须急醒，等闲岁月易消磨。

谯鼓五更天若何，灵台初觉善心多。愿将此念同池水，任是风波也不波。

我今歌罢五更歌，端为诸人却睡魔。若得大家开醒眼，乾坤依旧禹山河。

放生文

盖闻天下至重者生命，世间最惨者杀伤。是故逢擒则奔，蚋虱犹知避死；将雨而徙，蝼蚁尚且贪生。何乃网于山，罛①于渊，多方掩取；曲而钓，直而矢，百计搜罗。使其胆落魂飞，母离子散。或囚笼槛，则如处囹圄；或被刀砧，则同临剐戮。怜儿之鹿，舐疮痍而寸断柔肠；畏死之猿，望弓影而双垂悲泪。恃我强而凌彼弱，理恐非宜；食他肉而相己身，心将安忍。由是昊天垂悯，古圣行仁。解网著于成汤，畜鱼兴于子产。圣哉流水，润枯槁以囊泉；悲矣释氏，代危亡而割肉。天台智者，凿放生之池；大树仙人，护栖身之鸟。赎鳞虫而得度，寿禅师之遗爱犹存；救龙子而传方，孙真人之慈风未泯。一放龟也，毛宝以临危而脱难，孔愉以微职而封侯；一活蚁也，沙弥易短命而长年，书生易卑名而上第。屈师纵鲤于元村，寿增一纪；隋侯济蛇于齐野，珠报千金。拯已溺之蝇，酒匠之死刑免矣；舍将烹之鳖，厨婢之笃疾瘳焉。贸死命于屠家，张提刑魂超天界；易余生于钓艇，李景文毒解丹砂。孙良嗣解矰缴②之危，卜葬而羽虫交助；潘县令设江湖之禁，去任而水族悲号。信老免愚民之牲，祥符甘雨；曹溪守猎人之网，道播神州。雀解衔环报恩，狐能临井授术。乃至残躯得命，垂白璧以闻经；难地求生，现黄衣而入梦。施皆有报，事匪无征，载在简编，昭乎耳目。普愿随所见物，发慈悲心，捐不坚财，行方便事。或恩周多命，则大积阴功；若惠及一虫，亦何非善事。苟日增而月累，自行广而福崇，慈满人寰，名通天府。荡空冤障，多祉荟于今生；培积善根，余庆及于他世。倘更助称佛号，加讽经文，为其回向西方，令彼永离恶道，则

---

① 罛：鱼网。

② 矰缴：系有丝绳、弋射飞鸟的短箭。

存心愈大，植德弥深，道业资之速成，莲台生其胜品矣。

劝世文

粗衣淡饭足矣，村居陋巷何妨。谨言慎行礼从常，反复人心难量。骄奢起而败坏，勤俭守而荣昌。骨肉贫者莫相忘，都是自家身上。

本分循乎天理，前程管取久长。他非我量莫争强，忍耐些儿为尚。礼乐诗书勤学，酒色财气少狂。闲中检点日思详，都是自家身上。

作善必为庆泽，作恶终有灾殃。怜贫爱老效忠良，何用躬诚俯仰。运去黄金失色，时来铁也生光。眼前得失与存亡，都是自家身上。

凡事有成有败，任他谁弱谁强。身安饱暖足家常，富贵贫贱天降。得意浓时便罢，受恩深处休忘。远之愚谬近贤良，都是自家身上。

乐志论

踌躇畦苑，游戏平林。濯清泉，追凉风；钓游鲤，弋高鸿。风乎①舞雩②之下，咏归高堂之上。安神闺房，思老氏之玄虚；呼吸精和，求至人之仿佛。与达者数子，论道讲书，俯仰二仪，错综人物。弹南风之雅操，发清商之妙曲。逍遥一世之上，睥睨天地之间。不受当时之责，永保性命之期。如是则可以凌霄汉，出宇宙之外矣。

自乐词

阆苑瀛洲，金谷陵楼，算不如茅舍清幽。野花绣地，莫也风流，也宜春，也宜夏，也宜秋。酒熟堪酌③，客至须留，更无荣无辱无忧。退闲一步，着甚来由，但倦时眠，渴时饮，醉时讴。

---

① 乎：原作"干"，据《论语·先进》改。

② 雩：古代为求雨而举行的祭祀。

③ 酌：原作"醹"，字无考，据文义改。

短短横墙，矮矮疏窗，忔憎儿①小小池塘。高低叠峰，绿水边傍，也有些风，有些月，有些凉。日用家常，竹几藤床，靠眼前水色山光。客来无酒，清话何妨，但细烹茶，热烘盏，浅浇汤。

水竹之居，吾爱吾庐，石磷磷床砌阶除。轩窗随意，小巧规模，却也清幽，也潇洒，也宽舒。懒散无拘，此等何如，倚阑干临水观鱼，风花雪月，赢得工夫，好焫心香，说些话，读些书。

净扫尘埃，惜耳苍苔，任门前红叶铺阶。也堪图画，还也奇哉，有数株松，数枝竹，数枝梅。花木栽培，取次教开，明朝事天自安排，知他富贵几时来，且优游，且随分，且开怀。

色戒箴

若耶溪女，千古殊色。倘有达人，名之尤物。今人相方，避谢千百。佳丽既征，云何则惑。一味痴淫，不辨菽麦。汁泄树枯，脂干灯灭。饮剧尊空，汲频水竭。物理如斯，匪云妄说。常见瘵人，纤腰一捻。譬彼杜鹃，所吐皆血。喘若吴牛，枯如涸辙。直至髓干，一缕斯绝。此辈阎罗，何曾拘摄。粉骷髅者，无乃勾牒。打算及兹，毛寒心冽。补漏收缰，惧犹弗获。胆若弥天，请蹈覆辙。否则淫根，东流急撇。匪直全躯，兼以蓄德。厥有人伦，诗称琴瑟。反目固乖，嘻嘻岂得。举案近迂，画眉可辍。汉之长卿，才宁不杰。购一淫孀，消渴斯烈。予也躯命，岂供人悦。若不回顾，万分痴拙。梦觉酒阑，大笑口裂。自抚肝肠，一寸一铁。枯木寒岩，孤云积雪。作如是观，庶几了彻。究竟坚固，以保明哲。

清语摘奇

人物 自处超然，处人蔼然，无事澄然，有事斩然，得意欿然，失意泰然，非盛养者，不能与于此。燕居独处汩汩然，群居类聚施施然，没理没会戮戮然，临境上戆仗伥伥然，志得意满扬扬然，困穷拂郁戚戚然，是皆不学之故。

---

① 忔憎儿：宋元习语，即"可憎"反语，可爱貌。按憎，原作"憓"，字无考，据文义改。

人物　程伊川尝言，今农夫祈寒暑雨，深耕易耨，播种五谷，吾得而食之；百工技艺，作为器物，吾得而用之；介胄之士，披坚执锐，以守土宇，吾得而安之。无功泽及人而浪度岁月，晏然为天地间一蠹。

人物　山栖是胜事，稍一萦恋，则亦市朝。书画赏鉴是雅事，稍一贪痴，则亦商贾。杯酒是乐事，稍一徇人，则亦地狱。好客是豁达事，一为俗子所挠，则亦苦海。

人物　武士无刀兵气，书生无寒酸气，女郎无粉脂气，山人无烟霞气，僧家无香火气，换出一番世界，俱世上不可少之人。

人物　口中不说雌黄，眉端不挂烦恼，可称烟火神仙。随宜而栽花竹，适性以养禽鱼，此是山林经济。

山水　山翠绕湖，容态百逞，独春朝最佳。或雾截山腰，或霞横树杪，或淡烟隐隐，摇荡晴辉。或峦气浮浮，掩映曙色，峰含旭日，明媚高彰，风散溪云，林皋爽朗。更见遥岑迥抹，柔蓝远岫，忽生湿翠，变幻天呈，顷刻万状，奈此景时值酣梦，恐市门未易知也。

山水　松声竹韵，不浓不淡，倾耳听之，顿长声价。春山艳冶如笑，夏山苍翠如滴，秋山①明净如妆，冬山惨淡如睡。郭熙此语，分明画出四时山色，野人识此，真是取之无禁，用之不竭。

花木　六桥桃花，人争艳赏，其幽趣有六，未易领会。其一在晓烟初被，霞彩影红，微露轻匀，风姿潇洒，若美人初起，娇怯新妆。其二明月浮花，影笼香雾，色态嫣然，夜容芳润，若美人步月，丰致幽闲。其三夕阳在山，红影花艳，酣春力倦，妩媚不胜，若美人微醉，风度羞涩。其四细雨湿花，粉容红腻，鲜洁华滋，色更烟润，若美人浴罢，暖艳融酥。其五高烧庭燎，把酒看花，瓣影红绡，争妍弄也，若美人晚妆，容冶波俏。其六花事将阑，残红零落，辞条未晚，半落半留。兼之封家姨无情，高下陡作，使万点残红纷纷飘泊，扑面撩人，浮樽沾席，意况萧骚。若美人病怯，铅华消减，又若芳草留春，翠裀堆锦。我当醉眠席地，放歌咏怀，使花片历乱满衣，残香隐隐扑鼻。梦与花神携手，思逐彩云飞动，幽欢流畅，此乐何极。

花木　以境论花，神气绝肖，桂花天宫，莲花佛国，梅花仙界，隔

---

①　山：原作"水"，据上下文例改。

绝人世，凡境已脱。至若水仙梨花，一切清韵，则素士之明窗也。夭桃红杏，一切浓艳，则公子之华堂也。海棠为靓女之妆楼，玉兰为高人之杰阁，盘郁宫殿，而以牡丹芍药比观，隐逸茅茨，而以红蓼白苹较寂。或似维摩之室，或似庾公之楼，或似金谷之园，或似琅环之洞。若山茶山樊，秋葵秋菊，石榴如火，丁香如星，由此而推，一一配合，拟境得神，自是花中快论耳。

撰读 读书宜楼，其快有五。无剥啄之惊，一快也；可远眺，二快也；无湿气浸床，三快也；木末竹颠，与鸟交语，四快也；云霞宿高檐，五快也。

撰读 书堂中修行法：心闲手懒，则观法帖，以其可逐字放置也。手闲心懒，则治迂事，以其可作可止也。心手俱闲，则写字作诗，以其可以兼济也。心手俱懒，则坐睡，以其不强役于神也。心不甚定，宜看杂短故事，以其易于见意，不滞于久也。心闲无事，宜看长篇文字，或经注，或史传，或古人文集，此又甚宜于风雨之际及寒夜也。又曰：手冗心闲则卧，心手俱闲则著作书字，心手俱冗则思早毕其事，以宁吾神。

撰读 读史宜映雪，以莹玄鉴；读子宜伴月，以寄远神。读佛书宜对美人，以晚堕空；读《山海经》丛书小史宜看疏花瘦竹、冷石寒苔，以收无垠之游而约缥缈之论。读忠烈传宜吹笙鼓瑟以扬芳，读奸佞论宜击剑捉酒以消愤。读骚宜空山悲号，可以惊蛰；读赋宜纵饮狂呼，可以旋风。读诗词宜歌童按拍，读神鬼杂录宜烧烛破幽。他则遇境既殊，标韵不一。若眉公消夏辟寒，可喻适志。虽然，何时非散帙之会？何处当掩卷之场？无使叔夜之懒托为口实也。

撰读 弄风研露，轻舟飞阁，山雨来，溪云声，美人分香，高士访竹。鸟幽啼，花冷笑，钓徒带烟水相邀，老衲问偈，奚奴弄柔翰。床头瓮，云边鹤，试茗扫落叶，趺坐散步，展古迹，调鹦鹉，乘其兴之所适，无致神情太枯。冯开之太史云：读书太乐则漫，太苦则涩。三复此言，深得我趣。

时赏 春夜行湖水间，稍入近市，过一酒家，索饮数杯，陶然就醉。乘月纵游，至一洞壑，歇马石梁，藉草少休，不觉遂成鼾睡。及醒，已深林啼鸟，疏柳摇烟，峭壁苍崖，巃嵸①列秀，不知复有人世也。而朝霞散采，青天一辟，墟里人烟，亦略可辨。

时赏　初夏浓阴，橙花郁烈，淡月疏烟，桃堤柳岸，掉歌轻扬，蟪蛄②清吹，湖挂渔罾，桥斜鹤影。而修竹纱窗之间，依微读书之声，若出林表，故是幽绝之致，正如身处画图，人自不觉也。

时赏　秋来霜红雾紫，点缀成林，影醉夕阳，鲜艳夺目，时得新句，取红叶书之。临风掷水，泛泛随流，不知漂泊何所，幽人耿耿撩人，更于月夜相对，雾湿红新，朝烟凝望，明霞艳目，岂值胜于二月花也。西风起处，一叶飞向尊前，意似秋色怜人，令我翻然神爽。

时赏　冬日之阳，夏日之阴，良辰美景，负杖蹑履，逍遥自乐。临池观鱼，披林听鸟，浊酒一杯，弹琴一曲，求数刻之乐，庶几居常以待终。

栖遁　客过草堂，问：是何感慨而甘栖遁？曰：得闲多事外，知足少年中。问：是何功课而能遣日？曰：种花春扫雪，看篆夜焚香。问：是何和养而获终老？曰：研田无恶岁，酒国有长春。问：是何往还而破寂寥？曰：有客来相访，通名是伏羲。

栖遁　箕踞于斑竹林中，徒倚于青石几上，不有道笈梵书，或校雠四五字，或参讽一两章。茶不甚精，壶亦不燥，香不甚良，灰亦不死。短琴无曲而有弦，长讴无腔而有音，激气发于林樾，好风送之水涯，若非羲皇以上，定亦嵇、阮兄弟之间。

煮茶　煮茶得宜而饮非其人，犹汲乳泉以灌蒿莸，罪莫大焉。饮之者一吸而尽，不暇辨味，俗莫甚焉。茶之为饮，最宜精行修德之人，兼以白石清泉烹煮如法，不时废而时兴，能熟习而深味，神融心醉，觉与醍醐甘露抗衡，斯善赏鉴者矣。

嗜酒　释法常性嗜酒，无寒暑风雨常醉。醉即熟寝，觉即朗吟，谓人云：酒天虚无，酒地绵邈，酒国安恬，无君臣贵贱之拘，无财利之图，无刑罚之避，淘淘焉，荡荡焉，乐其可得而量也。转而入于飞蝶都，则又蒙腾浩渺而不思觉也。

焚香　香之为用，其利最溥。物外高隐，坐语道德，焚之可以清心

---

①　巃嵸：山势高峻貌。

②　蟪蛄：原作"幰帖"，据文义改。

悦神。四更残月，兴味萧骚，焚之可以畅怀舒啸。晴窗拓帖，挥麈闲吟，篝灯夜读，焚以远辟睡魔，谓伴月可也。红袖在侧，密语谈心，执手拥炉，焚以薰蒸热意，谓助情可也。坐雨闲窗，午睡初足，就案学书，啜茗味淡，一炉初熟，香霭馥馥撩人，更宜醉筵醒客。皓月清宵，冰弦戛指，长啸空楼，苍山极目，未残炉蓺，香雾隐隐绕帘，又可祛邪辟秽，随其所适，无施不可。品其最优者，迦南止矣，第购之甚难，非山家所能卒辨。其次莫若沉香，沉香有三等：上者气大厚而反嫌于辣，下者质大枯而又涉于烟，惟中者最滋润而幽甜，可以称妙品。煮茗之余，即乘茶炉火便，取入香鼎，徐而蓺之。当斯会心境界，俨若太清宫与上真游，不复知有人世矣。

偶句摘錦[①]

桂允虞先生语录联：指点彼岸鱼争跃，说到忘机水亦吟。俗吏自饶仙风逸，真人莫笑宦情忙。斋头读倦随烹茗，玄居坐静好焚香。鸢飞鱼跃是真性，楼阁空明本自心。有情花鸟供文兴，无心水月伴禅居。书债未完，从来性僻何辞懒。世情休问，自是眉峰不系愁。天地吾庐，便觉居偏心境远。古今偕友，自是楼高眼界空。蒲圃万物皆春，便是山林经济。闹市一廛清隐，可称烟火神仙。逝者如斯，斯中是何造化？水哉何取？取处别有真机。道妙跃如，书声唤起云间月。学几卓尔，笔花点破水中天。学即是仕，秀才便饶天下任。仕即是学，当官不愧古人修。山斗焕文章，卓笔飞云漉绿。绣锦开图画，金桥锁水筛红。

五簋[②]约

吴初生曰：司马温公真率会，品不得过五。子瞻减而为三，命名三养，曰安分养福，宽胃养气，省费养财。独谓多费者，多取养德尤切焉。然五为数之中，奉养于温公可也，过此礼忧其继矣。况触目饥寒，形如神蕊，而必遗芳射越，终归喁哕，恐亦鬼神所吐耳。

---

①　簋：古代用于盛放煮熟饭食的器皿，也用作礼器。

②　偶句摘锦：此节文字原无，据崇祯本补。

胡玄毓曰：物力已殚，俗性日奢，延宾一席，动至数十品。昔人云：高堂一席酒，贫寒半年粮。又曰：珍羞百味，无非一饱。何为以有限之财，作无益之费？良可叹息！今敢为五品之约，亦崇雅还淳意也。

《诗》云每食四簋，以隆贤也。《雅》有陈馈八簋，惟天子敦友生飨舅父行之。《易》又不曰二簋可用享乎？今吾侪式以五数足矣。总之令主可办，客亦可安，弗失古人真率之意。矧有古今名人之训言在，愿同志者共遵之，未可与胡纮①辈道也。遂刻之，且以风于里。

率真铭

吾斋之中，勿尚虚礼，不迎客来，不送客去。宾主相忘，座列无序，有茶且饮，无茶莫罪。闲谈古今，静玩山水，勿论是非，勿言官事。行住坐卧②，以适幽趣，道义之交，如斯而已。

清课

焚香 煮茗 习静 寻真 读书 著书 论文 作诗 临帖 作画 赏鉴 摹古 觅友 寻僧 奉佛 参禅 说妙法 作佛事 翻经 忏悔 放生 戒杀 镌篆 寄声 鼓琴 围棋 习射 投壶 清谭 清歌 采药 炼丹 饲鱼 调鹤 携妓 踏青 乞巧 临流 登高 栽花 修竹 听泉 拂石 护兰 寻梅 爱莲 赏菊 漱流 扫花 酌月 观云 涤砚 观剑 扫地 勘方 手谈

清醒

轻言 强酒 临事无智 妄随世缘 滥交 骂座 矜夸 作态 发人复 惯讥谑 开人秘笥 蹈袭诗文 易喜 易怒 易忧 易惧 无事忧容 喜携俗友 诋佛 凌僧 狎友 虐妓 不知足 好夺爱 好臧否人物

---

① 胡纮：宋代人，字应期，庆元人，博学强记，才华出众。
② 行住坐卧：指一举一动。"住"原作"往"，据文义改。

妄低昂　書画　叙门弟　好华饬　易咒誓　好言贫　翻乱书籍　借书不还　苛礼争道　对景无酒　虚度佳节　居无花竹　扇无诗画　文士不能诗　骚客不会　茶无火候　间断妙谭　甘肉食　傍客促　秽手拭器　歹扇索书　必索爱食　执物穷价　恣睡　搅睡　涂几砚　摘花香　喜谈仕宦降升没要紧事

清福

生圣朝　大有年　尊生　闻道　课儿　弄孙　家庭孝友　骨肉无故佳儿佳妇　冰清玉润　宅心厚　能忍耐　知节　不贪　衣食粗足　官私无负　尝得无事　竹窗茶话　得心友　知己谈　架插万轴　得读奇书　能文章　行胸臆　名山游　遇故知　淡咏　小饮　开新酿　报花开　景中送酒对酒当歌　婢仆拙　得佳梦　暑雨乘凉飔　曝背观古帖　晓寒对日　暮雪围炉　获未见物　薄醉　清睡　远归　病迟　雅谑　趺坐

清景

五岳　十洲　洞天　福地　天湖山　杨花溪　梅花坞　红雨楼　雪庵　雪洞　水竹居　草亭　曲房　石室　水阁　溪桥　平湖　寒潭　一鉴池　瀑布泉　桃源　柳堤　茂林修竹　碧水丹山　野花幽鸟　城市山林桑麻深处　万家烟树　千峰月色　云封古寺　月移花影　午夜溪声　江天雪霁　空阶夜雨　清风明月　秋水芦花　中秋月　霜天月　月中箫管　林端飞雪　海日　风潮　凉雨洒孤舟　隐隐木鱼音　读书声　欸乃声　松下风　芰荷风　残灯落雁　暮鸟巢林　啼鹃流莺　哀猿唳鹤　叶底流萤　夕阳蝉噪　天朗气清　惠风和畅

清供

古鼎　古琴　古剑　古镜　古墨　端砚　名帖　名画　书床　花笺　文具　印色池　研山　笔筒　砚匣　笔洗　墨舟　笔床　水中丞　镇纸　书几　墨匣　书灯　图书匣　懒架　裁刀　疏钟　清馨　胆瓶　香品

铁如意　茶品　茶鼎　茶饼　茶籝　阿弥陀经　心经　金刚　楞严　圆觉　法华　清净　黄庭　道德　南华　陆象山集　离骚　太玄　陶苏集　唐诗汇品　济南弇公太函集　李秃翁藏书焚书　格言　故事传奇　图卷　蒲花褥　靠几　竹榻　梅花纸帐　禅椅　籐墩　蒲草盆　隐几　蒲扇　蒲团　木鱼　念珠　奇石供　白磁盘　白鹤　野鹿　篛冠　羽扇　麈尾　黎杖　瘿瓢　葫芦　石枕　韵牌　棋枰　丹鼎　诗筒　青毡　衣匣　竹舆　轻舟　提炉　提盒　匏樽　诗瓢　花祸　得意花　赤笛　湘竹簟　知文僮　紫箫　太湖石　石盆花　蹇驴

宅相三十六善

居家尚礼义　子孙耕读　勤俭　无峻宇雕墙　无俊仆　每问纺织　睦乡族　早完官税　门多士君子　庭除洒扫　闺门严肃　尊师重医　宴客有节，无长夜之欢　不延妓女至家　不敢暴殄天物　交易分明　女人不登山入庙　六婆不入门　幼者举动必禀命于家长　故旧穷亲在座　阍人谦婉　不喜争讼　不信祷赛　家人无鲜衣恶习　不听妇人言　寝兴以时　不闻嘻笑骂詈　婚姻不慕势利　田宅不求方圆　主人有先机远达　务养元气　座右多格言庄语　能忍耐　畏清议　畏法度　行阴骘　祭祀必恭敬

全者鬼神福之，子孙保之，不然下手速修，谓移门换向、趋吉避凶之真诀也。

心相三十六善

焚香读书　有刚有柔　慕善近君子　委曲行阴德方便事　安分知命　不近小人　能治家不厌人乞假　不遂淫贪杀　闻事不惊张　改过　与人期不失信　夜卧不便睡着　上马去不回头　不改行易操　毋作好作恶　不谈闺阃事　不谈乱　作事周匝　不忘人恩　扬善掩恶　急难中济人宽慰人　有大量　不助强欺弱　不忘故旧　为事与众同之　知人诈伪能含容　得人物每事惭愧　当人语次不先起　语有序　嘉言善事　不嫌恶衣食　知人饥渴劳苦　不面怍人　省约惜福　不念旧恶　当思退步结果

全者福禄令终，不全者福禄半之。故相形不如相心，求人相不如自相。

积功格

凡遇功事当克念力行，勿以善小而不为，庶可做个好人，以无忝所生。

行己谦虚　谨语言　得享能留余　引人学好　应缓急　能白人隐冤
助行善事　拾路棘　赈济苦难中人　开示错失　焚弃字　分厘升合布施
扬善　指点迷途　护人婴儿险陷　隐恶　修理桥路　周饥渴寒劳　替天行
道　劝息公诉　资助孤贫老死棺椁　放惜天物　和解忿争　建言倡作兴利
除害　救放物命　一言方便　不作无益害有益　留还遗物　授方资药　能
容忍　交易公平　惠疲癃残疾　孝悌忠信礼义廉耻

省过格

凡遇过事贵勇猛速改，勿以恶小而为之，庶不作恶浼世世。

矜夸骄傲　倡恶事　忌嫉人才能美厚①　长人行恶　不知恩　与人不
恤饥寒劳苦　破毁行事　占便宜　夺人之功为己力　讦发阴私　逐淫恣饮
好杀生灵充口腹　忿恨恚怒　戏弄误人　欺心诓骗人财物　亵渎鬼神　邮
递传讹　搬唆是非启争端　造作虚言　信口应答　污弃书字图像　暴殄天
物　攻巧诋　忼愒光阴作无益　没人善　贪吝　倚强凌弱恃富欺贫　彰人
过　爽约　谋占强夺　负人托　骋长形人短　平地起风波

---

① 大业堂版清乐篇至此，后面据崇祯本补。

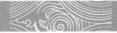

读脏腑纪事

龚子应圆初习儒，尝欲师予而不得，且未尝一面。今年夏忽相遇于建南公署，一见欢然，却道万历丁未戊申间事，似以弗获受业为憾也者，已各牵率[1]，匆匆别去。去三月复来，来则竟夕长谭，不觉前席[2]。应圆夙游金陵，往来建阳书林[3]，声名籍籍[4]，达官贵人多下榻投辖[5]，奚囊[6]甚富，难以更仆[7]。

廉宪[8]桂公[9]心折焉，业论次其大端。独丹书中《脏腑》一篇，应圆更揭以示余。余读之，大略根柢于《素问》《难经》《灵枢》《玉函》诸书，折衷以己意。其间虚实生克，救疗调养之法，无不具备。理精微而词显豁[10]，若饮池水[11]照秦匜[12]，国手[13]玄宗两家兼利，故人不自信其脏腑，而争信应圆之论脏腑者，诚有味乎？其言之也，虽然能如元化[14]破胸裂鬲，

---

① 牵率：犹牵虑。牵挂，担心。

② 前席：谓欲更接近而移坐于前。

③ 书林：指文人学者之群。

④ 籍籍：形容名声盛大。

⑤ 投辖：指殷勤留客。

⑥ 奚囊：指贮诗之袋。

⑦ 更仆：形容多，数不胜数。

⑧ 廉宪：廉访使的俗称。

⑨ 桂公：指桂绍龙，字允虞。万历三十五年进士，迁礼部郎中。

⑩ 显豁：显明昭著。

⑪ 池水：指上池之水。

⑫ 匜：古代用于盥洗时舀水用的器具。

⑬ 国手：技术高超的医生。

⑭ 元化：后汉名医华佗，字元化。

变易其肠胃，不为宿垢祟①乎？能如省躬，邀取刘妹②心肝，蠕蠕③安置袖中，不为夜叉④食乎？天地大矣，脏腑细矣，权舆⑤自昔，山崩川竭，日食雷震，翻云覆雨之变，莫不于是乎？出为病巨而下药难，即应圆且若之何？往有羸鹤求疗于裴生，云必三世人血乃可。嗟嗟！遍观伦类，畴⑥为三世而人，其脏腑者，莽操懿温⑦之流匪鬼蜮，则犬彘，其脏腑殆未易测。予虽慨然欲行，将恶乎之乎？请以是质之应圆，乃嗒然⑧若嘿而不答。

崇祯庚年一阳月之朔旦⑨
客星居士周懋文漫书

———————

① 崇：聚积。

② 刘妹：盖指《西楼记》中刘楚楚。

③ 蠕蠕：慢慢移动貌。

④ 夜叉：吃人的鬼。

⑤ 权舆：草木初发芽。引伸为起始。

⑥ 畴：世代相传。

⑦ 莽操懿温：分别指王莽、曹操、司马懿、朱温。

⑧ 嗒然：形容懊丧的神情。

⑨ 一阳月之朔旦：即正月初一。

新刻万寿丹书脏腑篇

龚居中应圆父辑著

金溪桂绍龙骧云父鉴定　周懋文曲星父参订

脏腑论

　　古之圣人若见垣[①]，若内照，神灵莫测，不爽丝毫，岂真有异人之目，可以洞彻皮毛，映见脏腑哉？亦惟是望外以知内耳。黄帝藏象诸篇揭脏腑以开来，无殊对鉴，而学者未别未彰，往往托言，微于脉理，而昧显察于当机，尚得谓之识者乎。《经》曰：皮有分部，脉有经纪，筋有结络，骨有度量。别其分部，左右上下，阴阳所在，表里虚实，可得可见。又曰：治之要极，无失色脉，用之不惑，治之大则，彼望齐侯之色者，望此而已矣。后世遂艳传其奇，以为绝世，抑熟知显而可征，有如是乎？苟未辨脏腑之故而第曰指下能得之，则心色合脉之说其谓之何？故云：不诵十二经络，开口动手便错。良有以也。图说数则，搜掇成篇，王启玄[②]所谓将升岱岳[③]，非径奚为？欲诣扶桑[④]，无舟莫适，此盖师其意云。

---

① 见垣：即视见垣一方人的缩语。《史记·扁鹊列传》："扁鹊以其言饮药三十日，视见垣一方人。以此视病，尽见五脏症结。"

② 王启玄：唐代太仆令王冰，因道号启玄子，又称王启玄。

③ 岱岳：泰山的别称。

④ 扶桑：传说中东方海域的古国名，相沿以日本的代称。

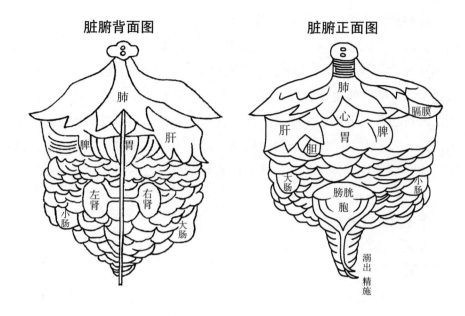

脏腑背面图　　　　　　脏腑正面图

手少阴心经丁火

　　心者，君主之官也，神明出焉。心者，生之本，神之变也。为阳中之太阳，通于夏气。主明则下安，以此养生则寿；主不明则十二官危，使道闭塞而不通，形乃大伤，以此养生则殃。心以膻中为腑，与[①]小肠为表里。其母肝木，其子脾土，其克肺金，其贼肾水，其象火，其藏神，其旺夏，其绝冬，其色赤，其位南，其卦离，其恶热，其性礼，其音徵，其数七，其味苦，其臭焦，其华面，其候舌，其充血，其液汗，其声哭，其气呼，其不足则忧，其有余则笑不休，其平脉洪，其贼脉沉，其死壬癸日，其畜羊，其谷黍，上为荧惑星[②]。其见症也，消渴，两肾内痛，后廉腰背痛，浸淫，善笑，善惊，善忘，上咳吐，下气泄，眩仆身热，腹痛而悲。手少阴气绝则脉不通，脉不通则血不流，血不流则色泽去，故面黑如黧[③]，此血先死。心绝一日死，心至悬绝九日死。赤欲如帛裹朱，不欲如赭。赤如鸡冠者生。赤如衃血[④]者死。

① 与：原作"此"，据下"手太阴肺经"文例改。

② 荧惑星：即火星。

③ 黧：黑里带黄的颜色。

④ 衃血：赤黑色的瘀血。

忧愁思虑则伤心，实则梦忧惊恐怖，虚则梦烟火焰明。喜伤心，恐胜喜，热伤气，寒胜热，苦伤气，酸胜苦。苦走血，血病毋多食苦。多食咸则脉凝泣而变色。心欲软，急食咸以软之，以咸补之，以甘泻之。心苦缓，急食酸以收之，犬肉、麻仁、李、韭皆酸。手少阴心之脉，起于心中，出属心系，下膈、络小肠。其支者从心系挟咽、系目，其直者复从心系，却上肺，出腋下，下循臑内后廉，行太阴心主之后，下肘内廉，循臂内后廉，抵掌后兑骨之端，入掌内后廉，循小指之内出其端。多血少气，午时气血注此。

东垣报使引经

独活　细辛

心脏之图

心形如未敷①莲花，重十二两，中有七孔三毛盛精汁三合，附脊第五椎。

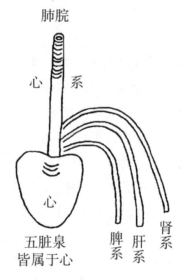

肺脘

心　系

心

五脏泉
皆属于心　　脾系　肝系　肾系

《尔雅》曰："心，纤也，灵纤细微，无物不贯。"《卮言》曰："心者②，深也，深居高拱，相火代之行事也。"

心虚

忌升散、苦寒、辛燥、破气。

---

① 敷：铺开，展开。

② 心者：此二字原无，据文义补。

升麻　柴胡　细辛　川芎　防风 以上升散

山栀　黄连　黄芩　香茗 以上苦寒

干姜　吴萸　生姜　姜黄　半夏　南星 以上辛燥

青皮　枳实　枳壳　厚朴　槟榔　牵牛 以上破气

宜补血、酸敛，佐以咸寒。

生地黄　龙眼肉　五味子　上人参　白茯苓　金石斛　酸枣仁　石菖蒲　柏子仁　丹参　白茯神　远志肉　大甘草　丹砂　炒盐

心实 即实火实热，谵语、舌破、烦燥、自哭、发狂。

忌补敛、升、热、温燥。

人参　黄芪　人胞　鹿茸　肉桂　五味 以上补敛

升麻　柴胡 以上升

天雄　附子　芦巴　桂枝　麻黄　仙茅　硫黄　胡椒　干姜　吴萸　川椒　烧酒　大蒜 以上热

半夏　南星　白术　苍术　防风　藁本　细辛　荜拨　草豆蔻　肉豆蔻　白豆蔻 以上温燥

宜降火清热，苦寒以折之，辛寒以散之，甘寒以缓之，咸寒以润之。

川黄连　真犀角　白石膏　真丹砂　牡丹皮　澄滑石　生甘草　麦门冬　淡竹叶　童便

便结燥加芒硝、大黄，发狂亦如之。

手太阴肺经 辛金

肺者，相傅之官，治节[①]出焉。肺者，气之本，魄之处也。为阳中之太阴，通于秋气。肺配胸中，与大肠为表里。其母脾土，其子肾水，其克肝木，其贼心火，其象金，其藏魄，其旺秋，其绝夏，其色白，其位西，其卦乾，其恶寒，其性义，其音商，其数九，其味辛，其臭腥，其华毛，其候鼻，其充皮，其液涕，其声哭，其气呬，其不足则太息，其有余则喘嗽，其平脉浮短，其贼脉洪，其死丙丁日，其畜马，其谷稻，上为太白星。其见症也，善嚏，悲愁，欲哭，洒淅寒热，缺盆中痛，腹痛，肩

---

① 治节：指调理维持脏腑正常的生理活动。

背痛，脐右少腹胀痛，小便数，溏泄，皮肤痛及麻木喘少气，颊上气见。手太阴气绝则皮毛焦，皮毛焦则津液去，津液去则皮节伤，皮节伤则皮枯毛折，毛折者则毛先死。肺绝三日死，肺至悬绝十二日死。白欲如白璧之泽，不欲如垩[①]。白如豕膏者生，白如枯骨者死。形寒饮冷则伤肺。实则梦兵戈竞扰，虚则梦田野平原。忧伤肺，喜胜忧，热伤皮毛，寒胜热，辛伤皮毛，苦胜辛。辛走气，气病毋多食辛。多食苦则皮肤槁而毛拔。肺欲收，急食酸以收之。以酸补之，以辛泻之。肺苦气上逆，急食苦以泄之。小麦、羊肉、杏、薤皆苦。手太阴肺之脉，起于中焦，下络大肠，还循胃口，上膈属肺，从肺系横出腋下，循臑内行少阴心主之前，循臂内上骨下廉，入寸口，上鱼际，循鱼际出大指端。其支者从腕后直出次指内廉，出其端。多气少血，寅时气血注此。

东垣报使引经

白芷　生麻　葱白

肺脏之图

肺重三斤三两，六叶两耳，凡八叶，附脊第三椎。

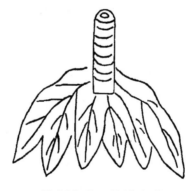

咽喉肺系　共计九节

《厄言》曰：肺者，葩也。葩葩然居乎上，为五脏之华盖。《医旨绪余》曰：肺者，勃也。言其气勃郁也。

肺虚

忌补气、升散、辛燥、温热。

人参　黄芪 以上补气

① 垩：白垩土。一种白色疏松的土状石灰岩。

麻黄　紫苏　前胡　柴胡　升麻 以上升散

半夏　南星　白术　苍术 以上辛燥

官桂　附子　天雄　胡椒　蒜　姜 以上温热

宜清热、降气、酸敛、润燥。

天门冬　麦门冬　川贝母　新百合　川百部　桑白皮　家苏子　枇杷叶　五味子　肥杏仁　五倍子　蜜　梨　柿

肺虚无热有寒者，宜服

干姜　　五味子　胡桃肉　好人参　陈麻黄　肥杏仁　白前胡　广陈皮　大半夏　紫菀　　肉桂心　钟乳粉　生姜

肺实

忌敛涩、补气、升、燥、热、酸、咸。

五味　乌梅　诃子　粟壳　白果 以上敛涩

人参　白术　苍术　黄芪 以上补气

升麻　柴胡 以上升

半夏　南星　乌药　香附　防风　猪苓　泽泻 以上燥

官桂　附子　天雄　干姜　吴萸 以上热

醋盐 二味酸咸

宜降气，润、甘寒、苦寒。佐以辛散

紫苏子　枇杷叶　桑白皮　栝蒌根　肥杏仁　香前胡　白前胡　鲜知母　车前子　白石膏　枯黄芩　川贝母　天门冬　桑黄

足厥阴肝经乙木

肝者，将军之官，谋虑出焉。肝者，罢极[1]之本，魂之居也。为阳中之少阳，通于春气。肝以胆为腑，其母肾水，其子心火，其克脾土，其贼肺金，其象木，其藏魂，其旺春，其绝秋，其色青，其位东，其卦巽，其恶风，其性仁，其音角，其数八，其味酸，其臭膻，其华爪，其候目，其充筋，其液泣，其声呼，其气嘘，其不足则悲，其有余则怒，其平脉弦，其贼脉涩，其死庚辛日，其畜鸡，其谷麦，上为岁星。其见症也，头痛，脱

① 罢极：耐受疲劳。罢，通"疲"。

色，善洁耳无闻，颊肿，肝逆，面青，目赤，肿痛，两胁下痛，引小腹胸痛胁肿，妇人小腹肿，腰痛不可俯仰，四肢满闷[1]挺长[2]，热呕逆，睾疝暴痒，足逆寒胻[3]，善瘛[4]，遗溺，淋溲，便难，癃狐疝癫，冒眩转筋，阴缩筋挛，善恐，胸中喘，骂詈，血在胁下喘。足厥阴气绝则筋缩引卵[5]与舌卷。筋者聚于阴器而络于舌本，故脉不荣即筋缩急，筋缩急即引卵与舌，故舌卷卵缩，此筋先死。肝绝八日死，肝至悬绝十八日死。青欲如苍璧之泽，不欲如蓝。青如翠羽者生，青如草兹者死。恚怒气逆，上而不下则伤肝。实则梦山林大树，虚则梦细草苔藓。怒伤肝，悲胜怒，风伤筋，燥胜风，酸伤筋，辛胜酸。酸走筋，筋病毋多食酸。多食辛则筋挛急而爪枯。肝欲散，急食辛以散之，以辛补之，以酸泻之。肝苦，急食甘以缓之。粳米、牛肉、枣、葵[6]皆甘。足厥阴肝之脉，起于大指聚毛之上，循足跗上廉去内踝一寸，上踝三寸，交出太阴之后，上腘内廉，循股入阴中，环阴器，抵少腹挟胃，属肝络胆，上贯膈，布胁肋，循喉咙之后上入颃颡，连目系上出额，与督脉会与巅。其支者从目系下颊里，环唇内。其支者复从肝别[7]贯膈，上注肺。

多血少气，丑时气血注此。

东垣报使引经

柴胡 本经　青皮 行下　川芎 行上

肝脏之图

肝重四斤四两，左三叶，右四叶，凡七叶，附脊第九椎。

---

[1] 闷：原作"问"，据文义改。

[2] 挺长：僵硬不能弯曲。

[3] 胻：小腿。

[4] 瘛：筋脉痉挛。

[5] 卵：原作"卯"，据《灵枢·经脉》改。下同。

[6] 葵：原作"梨"，据崇祯本改。

[7] 别：原作"则"，据《灵枢·经脉》改。

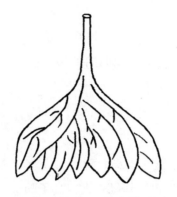

《厄言》曰：肝者，干也，属木，象木枝干也。

肝虚

忌收敛、破气、升散、苦寒、下。

乌梅　五味　芍药　醋　黄芪　白术　苍术 以上收敛

青皮　枳实　枳壳　厚朴　槟榔　牵牛　蓬茂 以上破气

升麻　柴胡 以上升散

黄芩　黄连　黄柏　山枝　胆草 以上苦寒

大黄　芒硝 以上下

宜辛散、甘缓。

大当归　淮地黄　甘菊花　大甘草　胡麻仁　谷精草　决明子　白蒺
藜　羊、牛、兔肝

因郁而虚者宜：

北细辛　南木香　决明子　缩砂蜜　沉水香　大川芎　广陈皮　香附
米　生姜　牛、羊、兔肝

肝实

忌补气、升、酸敛、辛热、辛温、燥。

黄芪　鹿茸　人胞　人参　白术　苍术 以上补气

升麻　防风 以上升

五味　乌梅　醋 以上酸敛

麻黄　硫黄　藁本　官桂　附子　天雄　烧酒　蒜　胡椒 以上辛热

干姜　生姜　当归　细辛　桂枝 以上辛温

半夏　南星　天麻 以上辛燥

宜清热、降气、苦寒、辛寒、甘寒、酸寒。

广橘皮　花青皮　川黄连　龙胆草　北柴胡　白芍药　枯黄芩　紫苏子　生甘草　真青黛　甘菊花　胡黄连　车前草　生地黄　羚羊角

足太阴脾经己①土

脾者，仓廪②之官，五味出焉。脾者，仓廪之本，营之居也。此至阴之类，通于土气。脾以胃为腑，其母心火，其子肺金，其克肾水，其贼肝木，其象土，其藏意，其旺长夏及四季之末，其绝春，其色黄，其位中央，其卦坤，其恶湿，其性信，其音宫，其数五，其味甘，其臭香，其华在唇四白，其候口，其充肉，其液涎，其声歌，其气呵，其不足利少气，其有余胀满，其平脉缓，其贼脉弦，其死甲乙日，其畜牛，其谷稷，上为镇星。其见症也，五泄注下五色，大小便不通，面黄，舌本强痛，口甘，食即吐，食不下咽，怠惰，嗜卧，抢心，善饥，善咏，不嗜食，不化食，尻阴膝腨胻足背痛，烦闷心下急痛，有动痛按之若牢，当脐痛，心下痞，腹胀肠鸣，飧泄不化，足不收行，善瘛，脚下痛，九窍不通，溏泄水下，后出余气则快。饮食中满，食减善噫，形醉，皮肤润而短气肉痛，身体不能动摇，足胻肿若水。足太阴气绝，则脉不荣其口唇。口唇者，肌肉之本也。脉不荣则肌肉不滑泽，肌肉不滑泽则肉满，肉满则唇反，唇反则肉先死。脾绝十二日死，脾至悬绝四日死。黄欲如罗裹雄黄，不欲如黄土。黄如蟹腹者生，黄如枳实者死。饮食劳倦则伤脾，实则梦欢歌快乐，虚则梦饮食相争。思伤脾，怒胜思，湿伤肉，风胜湿，甘伤肉，酸胜③甘。甘走肉，肉病毋多食甘。多食酸则肉胝䐢而唇揭。脾欲缓，急食甘以缓之。以甘补之，以苦泻之。脾苦湿，急食咸以燥之。大豆、豕肉、栗、藿皆咸。足太阴脾之脉，起于大指之端，循指内侧白肉际过窍骨后，上内踝前廉上腨内，循胻骨后交出厥阴之前，上循膝股内前廉入腹，属脾，络胃，上膈，挟咽，连舌本，散

---

① 己：原作"乙"，据文义改。

② 仓廪：指贮藏米谷的仓库。

③ 胜：原作"伤"，据《素问·阴阳应象大论》改。

舌下。其支①者复从胃别上膈，注心中。少血多气，巳时气血注此。

东垣报使引经

白芍　升麻

脾脏之图

脾重二斤二两，扁广三寸，长五寸，有散膏半斤。

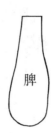

中梓曰：脾胃属土，故俱从田字。田者土也，胃居正中，故田字居正中，脾属于右，故田字亦偏右。

脾虚

忌下、降泄，大忌破气、苦寒，复忌燥。

大黄　山栀　知母　巴豆　牵牛　姜黄　芒硝　礞石　商陆　乌桕根皮 以上下

天冬　花粉　石膏　滑石　葶苈　瞿麦　生地 以上降泄

青皮　枳实　枳壳　厚朴　槟榔　三棱　蓬莪 以上破气

黄芩　黄连　黄檗　槐花 以上苦寒

半夏　南星　猪苓　泽泻　木通 以上燥

宜甘温、甘辛。

好人参　大枣肉　酸枣仁　白芍药　山薯蓣　炙甘草　莲子肉　白茯苓　白扁豆　芡实肉

佐以缩砂仁、橘红、白豆蔻。

脾实 即湿热邪

忌湿润、收涩、滞腻、热、咸、甘。

当归　苁蓉　天冬　面　糟　酒 以上湿润

乌梅　五味　白果　肉蔻　粟壳　亚芙蓉　诃子 以上收涩

---

① 支："支"下原衍"别"字，据《灵枢·经脉》删。

猪脂　羊肉 以上滞腻

天雄　附子　干姜　肉桂　吴萸　荜拨　胡巴 以上热

鹿茸　食盐 以上咸

人参　黄芪　甘草　饴糖　蜂蜜　大枣 以上甘

宜除湿清热、利便、辛散、风燥、苦寒。

川黄连　制苍术　山栀仁　结猪苓　新泽泻　白滑石　车前子　赤茯苓　旧枳实　白豆蔻　防风肉　干葛粉　玄明粉　豆豉

足少阴肾经 癸水

　　肾者，作强[1]之官，伎巧[2]出焉。肾者主蛰，封藏之本，精之处也。为阴中之少阴，通于冬气。肾以膀胱为腑，其母肺金，其子肝木，其克心火，其贼脾土，其象水，其藏志，其旺冬，其绝长夏及四季之末，其色黑，其位北，其卦坎，其恶燥，其性智，其音羽，其数六，其味咸，其臭腐，其华在发，其候耳，其充骨，其液津，其声呻，其气吹，其不足则厥，其有余则肠泄，其平脉沉，其贼脉缓，其死戊己日，其畜彘，其谷豆，上为辰星[3]。其见症也，面如漆，眇中清，面黑如炭，口渴，咳唾多血，胸中满，大小腹痛，大便难，脐左胁下背肩髀间痛，饥不欲食，心悬如饥，腹大胫肿，咳嗽，脊臀股后痛，脐下气逆，小腹急痛泄，足痿厥下肿，足胻寒而逆，肠癖阴下湿，四指黑，手指青厥，足下热，嗜卧，坐而欲起，冻疮，下痢，善思，善恐，四肢不收，四肢不举。

　　足少阴气绝则骨枯。少阴者，冬脉也。伏行而温于骨髓，故骨髓不温即肉不着骨，骨肉不相亲即肉濡而却，肉濡而却故齿老而枯。发无润泽者骨先死。肾绝四日死，肾至悬绝七日死。黑欲如重黑漆，不欲如炭色。黑如乌羽者生，黑如炱[4]者死。入坐湿地，强力入水，则伤肾。实则梦腰脊解软，虚则梦涉水恐惧。恐伤肾，思胜恐，寒伤血，燥胜寒，咸伤血，

---

① 作强：使身体强壮。此引伸人体的生长发育。

② 伎巧：技艺。此引伸人体的各种功能活动。

③ 辰星：原作"星辰"，据《素问·金匮真言论》改。

④ 炱：由烟凝积成的黑灰。俗称煤烟子。

甘胜咸。咸走骨，骨病毋多食咸。多食甘则骨疼痛而齿落。肾欲坚，急食苦以坚之，以苦补之，以咸泻之。肾苦燥，急食辛以润之。黄黍、鸡肉、桃、葱皆辛。足少阴肾之脉，起于足小指之下，斜趣足心，出然谷之下，循内踝之后别入跟中，上腨内，出腘内廉，上股内后廉，贯脊，属肾，络膀胱。其直者从肾上贯肝膈，入肺中，循喉咙挟舌本。其支者从肺出络心，注胸中。多血少气，酉时气血注此。

东垣报使

独活　肉桂

肾脏之图

父母媾精，未有形象，先结河车，中间透起一茎如莲蕊，初生乃脐带也。蕊中一点实生身立命之原，即命门也。自此天一生水，先结两肾。夫命处于中，两肾左右开阖，正如门中枨阑①。故曰静而阖，涵养乎一阴之真水；动而开，鼓舞乎龙雷之相火。水为常而火为变，可谓深得其旨。

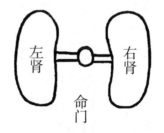

《甲乙经》曰：肾者引也，能引气通于骨髓。《卮言》曰：肾者神也，妙万物而为言也。肾有两枚，形如豇豆，重一斤一两，附脊十四椎，当胃下两傍前后分脐平直。

肾虚 即肾水真阴不足

忌升、破气、辛燥利水、温热、补命门火。

升麻　柴胡 以上升

青皮　枳壳　枳实　厚朴　槟榔　牵牛 以上破气

半夏　南星　二术　猪苓　泽泻　瞿麦　滑石 以上辛燥利水

生姜　干姜　吴黄　附子　天雄　硫黄　官桂 以上温热

仙茅　巴戟　葫芭　人参　故芷　鹿茸　人胞 以上补命门相火

———————————

① 枨阑：指古代门两旁的长木和门中间的竖木。

宜滋阴、润、生精补血、除热、甘寒、酸寒、苦寒、咸寒。

熟地黄　胡桃肉　炒黄柏　牡丹皮　枸杞子　五味子　人乳汁　肉苁蓉　清河参有肺热者忌之　地骨皮　炒知母　金石斛　牛膝肉　嫩鹿茸　山茱萸　柏子仁　车前子　青蒿子　麦门冬　淮山药　白胶香　虎头骨　菟丝子　真丹参　五加皮　川续断　厚杜仲　川萆薢　补骨脂　沉水香　沙苑蒺藜　芡实肉　牡蛎粉　桑螵蛸　败龟板　海狗肾　狗脊　真锁阳

肾无实故无泻法

命门虚 即元阳真火不足

忌泄下、辛寒苦寒、淡渗、发散、燥、破气、补肾水苦寒。

大黄　巴豆　芒硝 以上泄下

石膏　山栀 以上辛寒苦寒

猪苓　泽泻　瞿麦　木通 以上淡渗

麻黄　紫苏　柴胡　前胡　防风　荆芥 以上发散

二术　南星　半夏 以上燥

青皮　枳壳　枳实　厚朴　槟榔　牵牛 以上破气

黄檗　知母　生地　天冬 以上补肾水苦寒药

宜益真阳之气，甘温、咸温，佐以甘热酸敛。

嫩鹿茸　白胶香　山茱萸　女红铅　肉苁蓉　菟丝子　枸杞子　覆盆子　清河参　五味子　巴戟天　大附子　真仙茅　阳起石　海狗肾　蛇床子

手厥阴心胞络经 丙火

膻中者，臣使之官，喜乐出焉。其见症也，哭不休，手心热，心中大热，面黄目赤，心中动。手厥阴心胞络之脉，起于胸中，出属心胞，下膈历络三焦。其支者循胸出胁，下腋三寸，上抵腋下，下循臑[1]内，行太阴少阴之间入肘中下臂，行两筋之间入掌中，循中指出其端。其支别者从掌中循小指、次指出其端。多血少气，戌时气血注此。

① 臑：指人自肩至肘前侧靠近腋部的隆起的肌肉。

东垣报使引经　柴胡 行上　川芎 行上　青皮 行下

心胞络无图

胞络者，胞络其心也，即膻中也，为心之腑。心胞络独无图者，以其在心下横膜之上，竖膜之下，与横膜相粘，而黄脂裹者，心也；其脂膜之外有细筋膜如系，与心肺相连者，心胞络也。观其命名，即可思义。乃叔和配诸尺中，因其为臣使之官，应心主，而为相火故误耳。参玩《内经》，昭然可辨。其补则宜地黄，泻则宜枳壳、乌药，温则宜肉桂，凉则宜栀子之类。

手阳明大肠经 庚金

大肠者，传道之官，变化出焉。其见症也，大指、次指难用，耳聋辉之焞之，耳鸣嘈嘈，耳后、肩臑、肘、臂外皆痛，气满，皮肤坚而不痛。手阳明大肠之脉，起于大指、次指之端，循指上廉，出合谷、两骨之间，上入两筋之中，循臂上廉，入肘外廉，循臑外前廉上肩，出髃骨[①]之前廉，上出柱骨之会，于大椎下入缺盆，络肺下膈，属大肠。其支[②]者，从缺盆上颈，贯颊，入下齿[③]中，还从侠口，交人中，左之右，右之左，上侠鼻孔。气血俱多，卯时气血注此。

东垣报使引经

葛根　白芷　升麻 行上　石膏 行下

大肠腑之图

大肠重二斤十二两，长二丈一尺，广四寸，径一寸，当脐右回叠，积十六曲，盛谷一斗，水七升半。

---

① 髃骨：在肩峰骨的下方有一盘状隆起，为肩关节的骨窠，又称肩髃骨，与腾骨的肩端骨相接。

② 支："支"下原衍"别"字，据《灵枢·经脉》删。

③ 齿："齿"下原衍"缝"字，据《灵枢·经脉》删。

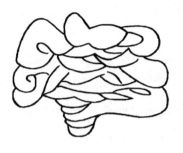

《卮言》曰：肠者畅也，贵通畅也。大肠上口，小肠下口，大肠下接直肠，下为肛门谷道。

大肠虚

忌破气、下、燥、热。

青皮　枳壳　枳实　槟榔　厚朴　姜黄 以上破气

大黄　乌柏树根皮　玄明粉　芒硝　礞石　巴豆　牵牛 以上下

半夏　南星　二术　防风　猪苓　泽泻　羌活　独活　防己 以上燥

附子　干姜　肉桂　吴萸 以上热

宜补气、润燥、甘温、涩敛。

清河参　软黄芪　麦门冬　五味子　白芍药　炙甘草　莲子肉　肉豆蔻　诃梨勒　五倍子　罂粟壳

大肠实

忌补敛、燥、热。

白术　苍术　人参　黄芪　乌梅　五味 以上补敛

半夏　南星 以上燥

桂枝　麻黄　附子　天雄　胡椒　火酒　大蒜 以上热

宜润下、苦寒、辛寒。

生地黄　二麻仁　板桃仁　川黄连　条黄芩　净槐花　川大黄　白石膏　鲜知母　旧枳壳　郁李仁

足少阳胆经 _{甲木}

胆者，中正之官，决断出焉。其见症也，口苦，马刀挟瘿[1]，足外热，寝寒，憎风，体无膏泽，胸中、胁肋、髀膝外至胻绝骨外踝前诸节痛，善太息。

足少阳胆之脉，起于目锐眦[2]，上抵头循角，下耳后循颈，行手少阳之前至肩上，却交出少阳之后入缺盆。其支者从耳后入耳中，出走耳前至目锐眦后。其支者别目锐眦下大迎，合手少阳于颇下，临颊车下颈，合缺盆下胸中贯膈，络肝，属胆，循胁里出气街，绕毛际，横入髀厌中。其直者从缺盆下腋，循胸过季胁，下合髀厌中，以下循髀外出膝外廉，下外辅骨之外，直下抵绝[3]骨之端，下出外踝之前，循足跗上，入小指次指之间。其支者别跗上入大指，循歧骨内出其端，还贯入爪甲，出三毛[4]。多气少血，子时气血注此。

东垣报使引经

川芎 _{行上} 柴胡 _{本经} 青皮 _{行下}

胆腑之图

胆在肝之短叶间，重三两三铢，藏精汁三合，状如瓶。

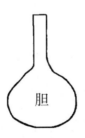

___

[1] 马刀挟瘿：病名，属瘰疬之类。马刀，蛤蜊之属，疮形似之，多生于乳液下。挟瘿者，生于颈部结缨之处。

[2] 目锐眦：目内眦。

[3] 绝：原作"纸"，据《灵枢·经脉》改。

[4] 三毛：足大趾上丛毛。

《卮言》曰：胆者沾①也，清净之府，无所受输，淡淡然②者也。中梓曰：胆者担也，中正之官，决断出焉，言有担当也。

胆虚

忌汗、吐、下、苦寒、破气、过燥。

麻黄　桂枝　生姜　前胡　紫苏 以上汗

山栀　瓜蒂　参芦　盐汤 以上吐

大黄　芒硝　巴豆　牵牛 以上下

知母　黄芩　黄连　黄柏 以上苦寒

青皮　枳壳　枳实　厚朴　槟榔 以上破气

南星　二术 以上过燥

宜甘温、甘平、酸敛、佐以微③辛。

酸枣仁　白芍药　谷精草　决明子　木贼草　大甘草　淡竹叶　白竹茹　好人参　当归身　广陈皮

胆实

忌汗、吐、下。

麻黄　桂枝　羌活　独活　生姜 以上汗

栀子　参芦　虾汁　瓜蒂 以上吐

大黄　芒硝　枳实 以上下

宜和解、辛寒、甘寒、苦寒、辛温。

北柴胡　条黄芩　大半夏　老生姜　生甘草　广橘皮　龙胆草

足阳明胃经 戊土

胃者，亦仓库之官，五味出焉。其见症也，恶烟火，闻木音则惊狂，上登而歌，弃衣而走，颜黑，不能言，唇胗④，呕呵欠，消谷善饥，颈肿，膺乳、冲股、伏兔、胻外廉、足跗皆痛，胸旁过乳痛。口渴，腹大，

---

① 沾：沾润。

② 淡淡然：水波动貌。

③ 微：原作"微"，据文义改。

④ 唇胗：口唇溃疡。

水肿，奔响腹胀，胻内廉跗痛。髀不可转，腘如结，腨如裂，膝膑肿痛。遗溺，失气，善伸，数欠，癫疾，湿浸，心欲动，则闭户独处惊栗，身前热，身后不热。足阳明胃之脉，起于鼻，交頞中，旁约大肠之脉，下循鼻外，入上齿中，还出挟口，环唇，下交承浆，却循颐后下廉，出大迎，循颊车，上耳前过客主人，循发际，至额颅。其支[1]者从大迎前，下人迎，循喉咙，入缺盆，下膈，属胃，络脾。其直者从缺盆下乳内廉，下挟脐，入气街。其支者起胃口，下循腹里，下至气街而合，以下髀关，抵伏兔，下入膝膑中，下循胻外廉，下足跗，入中指内间。其支者，下膝三寸，而别以下入中指外间。其支者别跗上，入大指间，出其端。多血多气，辰时气血注此。

东垣报使引经

葛根　白芷　升麻 行上　石膏 行下

胃腑之图

胃重二斤十四两，纡屈伸长二尺六寸，大一尺五寸，径五寸，容谷二升，水一斗五升。

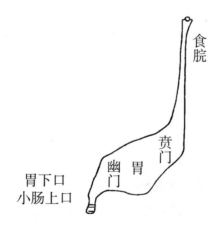

食脘

贲门

幽门　胃

胃下口
小肠上口

《厄言》曰：胃者汇也，号为都市。五味汇聚，何所不容，万物归土之义。

胃虚

忌下，破气，泄降苦寒，燥，热。

大黄　芒硝　巴豆　牵牛　玄明粉 以上下

青皮　枳壳　枳实　槟榔　厚朴　姜黄 以上破气

---

① 支："支"下原衍"别"字，据《灵枢·经脉》删。

山栀　黄芩　黄连　黄檗　知母　天冬　花粉　百部　栝蒌仁　槐花茗 _{以上泄降苦寒}

羌活　独活　防己　半夏　南星　防风　猪苓　泽泻 _{以上燥}

天雄　附子　肉桂　麻黄 _{以上热}

宜益气、甘淡、甘平、酸。

好人参　白茯苓　金石斛　宣木瓜　麦门冬　广橘皮　云白术　白扁豆

兼寒加：老生姜　白豆蔻　缩砂蜜

兼热加：白竹茹　枇杷叶　薏苡仁　家莲肉　甘蔗浆　芦柴根

胃实

忌升、补敛、辛温、燥、热、湿热。

升麻　柴胡　防风 _{以上升}

人参　黄芪　白术　苍术　五味　肉蔻　乌梅　醋 _{以上补敛}

芎䓖　白芷　生姜 _{以上辛温}

半夏　南星 _{以上燥}

桂枝　麻黄　附子　天雄　硫黄 _{以上热}

苁蓉　南面　糟　酒　犬羊猪鹅等肉 _{以上湿热}

宜下（如邪未结，宜清热发散）、苦寒、辛寒、甘寒。

川大黄　旧枳实　鲜知母　白石膏　麦门冬　生甘草　淡竹叶　干葛根　大青　小青　青黛　苎根　盐　连翘

足太阳膀胱经 _{壬水}

膀胱者，州都之官，津液藏焉，气化则能出矣。其见症也，头苦痛，目似脱头两边痛，泪出，脐反出，下肿，便脓血，肌肉痿项似拔，小腹胀痛，按之欲小便不得。

足太阳膀胱之脉，起于目内眦，上额交巅上。其支[1]者从巅至耳上角。其直行者从巅入络脑，还出别下项，循肩膊内挟脊抵腰中，入循膂络肾，属膀胱。其支者从腰中下贯臀，入腘中。其支者[2]从膊内左右别下贯

---

[1] 支："支"下原衍"别"字，据《灵枢·经脉》删。下一"支"字仿此。

[2] 者：原作"别"，据《灵枢·经脉》改。

胻①，挟脊内，过髀枢，循髀外后廉下合腘中，以下贯腨内，出外踝之后，循京骨至小指外侧端。多血少气，申时气血注此。

东垣报使引经

藁本 行上　羌活 行上　黄柏 行下

膀胱腑之图

膀胱重九两二铢，纵广九寸，盛溺九升九合，广二寸。

通身虚松，可以蓄水，渐渍而渗入胞中，胞满而溺出也，形与绵球相似。

上系小肠

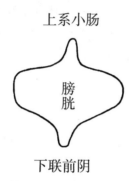

下联前阴

《甲乙经》曰：膀者横也，胱者广也，言其体横广而短也。膀胱上下俱有口，上口络于阑阴，下口裹胞，乃胞外脂膏也。

膀胱虚

忌破气、燥，又忌利小便药。

青皮　枳壳　枳实　槟榔　牵牛 以上破气

半夏　南星　猪苓　泽泻　二术　防风　羌独活 以上燥

宜补气、酸敛。

清河参　五味子　山茱萸　益智仁　金樱子　川续断

膀胱实

忌燥、热、收涩。

半夏　南星　二术 以上燥

桂枝　麻黄　附子　吴萸　椒蒜　火酒 以上热

龙骨　益智　金樱子 以上收涩

---

① 胻：原作"髀"，据《灵枢·经脉》改。

宜润、淡渗。

鲜知母　川黄柏　车前子　川木通　澄滑石　瞿麦　赤茯苓　新泽泻

手太阳小肠经

小肠者，受盛之官，化物出焉。其见症也，面白耳前热，苦寒额颔肿不可转，腰似折，肩臑、肘臂外、后廉肿痛，臑臂内、前廉痛。

手太阳小肠之脉，起于小指之端，循手外侧上腕，出踝中，直上循臂骨下廉[①]出肘内侧两骨[②]之间，上循臑外廉出肩解，绕肩胛[③]交肩上，入缺盆，络心，循咽下膈，抵胃，属小肠。其支者从缺盆循颈上颊，至目锐眦，却入耳中。其支者别循颊上颌，抵鼻，至目内眦。多血少气，未时气血注此。

《厄言》曰：泌清别浊，水[④]液分于膀胱，滓秽分于大肠。

东垣报使引经　藁本 行上　羌活 行上　黄柏 行下

小肠腑之图

小肠重二斤十四两，长三丈二尺，广二寸，半径八分分之少半，左回叠积十六曲，容谷二斗四升，水六升三合合之大半。

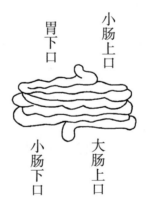

①　廉：原作"连"，据《灵枢·经脉》改。

②　骨：原作"筋"，据《灵枢·经脉》改。

③　胛：原作"髀"，据《灵枢·经脉》改。

④　水：原作"小"，据文义改。

小肠虚

忌破气、辛散、燥、热。

青皮　枳壳　枳实　厚朴　槟榔 <small>以上破气</small>

麻黄　紫苏　柴胡　前胡　防风　荆芥 <small>以上辛散</small>

半夏　南星　白术　苍术 <small>以上燥</small>

官桂　吴萸　附子　干姜　天雄 <small>以上热</small>

宜补气、甘温、酸温。

好人参　软黄芪　五味子　山茱萸　麦门冬　金石斛

若气虚遗尿加：牡蛎粉　益智子　金樱子　白龙骨

小肠实

忌敛涩、补气。

五味　乌梅　龙骨　牡蛎　诃子　益智 <small>以上敛涩</small>

人参　白术　苍术　黄芪 <small>以上补气</small>

宜通利、淡渗、苦寒、甘寒、咸寒。

车前子　白茯苓　川木通　生甘草　川黄檗　鲜知母　条黄　牛膝肉
麦门冬　生地黄　川黄连　童溺

手少阳三焦经

三焦者，决渎①之官，水道出焉。其见症也，耳鸣，喉痹肿痛，耳后连目锐眦痛，汗自出，肩臑痛，内外皆疼，小指、次指如废。手少阳之脉，起于小指、次指之端，上出两指之间，循手表腕出臂外两骨之间，上贯肘，循臑外上肩，交出足少阳之后，入缺盆，交膻中，散络心包，下膈，循②属三焦。其支者从膻中上出缺盆，上项挟耳后直上，出耳上角以屈下颊至颐。其支者从耳后入耳中，却出至目锐眦。多血少气，亥时气血注此。

《经》曰：水谷之道路，气之所终始也。上焦在胃上口，其治在膻中；中焦在胃中脘，其治在脐旁；下焦当膀胱上口，其治在脐下一寸。

---

① 渎：原作"读"，据《素问·灵兰秘典论》改。

② 循：原作"偏"，据《灵枢·经脉》改。

东垣报使引经

柴胡 行上　川芎 行上　青皮 行下

三焦无图

三焦独无图者，上焦如雾，中焦如沤，下焦如渎，有象无质，即上中下三部脏腑空处是也。

三焦虚

忌破气、降，复忌升发、苦寒。

青皮　枳壳　枳实　厚朴　槟榔 以上破气

石膏　知母　苏子　郁金　降香 以上降

升麻　柴胡　前胡　紫苏　麻黄 以上升发

山栀　黄芩　黄连　黄檗 以上苦寒

宜补中益气，佐以辛温。

好人参　软黄芪　云白术　益智子　黑沉香　五味子　炙甘草

三焦实

忌补敛、升、燥热。

人参　黄芪　白术　苍术　五味　乌梅　益智　诃子 以上补敛

升麻　柴胡　防风 以上升

半夏　南星　麻黄　桂枝　附子 以上燥热

宜降、清热、调气、甘寒、苦寒、咸寒。

真苏子　白石膏　麦门冬　地骨皮　黑玄参　鲜知母　川黄檗　童便

附常①用诸药制法

白术　去皮梗。去湿利水用麸炒微黄色。补胃用净土炒黄色。补脾用浙术，其味甘而气厚。利水燥湿宜用②各处山术，其味淡而能渗。用者不可不审也。

苍术　去皮，用米泔水浸一宿，切片晒干，淡淡盐水微炒黄色，再晒

---

① 常：原作"子"，据《古今医统大全》卷九十七改。

② 用：原作"脾"，据《古今医统大全》卷九十七改。

干贮之。久而不吐霜汁，可羨。盐水制过，其慓燥之烈①性颇纯，不伤真液。出茅山，紧小沉重为佳。

陈皮 消痰理气用福州红色者，谓之橘红，其味辛而性燥，要去白穰净而力愈大。若和中补脾胃，不必去白，惟去粗穰而已，用广州者宜，其味甘辛而性温和，所以善和中而益②脾也。今观广皮厚而软润，福皮薄而刚燥，从可知矣。炒则气耗而③力微。

青皮 温水浸一时，去穰切，忌用麸炒。疏肝气积滞，用醋炒燥。

枳壳 热水浸一时，取起晾④干，慢火煨透热即取起切片用。破至高之气，消食去积滞，用麸炒，不尔气刚，恐伤元气。

半夏 用滚水入明矾或皮硝同泡，泡之时勿得动，一时汤冷，又易滚汤泡之，泡五七次者为佳。切片，仍以生姜捣汁拌，微炒过用。去风痰、湿痰皆用此。若理脾止泻，如六君子汤中用者，宜半夏曲。曲之性不甚燥，而得中和故也。

南星 用陈久者，滚汤明矾同泡如半夏例，亦以姜汁拌和。其惊风、风痰方中用者，以泡过者为末，装入腊月黄牛胆汁中，透风处阴干待用之。

人参 去芦，其芦能上涌吐痰。无制，惟⑤用黄亮结实者，其力大，松放轻虚者无力。

黄芪 北地如箭干者佳，削皮劈开，用蜜水涂之，慢火炙过用，补中益气。如是若实腠理以固表，须酒炒。

当归 去土劈开⑥，用酒浸洗，晒干切片。

生地 用无灰酒洗过，晒干。用鲜地黄捣汁熬膏，用木石臼，忌铁器。胃弱者用姜汁炒；脾气滞而膈间痞闷不能服阴药者，须用之以砂仁水湿同生地黄炒，则皆无碍也。

熟地 用无灰酒洗，晒干用。若作丸，以酒浸烂，木石臼中捣如泥。若蜜丸，先以和蜜匀，然后入众药，则不患不均矣。

---

① 烈：原作"裂"，据《古今医统大全》卷九十七改。
② 益：原作"健"，据《古今医统大全》卷九十七改。
③ 而：原作"用"，据《古今医统大全》卷九十七改。
④ 晾：原作"亮"，据《古今医统大全》卷九十七改。
⑤ 惟："惟"字原脱，据《古今医统大全》卷九十七补。
⑥ 开："开"字原脱，据《古今医统大全》卷九十七补。

芍药　热水泡半日，切片酒炒过，则不患酸寒伐生气。行血分，得酒制尤力大。脾胃不足呕哕者，有用姜炒。

茯苓　无制，惟拣云南结实而雪白者为佳，去皮净。若消肿病，不必去皮，五皮散单用茯苓皮是也；四君子汤中用，必须南苓；五苓散中用，必须西苓方可。论淡渗，西苓尤速也。

猪苓　锋刀削去黑皮，滚水泡透，用棰打实，切之成片。

泽泻　削去毛，热水浸半时，切片。

黄连　酒炒，去头目之火。姜汁炒，去痰火、胃火，不伤脾胃。去实火，三黄解毒汤中用，不必制，只要去毛净。

黄芩　治头目疾，须酒炒。去肺火，生用。去虚痰火，姜汁炒。治上病用片芩，治下病用条芩。

黄檗　酒炒。肾家用，盐水炒。

栀子　破，微炒。去浮火，连壳用。泻小肠火，独用仁炒过研破，煎得味出。凡仁入煎，俱要研碎。

知母　去毛皮净。治嗽，酒炒。入肾，盐水炒。

杜仲　去粗皮切。姜汁炒断丝，其丝不断又复炒。孕妇用，糯米同炒之。

牛膝　去芦，酒洗，干切。

故纸　微炒香。

巴戟　热水泡透，以木棰打碎，擘去心。

小茴　微炒，入煎药研碎。

滑石　择细腻者，研为细末，水飞入药。粗者无效。

石膏　研极细，调入药尤效。作散者煅熟。入煎剂者半生半熟。

麦冬　热水泡一时透，去心用。如不去心服，反令人烦躁闷塞。

天冬　制同麦门冬。入丸药，酒浸极烂，捣如泥，调和众药。

厚朴　去粗皮，切片，姜汁炒。

扁豆　炒熟去壳，微捣碎用。

薏苡　微炒黄色。

桃仁　泡去皮尖及双仁者。双仁有毒，恐能杀人。

杏仁　泡去皮尖。入煎剂，研如泥用，或去油用者。

瓜蒌仁　去壳取仁，研碎入煎。

大黄　陕西庄南卫者有力，不作腹痛；川者力迟而痛。泻实者生用，虚弱者酒蒸熟用。

朴硝　冬天度一次者尤妙。未度，择定分两入盏，以热药泡之。同入煎众药，渣中渗去而力不全。

葶苈　纸炒，研碎入煎。

车前子　微炒，研碎入煎。如用叶，捣汁。

海藻、海带、海粉、昆布　俱去须，微晒干。

青盐　温水洗净，晒干入药。

木香　不得见火，捣为末、入煎、磨汁，内熟汤中服。

沉香、檀香　俱同上法。

丁香、砂仁、白豆蔻　俱宜为末，调入汤。煎剂必待煎半熟方入可也，不尔香气皆泄散去，所以不作效。

三棱　热水泡浸一时，慢火煨透切。

莪术　制同上，或以醋煮。

白蒺藜　炒研去刺，研碎入煎。

沙苑蒺藜　取净布四方一片，以水洗湿略扭，将蒺藜包中揉擦，随即放下。又将布入水洗净，如前略扭、包擦数次，以无灰土洁净为度，即将蒺藜入大桌上拣去沙石等，即入石碾碾之，则外皮得水不碎，内仁成末，筛去皮，取净末。

何首乌　干者，米泔水浸三日，竹刀刮去皮，切片。用黑豆以水浸透，同何首乌蒸之，豆熟为度，如此九次者佳。

山茱萸　热汤泡软，剥去核。

吴茱萸　热汤泡，去头水，晒干用。

巴豆　去油净。《本草》云：生温有毒，熟寒无毒。今之去油生用为避寒也，殊不知寒不足避，当辟其大毒，况《本经》全无去油之制法。陶氏煮令黄黑，然亦太过，不如去其心膜者，五度换水各煮一沸为佳。《局方》化滞丸而巴豆不去油，只以巴豆煮熟用之，深得其性。

牵牛　微炒，捣取头末，有力。

斑蝥　去头足，同糯米炒令黄。有以牡蛎同炒之。

穿山甲　同蛤粉炒黄色，或炒成珠，研末调入药。

蜈蚣　慢火炙，去头足，研末入汤。

桑螵蛸　当中破，慢火炙之。

甘遂　面包煨熟，去面。

阿胶　打碎如豆大，用蛤粉同炒成珠用。入汤药，不可与众药同煎，必药熟取起去渣，复以阿胶入净药汤中化清服。

腽肭脐　内滚水泡，去毛净，切片，新瓦上下慢火炕干入药。

紫河①车　用热米泔水洗净，然后用麝香汤洗，上下新瓦炕干入药。有鲜煮食，必用椒姜。

使君子　慢火煨香熟用②。

肉豆蔻　面包煨去油熟，切入药。

茯神　去木研细，水飞过用。

阳起石　用火煅透红，研极细入药。

硫黄　用芭蕉捣汁煮之，后以甘草汤煮之，大③无毒。有用豆腐同煮者。

牡蛎　火煅淬醋盘中，又煅又淬，五七次为佳。

蚕白　微炒，研末入药。

皂角　去皮弦，慢火炙黄色用。

藿香　洗去土净，晒干用。

干漆　用新瓦上下合定，火煅，黑烟尽方可用。以其性气大悍，服之大伤血气。若去烟而用之，止破瘀血而不伤元血。若血晕不醒人事者，即烧烟薰之立苏，足可以见其悍也。

砒霜　凡入药剂，如鼾喘丸、斩鬼丹，及治梅毒亦不能弃之不用也。用之者不知制度，其不杀人者几希。每将砒石一两打碎，用明矾一两为末，盖砒上贮罐中，入明火一煅，以枯矾为度，砒之悍气随烟而去，驻形于矾中者，庶几无大毒，用之不伤也。用砒霜即用矾霜是也。

黄丹　凡用丹入药，如生肌膏、生肌散，皆必用之。缘丹性寒，得火

---

① 河：原作"华"，据《古今医统大全》卷九十七改。

② 用："用"下原衍"用"字，据《古今医统大全》卷九十七删。

③ 大：《古今医统大全》卷九十七作"方"，连上读。

炼形，而阴中之阳有坎离之义集之，生肌去毒者也。今市肆售[①]利，牵假河沙混之，其不飞澄沙石，用之必然无效。凡丹须净器，以水飞过，仍炒干用[②]入剂。

桑白皮　刮去红皮，切碎，用酒炒微黄色为度。

常山　用酒浸过宿，切用，则不吐。

大腹皮　擘去垢黑，用温水洗净，又用酒洗用，有用大豆汁洗方可用。孙真人[③]云：鸩鸟多栖此树，遗屎在皮上，不净恐有毒。今人用之不制，曾有人服之而致死者，其可忽诸。

蛤蚧　用酒洗温净，慢火炙熟，研入药。

硼砂　用口含过，得温用。

炉甘石　用倾银罐煅红，倾出在三黄汤内，三五次尤[④]佳。然后用三黄汤悬胎煮干，露一夜，焙干用。

珍珠　豆腐内蒸过，铁臼内捣末研用。有用火煅，非其制也。一说入目贵乎生用。

玛瑙　犬肉内煮之，火煅红，醋淬用。

琥珀　用细布包，内豆腐锅中煮之，然后灰火略煨过。一云安心神俱宜生捣，入目制过用。

血结[⑤]　用灯草同研则成粉。

磁石　火煅淬过。

硇砂　成块者，捶碎，乳汁浸二宿，瓦器烙干乳用。

石蟹　火煅醋淬过。

白丁香　入目者三黄汤煮干焙用。

针粉　用隔纸炒。有用火煅黄色。

石燕　火煅醋淬用。

石决明　火煅童便淬。

龙胆　水化开点目。焙干研为末入散用。

---

① 售：原作"受"，据《古今医统大全》卷九十七改。

② 用：原作"丹"，据《古今医统大全》卷九十七改。

③ 人："人"字原脱，据《古今医统大全》卷九十七补。

④ 尤：原作"又"，据《古今医统大全》卷九十七改。

⑤ 血结：即血竭。

龙骨　火煅。

海螵蛸　用湿纸包煨，碾碎用。

鹰条　用三黄汤飞，甘草汤煮一次，焙干用。

罂粟壳　用热水泡软，擘去筋膜，切成丝，用蜜水微炒，晒干用。忌蒜、醋、胡椒。

蕤仁　去衣，绵①纸包，研去油。

花蜘蛛　醋浸死，瓦上烙干，去足用。

翠白　用倾银罐煅如膏，醋中淬，焙干。

玄参　用酒洗去尘土，切片晒干用。玄参行表治浮游无根之火，得酒气而力愈健。

连翘　择去枝根及心，研碎②入火煎。

香附子　春去毛，用净米，童便浸一宿，取起，用净水洗过，炒干用。妇科以醋复燥之。

蔓荆子　破，以酒炒过入煎。今人往往不研不炒而用之，多不见效。

决明子、萝卜子、芥子、苏子、青葙子、韭子　凡药中用子者，俱要炒过研碎，入煎方得味出。若不碎，如米之在谷，虽煮之终日，米岂能出哉？

干姜　生用发表汗，炒过温脾而守中。胃间热虚甚者，如补中益气汤加之，当慢火煨焦黑。

紫菀茸　用酒洗去土，晒干用。

桂皮　有谓肉桂则厚桂。以滋肾者也，当刮去粗皮，惟存其肉而用之，故曰肉桂。其余行血循经，止用薄桂。

远志　热水浸泡一时，破肉去梗，和甘草煮半伏时，去草不用。

枇杷叶　治咳嗽，去毛不净，反令人嗽。《本草》云：四月采叶暴干，用时须火炙，以布拭去毛，去毛不净，以粟秆作刷，刷之令尽。有用甘草汤洗，有用姜汤洗，有以酥涂炙用。初采湿者一叶重一两，干则三钱重一叶方好。

石斛　用酒洗炙干，或蒸过焙干用，俱可。

甘草　凉药中生用。温以补脾必须炙熟。

---

① 绵：原作"锦"，据《古今医统大全》卷九十七改。

② 碎：原作"淬"，据《古今医统大全》卷九十七改。

仙茅　糯米泔水浸二宿，用竹刀刮去皮，木砧上切碎，阴干用。

续断　酒浸一宿，捶碎去筋，晒干用。

松香　用明净者，名滴青，入滚水煮三炷香，捞起放于凉水缸中拔之一时，复入锅煮三炷香，又入凉水拔，如此七次。微入灰汤并酒，量水一石，入灰汤、酒各一斗，煮之再拔，便晒干听用。此药最要，制法极精，稍有不精，服之杀人。《续医说》有人制造不精，服之肠塞而死。然则制药之法可不慎哉！

祝养生家五则

凡人疾病皆由多生不惜众生身命，竭用人力，好杀鸟兽昆虫，好棰楚①下贱，甚则枉用毒刑，加诸无罪，种种业因感此苦报。业作养生之主，为人司命，见诸苦恼，当兴悲悯，详检方书，精求药道，谛察深思，务期协中。常自思惟药不对病、病不对机二旨，或乖则下咽不返，性命须臾，噬脐莫及②。戒之哉，宜慎不宜忽也。

凡为养生家，当先读书，凡欲读书，当先识字。字者，文之始也。不识字义，宁解文理？文理不通，动成窒碍③。虽诗书满目，于神不契，触途成滞，何由省入，譬诸面墙，亦同木偶。望其保固自己之精神，拯救生民之疾苦，顾不难哉？必读书穷理，本之身心，验之事物，战战兢兢，求中于道，造次之际罔敢或肆者可也。

凡为养生家，亦须识药。药之所产方隅④不同，则精粗顿异；收采不时，则力用全乖。又或市肆饰伪，足以混真，苟非确认形质，精尝气味，鲜有不为其所误者。譬诸将不知兵，立功何自？既识药矣，宜习修事，雷公炮炙固为大法，或有未尽，可以意通，必期躬亲⑤，勿图苟且。譬诸饮食，烹调失度，尚不益人，反能增害，何况药物？关乎躯命者耶，可不慎诸？

---

①　棰楚：鞭打。

②　噬脐莫及：用嘴咬自己的肚脐，始终够不着。比喻后悔也来不及。

③　窒碍：疑难。

④　方隅：方位。此指产地。

⑤　亲：原作"新"，据《医灯续焰》卷二十改。

凡为养生家，宜先虚怀，灵知空洞，本无一物，苟执我见，便无物对。我见坚固，势必轻大，我是人非，与境角立，一灵虚窍，动为所塞，虽日亲至人，终不获益，白首放吾，良可悲已。执而不化，害己损人，清夜深思，宜生愧耻。况人之才识自非生知，必假问学，问学之益，广博难量，脱不虚怀，何由纳受，不耻无学，而耻下问，师心自圣，于道何益？苟非至愚，宁不徼省①乎？

凡为养生家，当深心慕道，毋为利欲所诱，傍门所惑。富贵贫贱，等心救济，纵有功效，任其自酬，勿责其报。如此则德植厥躬，鬼神幽赞，自尔②直起圆顿③，而登太极④之域矣。

上来所祝五条，皆关切养生家才品道术，利济功过，即愿来学，俯从吾祝，则进乎道而不囿⑤于技矣。讵非⑥生人之至幸，养生家之大光也哉？

---

① 徼省：反省。

② 自尔：犹自然。

③ 圆顿：圆满顿足，即一切圆满无缺。

④ 太极：仙界。

⑤ 囿：局泥。

⑥ 讵非：难道不是。

附录一：桂绍龙序

予亦吏隐者，寓迹簿书，栖心溟涬，退食自公，委蛇多暇，辄辟静室以居，伏读养生家言，恍然而悟，原与孟氏《养气篇》互相发明。其所云"喉息踵息"，即孟氏旦气夜息之说是也。此理不分仙凡，宁分宦隐？尝偶句云：着意寻丹，静中欲动，玄犹俗；因时觅息，忙里偷闲，吏亦仙。非敢妄意神仙幻化，实欲证孟氏家法耳。忽抽架上一编阅之，为《万寿丹书》，所论精气神三宝及内外铅汞、吐纳调息之说甚备。循其姓氏则龚生应圆，且为同梓云林人，随自诧云：里有异人，三十年而不遇，果藏形灭影之徒欤？而梓里不以名著，时托迹漫游于秣陵、维扬间，与诸名公相订正。动以岁月计，多方踪迹，终不可得。迩来建南客有至自潭城者为予道：书林里一人颇畸，似儒流，亦似散人，似大医王，又似玄宗主，包涵无垠，莫可名状。予心知其为应圆也。已物色之，果然。爰招至署中，与宾泰、曲星辈纵横辩折，娓娓如峡泉不竭。始知应圆初习举子业，能属文，髫年善病，因弃而学医。医固儒术也，儒者善养气，不讳言玄门，于是究心丹诀，漆叶青黏，较《黄庭内景》等无有二。大率其书多根抵于儒，故识正大而说平易，不为凿空语怪、荒谬难行之事以诳世愚俗，且哀众生夭札，汲汲欲引之长年，意孔嘉矣。而书复朗然开涤，雅俗共晓，不必问蜩与鸡，一见可决是非，仁心而济以仁术者乎！夫二十三家，各有一子训，同时并到，为是形到，为是神到，乃知人人有仙骨，人人有真丹，自有而不自认，不得不取诸方士以证之。试按入门之法与究竟之方，则应圆其最著矣。予既喜其发覆，适谐凤好，兼欲并跻一世于仁寿而无从，必假此为津梁，奚敢私诸蔡帐？故为鉴定，序行之。

崇祯庚午岁长至日赐进士中奉大夫福建布政使司右布政使前按察司按察使钦差整饬建南兵备奉敕督理通省粮饷道酉戌乡会同考试官允虞桂绍龙撰

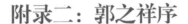

附录二：郭之祥序

　　始皇入海求神仙之药，古今谬之。虽然，岂谬也哉？帝亦聪明之主也，岂智不若后人，而固漫信方士也者？盖修仙实有三等：有天仙，有水仙，有地仙。天仙之道能变化飞升也，惟上士能学之。以身为铅，以心为汞，以定为水，以慧为火，在片饷之间可以凝结，十月成胎，本无卦爻，亦无斤两，可以心传之。水仙之道能出入隐显也，在中士可学。以气为铅，以神为汞，以午为火，以子为水，在百日之间可以混合，三年成象，虽有卦爻，亦无斤两，可以口传之。地仙之道能留形住世也，即庶士皆可以学。以精为铅，以血为汞，以肾为水，以心为火，在一年之间可以融结，九年成功，既有卦爻，又有斤两，故以文字传之。善度人者取其皆可以学者言焉，而后其说可以久存而不废，其道可以济世而不误。凡此非关吏之臆言得之泥丸所论者，如是迄今执《万寿丹书》所论而证之，实千载而一符，然后知此道原不谬妄，亦人所以求之者未得真实途径耳，请以是书告之。

辛未季春闽关首吏里人郭之祥漫言于潭阳公署

附录三：龚廷献序

夫旃常竹帛都温席厚，缘身而有也，身又缘生而有者也。惟上古至人淡于一切声色游娱，不妄作劳，以故不谙黄白抽添之旨，年所亦逾期颐。乃今不然，以酒为浆，嗜欲如狂，七情柴其内，万事梏其外，醒之以飞扬幻妄，俱属无益之伎俩，而瞢瞢也。是奚异青蝇嗜汁以忘溺，游蜂恬蜜以丧命，粉蝶恋花以断魂哉！又焉望其如熊之伸，鸟之导，以自引其寿考哉？无他。龙虎、汞铅、卦爻、斤两之术不明，虽欲诱进，其奚从焉？家应圆业儒攻医，于《参同》《悟真》诸奥义妙有契授，桂瓤云方伯尝折节之。既镌其所撰《万寿丹书》行世，复邮寄嘱予序之。夫予何序哉？辗转宦途，唯是国计民生，梦寤攖宁，即耳而提之曰：此夫黄白抽添也，熊伸鸟导也，龙虎汞铅卦爻斤两也。茫不省为何物，毋论弗能言，即言矣，亦隔靴搔痒而已。第此深信之而不疑者，自谓序应圆书独无愧，何也？尝征之于屠肆矣。盛暑铄金，猪羊肉食悬已腐，醋以腌之，则经久可以不败，况于以宜身益命之大道吐纳于己，而有不令人长生久视耶？请与尊厥生者共宝惜之。

鉴猩龚廷献书

寿世青编

（清）尤乘 撰

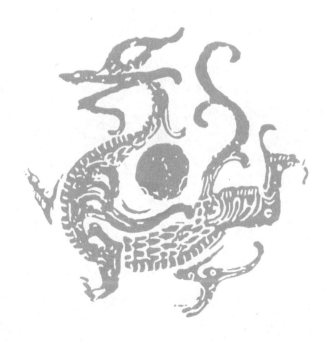

寿世青编目次

古平江尤乘生洲手辑

① 寝室宜忌说：此目原脱，据正文标题补。
② 卧时祝法：原作"卧祝"，据正文标题改。
③ 孙真人养生铭：原作"养生铭"，在"养神气铭"之上，据正文标题改，并乙正。
④ 导引却病法：原作"道引约法"，据正文标题改。
⑤ 运气法 固精法 定神法 十二段动功：此四目原为小字，据正文标题改。又"十二段"三字原脱，据正文标题补。
⑥ 静功六字却病法：原作"六字决用功时候并戒说静功次序"，据正文标题改。
⑦ 念六字口诀歌：此下原有"六字主病歌"五字，据正文标题删。
⑧ 调息法：此下原有"调息"二字，据正文标题删。
⑨ 法："法"字原脱，据正文内容补。

煎药有法^① 论水 论火 论煎器 论司煎人 服法 服药忌食^② 饮食禁忌节要^③ 病有十失 病有八不治 却病十要 病有七失不可治^④ 老人病不同治法 治妇人病有不能尽法之弊 妄庸议病 古方无妄用 草药不可^⑤ 妄用 真菊野菊 服饵忌羊血 论妇人病有不同治法^⑥ 用药例丸散汤膏各有所

宜^⑦ 药品制度法^⑧

食鉴本草

味类 粟类 菜类 果类 兽类 禽类 鱼类 器盛类 解毒类 病忌类

病后调理法

风门 寒门 暑门 湿门 燥门 火门 调理脾胃门 气门 血门 痰门 阴虚门 阳虚门 诸虚门

　　康熙已卯年重订新梓

---

① 煎药有法：此目原脱，据正文标题补。

② 食："食"字原脱，据正文标题补。

③ 饮食禁忌节要：此目原脱，据正文标题补。

④ 病有七失不可治：原作"病有七不治"，据正文标题改。

⑤ 不可：原作"不"，据正文标题改。

⑥ 论妇人病有不同治法：原作"妇人病不同治法"，据正文标题改。

---

⑦ 用药例丸散汤膏各有所宜：原作"用药凡例"，据正文标题改。

⑧ 药品制度法：原作"炮制诸药法"，据正文标题改。

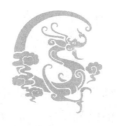

寿世青编卷上　勿药须知

古平江尤乘生洲手纂

　　臞仙[①]曰：古神圣之医能疗人之心，预使不致[②]于有疾。今之医者惟知疗人之疾，而不知疗人之心，是犹舍本而逐末也。不穷其源而攻其流，欲求疾愈，安可得乎？殊不知病由心生，孽由人作。佛氏[③]谓一切唯心造，良不诬矣！所以人之七情内起，正性[④]颠倒，以致大疾缠身，诚非医药所能治疗。盖药能治五行生克之色身[⑤]，不能治无形之七情；能治七情所伤之气血，不能治七情忽起忽灭、动静无端之变幻。故臞仙又曰：医不入刑官之家，药不疗不仁者之疾。盖福有所主，祸有所司，报复之机无一不验。因有天刑[⑥]之疾，自戕之疾。其天刑之疾，由夙世今生所积过愆，天地谴之以致斯疾，此孽原于心也；其自戕之疾者，风寒暑湿之所感，酒色性气之所伤，六欲[⑦]七情生于内，阴阳二气攻于外，此病生于心也。《仙经[⑧]》曰：炼精化气，炼气化神，炼神还虚。噫！将从何处炼乎？总不出于心耳。故凡思虑伤心，忧悲伤肺，忿怒伤肝，饮食伤脾，淫欲伤肾。

---

① 臞仙：此指明代宁王朱权，字臞仙，道教学者，善于医。著有《臞仙活人心法》等书。

② 致：原作"至"，据文义改。

③ 佛氏：指佛教。

④ 正性：自然的禀性。

⑤ 色身：佛教用语，即肉身。

⑥ 天刑：指上天降的刑罚，即上天的惩罚。

⑦ 六欲：有不同的说法。《吕氏春秋·贵生》高诱注："六欲，生、死、耳、目、口、鼻也"。一般指眼、耳、鼻、舌、身、意。

⑧ 仙经：泛道教典籍。

药之所治只有一半，其一半则全不系药力，唯要在心药也。或曰：何谓心药？予引林鉴堂诗曰：自家心病自家知，起念还当把念医。只是心生心作病，心安那有病来时。此之谓心药。以心药治七情内起之病，此之谓疗心。予考历代医书之盛，汗牛充栋，反复详明，其要主于却疾。然《内经》有一言可以蔽之，曰不治已病治未病是也。治有病不若治于无病，疗身不若疗心。吾以谓使人疗，尤不若先自疗也。

疗心法言

《素问·天真论①》曰：恬憺虚无，真气从之，精神内守，病安从来？老子曰：人生以百年为限，节护②乃至千岁，如膏之小炷与大炷耳。人大言我小语，人多烦我少记，人悸怖我不怒。淡然无为，神气自满。此长生之药。

刘河间③曰：形者生之舍也，气者生之元也，神者生之制也。形以气充，气耗形病，神依气立，气合神存。修真之士法于阴阳，和于术数，持满御神，专气抱一，以神为车，以气为马，神气相合，可以长生。又曰：全生之术，形气贵乎安，安则有伦而不乱。精神贵乎保，保则有要而不耗。故保养之道，初不离乎形气精神。

达磨④曰：心不缘境，住在本源。意不流散⑤，守于内息。神不外役，免于劳伤。人知心即念气⑥之主，气即形之根。形者气之宅，神形之具，令人相因而立。若一事有失，即不合于至理，可能久立焉？

老子曰：不见可欲，使心⑦不乱。

---

① 素问·天真论：即《黄帝内经素问·上古天真论》。

② 节护：指俭啬与守护。

③ 刘河间：即刘完素，字守真，号通玄处士，金代著名医家，因是河间（今河北省河间县）人，世称刘河间。

④ 达磨：即菩提达摩，南印度人，南北朝禅僧，略称达摩或达磨。

⑤ 流散：《云笈七签》卷五十九引《达摩大师住世留形内真妙用诀》乙作"散流"。

⑥ 念气：以意念操纵内气的运动。按"念"字原脱；据《云笈七签》卷五十九《达摩大师住世留形内真妙用诀》补。

⑦ 心：《道德经·第三章》"心"上有"民"字。

《直指①》曰：清谓清其心源②，静谓静其气海。心源清则外事不能扰，性定而神明；气海静则邪欲不能作，精全而腹③实。

《指归④》曰：游心于虚静，结志于微妙，委虑于无欲，指归于无为。故能达生延命，与道为久。

《妙真经⑤》曰：人常失道，非道失人。人常去生，非生去人。故养生者慎勿失道，为道者慎勿失生，使道与生相守，生与道相保。

《元道真经⑥》曰：生可冀也，死可畏也。草木根生，去土则死。鱼鳖沉生，去水则死。人以形生，去气则死。故圣人知气之所在，以为身宝。

《仙经》曰：精气神为内三宝，耳目口为外三宝。常令内三宝不逐物而流，外三宝不诱中而扰。

又曰：毋劳尔形，毋摇尔精。归心静默，可以长生。

《定观经⑦》曰：惟令定心之上，豁然无覆；定心之下，旷然无基⑧。旧孽⑨日销，新孽不造。无所罣碍，迥脱尘笼⑩。

又曰：唯灭动心，不灭照心。但凝空心，不凝住心。

重阳祖师曰⑪：老人于十二时中，行住坐卧，一切动中⑫，要把心似泰山，不摇不动，谨守四门，眼耳鼻口，不令内入外出。此名养寿紧要。

真人大计⑬曰：奢懒者寿，悭勤⑭者夭，放散劬劳之异也。田夫寿，膏粱夭，嗜欲多少之验也。处士少疾，游子多患，事务简烦之殊也。故俗人竞利，道士罕营。

① 直指：即《真仙直指语录》，元·玄金子编。系全真派师徒授课记录。

② 心源：犹言"心性"。

③ 腹：原作"复"，据《真仙直指语录》改。

④ 指归：即《老君指归》，汉·严遵撰。严遵，字君平，西汉蜀郡人。

⑤ 妙真经：作者失考，传为老子所作。经学者考证。约成书于东晋末年到南北朝刘宋时期。

⑥ 元道真经：即《太清元道真经》，约成书于唐代。检此书未见此文，文见《太上老君太素经》。

⑦ 定观经：即《洞玄灵宝定观经》。

⑧ 基：原作"塞"，据《洞玄灵宝定观经》改。

⑨ 孽：《洞玄灵宝定观经》作"业"。下同。

⑩ 笼：原作"病"，据《洞玄灵宝定观经》改。

⑪ 重阳祖师曰：此引目王重阳《重阳立教十五论·论打坐》，文字略有出入。

⑫ 动中：《重阳立教十五论》作"动静中间"。

⑬ 真人大计：此非书名，可理解为"凡成为真人的大体条件"。此条文字出自《小有经》。

⑭ 勤：原作"靳"，据《养性延命录》卷上引《小有经》改。"悭勤"与"奢懒"对文。

《唐书》曰：多记损心，多言耗气。心气内损，形神外散，初虽不觉，久则为弊。

《元始真经①》曰：喜怒损性，哀乐伤神，性损则害生，神伤则侵命②。故养性以全气，保神以安身，气全体平，身安神逸。此全生之诀也。

《洞神经③》曰：养生以不损为延年之术，不损以有补为④卫生之经。

《天真论》曰：外不劳形于事，内无思想之患。以恬愉为务，以自得为功。形体不敝，精神不散。

《庄子》曰：能遵生者，虽富贵不以养伤身，虽贫贱不以利累形。又曰：吾生也有涯，而智⑤也无涯，以有涯逐无涯，殆已⑥。已而为智者，殆而已矣。

《秋声赋》云：奈何思其力之所不及，忧其智之所不能，宜其渥然⑦丹者为槁木，黟然⑧黑者为星星⑨。此士大夫通患也。又曰：百忧感其心，万事劳其形，有动于中，必摇其精。人常有多思多忧之患，方壮遽⑩老，方老遽衰。反此亦长生之法。

孙思邈曰：多思则神殆，多念则智⑪散，多欲则智昏，多事则形劳⑫，多言则气乏，多笑则脏伤⑬，多愁则心慑，多乐则意⑭溢，多喜则忘错昏乱，多怒则百脉⑮不定。

《小有经》曰：才所不胜而强思之，伤也；力所不任而强举之，伤

---

① 元始真经：即指《元始天尊太玄真经》。

② 神伤则侵命：此五字原脱，据《四气摄生图》补。

③ 洞神经：《西山群仙会真记》引作"洞神真经"。

④ 为：原在上"以"字下，据《遵生八笺·清修妙论笺》移此。

⑤ 智：通"知"。《庄子·养生主》作"知"。下同。

⑥ 已：原作"矣"，据《庄子·养生主》改。

⑦ 渥然：色泽红润貌。

⑧ 黟然：乌黑貌。

⑨ 星星：喻年老头发花白。

⑩ 遽：急速。

⑪ 智：《千金要方》卷二十七作"志"。下同。

⑫ 形劳：原作"劳形"，据《千金要方》卷二十七乙正，上下句式一律。

⑬ 脏伤：原作"伤脏"，据《千金要方》卷二十七乙正。

⑭ 意：原作"语"，据《千金要方》卷二十七改。

⑮ 脉：原作"节"，据《备急千金要方》改。

也；深忧而不解，重喜而不释，皆伤也。

《淮南子①》曰：太喜坠阳，太怒破阴，是以君子有节焉。

《玄珠②》曰：起居不节，用力过度，则脉络伤。伤阳则衄血，伤阴则下血。

《书③》曰：行走勿语，伤气，语多则住而再语。笑多则肾转腰疼。

《神仙传④》曰：养寿之道，但莫伤之而已。

《素问》曰：食饮有节，起居有常，不妄作劳，故能形与神俱而尽终其天年。

《真训⑤》曰：眼者身之镜，耳者体之牖，视多则镜昏，听众则牖闭。面者神之庭，发者脑之华，心悲则面焦，脑减则发素。精者体之神，明者神之宝，劳多则精散，营竟则明消。

《妙真经⑥》曰：视过其目者明不居，听过其耳者精不守⑦，爱过其心者神不居⑧，牵过于利者动则惧⑨。

《真诰⑩》曰：镜以照面，智以照心，镜明则尘垢不染，智明则邪恶不生。

《阴符经⑪》曰：淫声美色，破骨之斧锯也。世之人不能秉灵烛以照迷情，持慧剑以割爱欲，则⑫流浪生死之海，害生于恩也。

《河图帝视萌》曰：侮天地⑬者凶，顺天时者吉，春夏乐山高处，秋冬居卑深藏。吉利多福，寿考无穷。

---

① 淮南子：又名《淮南鸿烈》，西汉淮南王刘安及其门客所编。此引文见《淮南子·精神训》，原文作"大怒伤阴，大喜伤阳"。

② 玄珠：《遵生八笺·延年却病笺》引作"素问玄珠"。

③ 书：盖指《尚书》。

④ 神仙传：东晋葛洪所著。此引见《神仙传》卷一。

⑤ 真训：此引文见《真诰》卷二。

⑥ 妙真经：即《老子妙真经》。

⑦ 精不守：《老子妙真经》作"精泄漏"。

⑧ 神不居：《老子妙真经》作"神出去"。

⑨ 牵过于利者动则惧：《老子妙真经》作"牵于欲，事汲汲。遽为于利，动惕惕"。

⑩ 真诰：南北朝·梁·陶弘景撰。此引文不见今本《真诰》中。

⑪ 阴符经：道家著作，托名黄帝，又称《黄帝阴符经》。

⑫ 则："则"字原脱，据《遵生八笺》引《阴符经》补。足文。

⑬ 地：《养性延命录》卷上引《河图帝视萌》作"时"。

《西山记》曰①：一体之盈虚消息，皆通乎天地，应乎万类，和之于始，和之于终，静神灭想，生之道也。

《卫生诀》云：凡人一日一夜，一万三千五百息，未尝休息，减之一息则寒，加之一息则热。藏府不和，诸疾生焉。故元气在保养，谷神在守护。

吕洞宾②曰：寡言语以养气，寡思虑以养神，寡嗜欲以养精。精生气，气生神，神自灵也。是故精绝则气绝，气绝则命绝也。是故精气神，人身之内三宝也。

《齐丘子③》曰：乔松所以能凌霜雪者，藏正气也；美玉所以能犯烈火者，蓄至精也。是以大人昼运灵旗，夜录神芝，觉所不觉，思所不思，可以冬御风而不寒，夏御火而不热。故君子藏正气者④，可以远鬼神，伏奸佞；蓄至精者，可以保生灵，跻福寿，是故贵乎养气也。

《素问》曰：谨和五味，骨正筋柔，气血以流，腠理以密，如是则骨气以精。谨道如法⑤，长有天命。

又曰⑥：食风者灵而延寿算⑦，食谷者多智而劳形神⑧，食草者痴愚而力足，食肉者勇鄙而多嗔，服气者常存而得道。

《传》曰：杂食者，百病妖邪所钟⑨。所食愈少，心愈开，年愈益；所食愈多，心愈塞，年愈损焉。所以服气者千年不死，故身飞于天；食谷者千百皆死，故形归于地。

白玉蟾⑩曰：薄滋味以养气，去嗔怒以养性，处卑下以养德，守清静⑪以养道。

学山曰：食饮有节，脾土不泄；调息寡言，肺金自全；动静以敬，心

① 《西山记》曰：此引文见于《列子·周穆王》。
② 吕洞宾：吕喦，字洞宾，号纯阳子，自称回道人，以字行。
③ 齐丘子：又名《化书》，五代谭峭撰。
④ 者："者"字原脱，据《化书》补。
⑤ 如是则骨气以精。谨道如法：此十一字原脱，据《素问·六节藏象论》补。
⑥ 又曰：此节文字《云笈七签》卷三十六引自《黄帝内传》。
⑦ 延寿算：《云笈七签》卷三十六引自《黄帝内传》作"延寿"。
⑧ 劳形神：《云笈七签》卷三十六引自《黄帝内传》作"劳神"。
⑨ 钟：聚集。
⑩ 白玉蟾：道士，南宋金丹派南宗的创始人。
⑪ 清静：《小窗幽记·集景篇》作"恬淡"。

火自定；宠辱不惊，肝木自宁；恬然无欲，肾水自足。

益州老人①曰：凡欲身之无病，必须先正其心，使其心不乱求，心不狂思，不贪嗜欲，不着迷惑，则心君泰然矣。心君泰然，则百骸四体虽有病不难治疗。独此心一动，百患为招，即扁鹊、华佗在旁，亦无所措手乎。

林鉴堂安心诗

我有灵丹一小锭，能医四海群迷病。些儿吞下体安然，管取延年兼接命。
安心心法有谁知，却把无形妙药医。医得此心能不病，翻身跳入太虚②时。
念杂由来业障多，憧憧扰扰竟如何。驱魔自有玄微诀，引入尧夫③安乐窝。
人有二心方显念，念无二心始为人。人心无二浑无念，念绝悠然见太清。
这也了时那也了，纷纷攘攘皆分晓。云开万里见清光，明月一轮圆皎皎。
四海遨游养浩然，心连碧水水连天。津头④自有渔郎问，洞里桃花日日鲜。

《性理》曰：夫人之心皆明镜也，圣人特不尘之耳。夫人之心皆止水也，圣人特不波之耳。又朱晦庵⑤曰：学者常要提醒此心，惺惺不昧，如日中天，群邪自息，同一旨也。

养五脏说⑥

养心说

夫心者，万法之宗，一身之主，生死之本，善恶之源，与天地而可通，为神明之主宰，而病否之所由系也。盖一念萌动于中，六识⑦流转于

---

① 益州老人：《太平广记》卷二十三《神仙·益州老父》中有此内容，文字略有不同。
② 太虚：宇宙。
③ 尧夫：古代圣明君主。喻天下太平安康。
④ 津头：渡口。
⑤ 朱晦庵：朱熹，字元晦，号晦庵，南宋理学家。
⑥ 养五脏说：此标题原脱，据本书目次补。
⑦ 六识：指眼识、耳识、鼻识、舌识、身识、意识。

外，不趋乎善，则五内①颠倒，大疾缠身。若夫达士则不然，一真澄湛②，万祸消除。老子曰：夫人神好清而心扰之，人心好静而欲牵之，常能遣其欲而心自静，澄其心而神自清，自然六欲不生，三毒③消灭。孟子曰：养心莫善于寡欲。所以妄想④一病，神仙莫医。正心之人，鬼神亦惮，养与不养故也。目无妄视，耳无妄听，口无妄言，心无妄动。贪嗔痴爱，是非人我，一切放下。未事不可先迎，遇事不宜过扰，既事不可留住，听其自来，应以自然，信其自去，忿懥⑤恐惧，好乐忧患，皆得其正。此养之法也。

养肝说

夫肝者，魂之处也，其窍在目，其位在震，通于春气，主春升发动之令也。然木能动风，故《经》曰："诸风掉眩皆属于肝。"又曰："阳气者，烦劳则张，精绝，辟积⑥于夏，使人煎厥。"设气方升，而烦劳太过，则气张于外，精绝于内。春令邪辟之气积久不散，至夏未痊，则火旺而真阴⑦如煎，火炎而虚气逆上，故曰煎厥。按《脉解论》曰："肝气失治，善怒者名曰煎厥。"戒怒养阳，使生生之气相生于无穷。又曰："大怒则形气绝，而血菀于上，使人薄厥。"菀，结也。怒气伤肝，肝为血海，怒则气上，气逆则绝，所以血菀上焦。相迫曰薄，气逆曰厥，气血俱乱，故为薄厥。积于上者，势必厥而吐也。薄厥者，气血之多而盛者也。所以肝藏血，血和则体泽，血衰则枯槁。故养肝之要在乎戒忿，是摄生之第一法也。

---

① 五内：五脏。

② 一真澄湛：谓内心纯净。一真，唯一真实，意同"真如"。

③ 三毒：佛学名词。指贪、嗔、痴。

④ 妄想：佛教词语。由于心之执着，而无法如实知见事物，遂产生谬误之分别。

⑤ 忿懥：怒恨、发怒。

⑥ 辟积：即"襞积"，指衣裙之褶，引伸为多次重复累积。

⑦ 真阴：又称元阴，指肾水。

养脾说

脾者后天之本，人身之仓廪①也。脾应中宫之土，土为万物之母。如婴儿初生，一日不再食则饥，七日不食则肠胃涸绝而死。《经》曰：安谷则昌，绝谷则亡。盖谷气入胃，洒陈六府而气至，和调五藏而血生，而人资以为生者也。然土恶湿而喜燥，饮不可过，过则湿而不健；食不可过，过则壅滞而难化，病由是生矣。故饮食所以养生，而贪嚼无厌亦能害生。《物理论》曰：谷气胜元气，其人肥而不寿。养性之术，常令谷气少则病不生。谷气且然，矧②五味餍饫③为五内害乎！甚而广搜珍错④，争尚新奇，恐其性味良毒与人藏府宜忌尤未可晓。故西方圣人使我戒杀茹素⑤，本无异道。人能戒杀则性慈而善念举，茹素则心清而肠胃厚。无嗔无贪，罔⑥不由此。外考禽兽肉食，谷者宜人，不可不慎。

养肺说

肺者藏之长⑦也，心之华盖⑧也，其藏魄，其主气，统领一身之气者也。《经》曰：有所失亡，所求不得，则发肺鸣，鸣则肺热叶焦。充之则耐寒暑，伤之则百邪易侵，随事痿矣。故怒则气上，喜则气缓，悲则气消，恐则气下，惊则气乱，劳则气耗，思则气结⑨。七情之害，皆气主之也。直养无害，而后得其所以浩然者，天地可塞，人之气与天地之气可一也，道气可配，人之气与天地之气可通也。先王以至日闭关⑩，养其微也。慎言语，节饮食，防其耗也。

---

① 仓廪：存储粮食的仓库。

② 矧：何况。

③ 餍饫：指尽量满足口舌需要。

④ 珍错："山珍海错"的省称。泛指珍异食品。

⑤ 茹素：即吃素食。

⑥ 罔：原作"用"，据文义改。

⑦ 肺者藏之长：谓肺在五脏中居位最高。

⑧ 华盖：本指帝王车上的伞盖。此喻肺是心的伞盖。

⑨ 气结：原作"思气"，据《素问·举痛论》改。

⑩ 至日闭关：谓夏至、冬至二日断绝对外交流，闭门养生。

养肾说

肾者先天之本，藏精与志之宅也。《仙经》曰：借问如何是玄牝[①]，婴儿初生先两肾。又曰：玄牝之门，是为天地根。是故人未有此身，先生两肾，盖婴儿未成，先结胞胎，其象中空，一茎透起，形如莲蕊。一茎即脐带，莲蕊即两肾也，为五藏六府之本，十二脉之根，呼吸之主，三焦之原。人资以为始，岂非天地之根乎，而命寓焉者，故又曰命门[②]。天一生水，故曰坎水[③]。夫人欲念一起，炽若炎火，水火相克，则水热火寒，而灵台之焰[④]藉此以灭矣。使水先枯涸，而木无所养，则肝病。火炎则土燥而脾败，脾败则肺金无资，咳嗽之症成矣。所谓五行受伤，大本[⑤]已去，欲求长生，岂可得乎！《庄子》曰：人之大可畏者衽席[⑥]之间，不知戒者故也[⑦]。养生之要，首先寡欲。嗟乎！元气有限，情欲无穷。《内经》曰：以酒为浆，以妄为常，醉以入房，以竭其精。此当戒也。然人之有欲，如树之有蠹，蠹甚则木折，欲炽则身亡。《仙经》曰：无劳尔形，无摇尔精，无使尔思虑营营[⑧]，可以长生。智者鉴之。

斋说

夫世之持斋，往往以斋之说为误，何也？茹素而已，不复知有斋之实事。意谓茹素可以弭灾[⑨]集福，却病延年，则谬矣。玉华子[⑩]曰：斋者，齐

---

① 玄牝：道教术语。指天地万物生成变化的本源，比喻道。

② 命门：指人体生命的根本。中医理论有左为肾，右为命门之说。

③ 天一生水，故曰坎水：喻肾脏主水，与《河洛》"天一生水，地六成之"之数相应，并对应《周易》中位于北方的坎卦，故曰。

④ 灵台之焰：喻心脏主火。《庄子·庚桑楚》："不可内于灵台。"郭象注："灵台者，心也。"心火与肾水既济，人体方能无病。

⑤ 大本：根本，此指身体基础。

⑥ 衽席：床褥与莞簟，又泛指卧席。此借指男女性欲之事。

⑦ 人之大可畏者衽席之间，不知戒者故也：《庄子·达生》作"人之所取畏者，衽席之上，饮食之间，而不知为之戒者，过也"。

⑧ 思虑营营：意思是为了功名利禄而用心奔走。营营，匆匆往来貌。

⑨ 弭灾：消除灾害。

⑩ 玉华子：即盛端明，字希道，自号玉华子，明代海阳（今广东潮安）人。明嘉靖进士，曾官礼部商书。通医术，著有《程斋医抄》。

也。齐其心而洁其体也，岂仅茹素而已。所谓齐其心者，澹志寡营①，轻得失，勤内省，远荤酒；洁其体者，不履邪径，不视恶色，不听淫声，不为物诱。入室闭户，烧香静坐，方可谓之斋也。诚能如是，则身中之神明自安，升降不碍，可以却病，可以长生，可以迪福②弭罪。

食忌说

《太乙真人七禁文》其六曰：美饮食，养胃气。彭鹤林③云：夫脾为藏，胃为府，脾胃二气互相表里。胃为水谷之海，主纳水谷，脾在中央，磨而消之，化为气血，以灌溉藏府，荣养周身，所系最重。修养之士不可不美其饮食以调之。所谓美者，非水陆毕具异品珍馐之谓也。要在乎生冷勿食，粗硬勿食，勿强食，勿强饮。先饥而食，食不过饱；先渴而饮，饮不过多。孔子曰：食饐而餲④、鱼馁⑤而肉败不食，色恶不食，臭恶不食，失饪不食，不时不食。凡此者皆损胃气，非惟致疾，亦乃伤生，欲希长年，斯宜深戒，而奉老慈幼与观颐者⑥审之。

食饮以宜

饮食之宜，当候已饥而进食，食不厌细嚼，仍候焦渴而引饮，饮不厌细呷⑦。毋待饥甚而食，食勿过饱。时觉渴甚而饮，饮勿过多。食不厌精细，饮不厌温热。五味毋令胜谷味，肉味毋令胜食气。食必先食热，后食冷。

---

① 澹志寡营：淡泊名利，不为个人营谋。

② 迪福：犹言"招福"。

③ 彭鹤林：彭耜，字季益。宋朝福建三山人，隐居鹤林，人称彭鹤林。道教金丹派南宗的重要人物。

④ 食饐而餲：谓食物腐败发臭和食物经久变味。

⑤ 鱼馁：指鱼腐烂变质。

⑥ 观颐者：意思是观察研究养生之道的人。

⑦ 呷：小口喝。

居室安处论

《天隐子①》曰：吾谓安处者，非华堂邃宇②、重茵广榻③之谓也，在乎南面而坐，东首而寝，阴阳适中，明暗相半。屋无高，高则阳盛而明多；屋无卑，卑则阴盛而暗多。故明多则伤魄，暗多则伤魂，人之魂阳而魄阴，苟伤明暗，则疾病生焉。此所谓居处之室，尚使之然。况天地之气，有亢阳之攻肌，淫阴之侵体，岂可不防慎哉。修身之士倘不法此，非安处之道。曰：吾所居室四边皆窗户，遇风即合，风息即开；吾所居室前帘后屏，太明即下帘，以和其内映，太暗则卷帘，以通其外耀。内以安心，外以安目，心目俱安，则身安矣。明暗且然，况太多思虑，太多情欲，岂能安其内外哉？

居处宜忌说

《保生要录④》曰：人之家室土厚水深，居之不疾。凡⑤人居处，随其方所，皆欲土厚水深。土欲坚润而黄，水欲甘美而清。常坐之处，令其四面周密，勿令小有细隙，致风得入，人不易知，其伤人最重，初时不觉，久能中人。夫风者，天地之气也，能生成万物，亦能损人，有正有邪故耳。初入腠理，渐至肌肤，内传经脉，达于⑥藏府，传变既深，为患不小。故《素问》曰：夫上古圣人之教下民也，皆谓之虚邪贼风避之有时。又《养生书》云：避风如避箭。若盛暑所居，两头通屋，衢堂⑦夹道，风回凉爽，其为害尤甚，养生者当慎之。

---

① 天隐子：养生学著作，唐朝道士司马承祯撰。司马承祯，字子徽，号天隐子。

② 华堂邃宇：高大深广的房屋。华堂，高大的房子。邃宇，深广的屋宇。

③ 重茵广榻：双层的坐卧垫褥和宽广的床铺。

④ 保生要录：养生著作，宋朝蒲虔贯撰。

⑤ 凡：《保生要录》"凡"上有"故"字。

⑥ 于："于"字原脱，据《保生要录》补。

⑦ 衢堂：小巷。

寝室宜忌说

凡人卧床常令高，则地气不及，鬼吹不干[1]。鬼气侵人，常因地气逆上耳。人卧室宇当令洁净，净则受灵气，不洁则受故气[2]。故气之乱人室宇者[3]，所为不成，所依不立。即一身亦尔，当常令沐浴洁净。

卧时祝法

《黄素四十四方经[4]》云：夜寝欲合眼时，以手抚心三过，闭目，微祝曰：太灵九宫，太乙守房，百神安位，魂魄和同，长生不死，塞灭邪凶。咒毕而寝。此名九宫隐祝寝魂之法。常能行之，使人魂魄安宁，永获贞吉。

睡诀

西山蔡季通[5]云：睡侧而屈，觉正而伸，早晚以时，先睡心，后睡眼。朱晦庵谓未发之妙。

《千金方》云：半醉酒，独自宿，软枕头，暖盖足，能息心，自瞑目。陆平泉云：每夜欲睡，必走千步始寝。

《论语》曰：食不语，寝不言。寝卧不得多言笑。五藏如钟磬，不悬则不可发声。

伏气[6]有三种眠法：病龙眠，屈其膝也；寒猿眠，抱其膝也；龟鹤眠，踡其膝也。

[1] 西山鬼吹不干：谓阴邪湿气不犯。鬼吹，指湿邪湿气。干，犯也。
[2] 故气：指陈腐之气。
[3] 者："者"字原脱，据《云笈七签》卷四十五引《修真要旨》补，足文。
[4] 黄素四十四方经：全称作"上清太上黄素四十四方经"，道教早期上清派经典之一，约出于晋代。
[5] 西山蔡季通：蔡元定，字季通，学者称西山先生，建宁府建阳（今属福建）人，师事朱熹，著名理学家。
[6] 伏气：丹道功法，是炼精化气的过程，其关键在于精气神三者合一。

孙真人[①]卫生歌

天地之间人为贵，头象天兮足象地。父母遗体宜保之，箕畴五福[②]寿为最。

卫生切要知三戒，大怒大欲并大醉。三者若还有一焉，须防损失真元气。

欲求长生先戒性，火不出兮神自定。木还去火不成灰，人能戒性方延命。

贪欲无穷志却精，用心不已走元神。劳形散尽中和气，更复何能保此身。

心若太费费则竭，形若太劳劳则歇。神若太伤伤则虚，气若太损损则绝。

世人欲知卫生道，喜乐有常嗔怒少。心诚意正思虑除，顺理修身去烦恼。

春嘘[③]明目大扶肝，夏至呵心火自闲。秋呬定收金肺润，冬吹肾水得平安。

三焦嘻却除烦热，四季常呼脾化餐。切忌出声闻口耳，其功尤胜保神丹。

发宜多梳气宜炼，齿宜频叩津宜咽。子欲不死修昆仑[④]，双手揩摩常在面。

春月少酸宜食甘，冬月宜苦不宜咸。夏要增辛减却苦，秋辛可省便加酸。

季月可咸甘略戒，自然五藏保平安。若能全减身康健，滋味偏多多病难。

春寒莫放绵衣薄，夏月汗多须换着。秋冬衣冷渐加添，莫待病生才服药。

惟有夏月难调理，内有伏阴忌凉水。瓜桃生冷宜少餐，免致秋来成疟痢。

君子之人守斋戒，心旺肾衰宜切记。常令充实勿空虚，日食须当去油腻。

太饱伤神饥伤胃，太渴伤血并伤气。饥餐渴饮勿太过，免致膨脝[⑤]伤心肺。

醉后强饮饱强食，未有此生不成疾。人资饮食以养身，去其甚者自安适。

食后须行百步多，手摩脐腹食消磨。夜半云根[⑥]灌清水，丹田浊气切须呵。

饮酒可以陶性情，太饮过多防有病。肺为华盖倘受伤，咳嗽劳神能损命。

慎勿将盐去点茶，分明引贼入其家。下焦虚冷令人瘦，伤肾伤脾防病加。

坐卧切防脑后风，脑内入风人不寿。更兼醉饱卧风中，风才一入成灾咎。

---

① 孙真人：即孙思邈，宋徽宗崇宁二年（1103）追封为妙应真人。

② 箕畴五福：《尚书·洪范·九畴》："一曰寿，二曰富，三曰康宁，四曰攸好德，五曰考终命。"箕，指箕子，传《九畴》为箕子所作，故称。

③ 嘘：气功功法之一，与下文中"呵、呬、吹、嘻、呼，"组成六字诀。

④ 修昆仑：道家养生功法，即修泥丸宫法，乃还精补脑之术。昆仑，指头脑。

⑤ 膨脝：腹部膨大貌。引申为饱食。

⑥ 云根：疑当作"灵根"，道教修炼名词，喻生命之本源。《黄庭外景经》云："玉池清水灌灵根。"又渠丘子云："守上部灵根舌也，守中部灵根脐也，守下部灵根精房也。"

雁有序兮犬有义，黑鲤朝北知臣礼。人无礼义反食之，天地神明俱不喜。
养体须当节五辛①，五辛不节损元神。莫教引动虚阳发，精竭神枯定丧身。
不问在家并在外，若遇迅雷风雨至。急须端肃敬天威，静室收心须少②避。
恩爱牵缠不自由，利名萦绊几时休。放宽些子③自家福，免致中年早白头。
顶天立地非容易，饱食暖衣宁不愧。思量无以报洪恩，早暮焚香谢天地。
身安寿永事如何，胸次平夷积善多。惜命惜身兼惜气，请君熟玩卫生歌。

真西山④卫生歌

万物惟人为最贵，百岁光阴如旅寄。自非留意修养中，未免疾苦为身累。
何必餐霞饵大药⑤，妄意延龄等龟鹤。但于饮食嗜欲间，去其甚者将安乐。
食后徐行百步多，两手摩胁并胸腹。须臾转手摩肾堂⑥，谓之运动水与土。
仰面常呵三四呵，自然食毒气消磨。醉眠饱卧俱无益，渴饮饥餐尤戒多。
食不欲粗并欲速，宁可少餐相接续。若教一顿饱充肠，损气伤脾非尔福。
生冷粘腻筋韧物，自死牲牢皆勿食。馒头闭气宜少餐，生脍偏招脾胃疾。
酢酱胎卵兼油腻，陈臭腌醴尽阴类。老弱若欲更食之，是借寇兵毋以异。
炙煿之物须冷吃，否则伤齿伤血脉。晚食常宜申酉时，向夜⑦徒劳滞胸膈。
饮酒莫教令大醉，大醉伤神损心志。酒渴饮水并啜茶，腰脚自兹成重坠。
常闻避风如避箭，坐卧须当预防患。况因食后毫孔开，风才一入成瘫痪。
不问四时俱暖酒，太热太冷莫入口。五味偏多不益人，恐随藏府为灾疚。
视听行坐不可久，五劳七伤从此有。四肢亦欲得小劳，譬如户枢终不朽。
卧不厌缩觉即舒，饱宜沐浴饥宜梳。梳多浴少益心目，默寝暗眠神晏如⑧。
四时惟夏难调摄，伏阴在内肠易滑。补肾汤丸不可无，食物稍冷休餔啜。

---

① 五辛：道教五辛指韭、蒜、芸薹、胡荽、薤。
② 少：稍。
③ 些子：一点儿。
④ 真西山：即真德秀。本姓慎，因避讳改姓真，号西山，学者称其"西山先生"，南宗理学家。
⑤ 何必餐霞饵大药：餐霞，餐时日霞，喻修仙学道。大药，指道家的金丹。
⑥ 肾堂：肾的部位，在腰的两侧。
⑦ 向夜：指日暮时分。
⑧ 晏如：安然自若的样子。

心旺肾衰何所忌，特忌疏通泄精气。寝处尤宜严密间，宴居①静虑和心气。
沐浴盥漱皆暖水，簟凉枕冷俱弗宜。瓜茄生冷不宜人，岂独秋来作疟痢。
伏阳在内冬三月，切忌汗多泄精气。阴雾之中莫远行，暴雨迅雷宜速避。
道家更有颐生旨，第一戒人少嗔恚②。秋冬日出始穿衣，春夏鸡鸣宜早起。
子后寅前睡觉来，瞑目叩齿二七回。吸新吐故毋令误，咽漱玉泉③还养胎。
指摩手心熨两眼，仍更揩摩额与面。中指时时擦鼻茎，左右耳根笭数遍。
更能干浴④一身间，按髀时须纽两肩。纵有风劳诸湿气，何忧腰背复拘挛。
嘘呵呼嘻吹及呬，行气之人分六字。果能依用口诀中，新旧有疴皆可治。
声色虽云属少年，稍知撙节⑤乃无愆。闭精息气宜闻早，莫使羽苞火中燃。
有能操履常方正，于利无贪名不竞。纵向歌中未尽行，可保周身亦无病。

养神气铭

神者气之子，气者神之母，形者神之室。气清则神畅，气浊则神昏，气乱则神劳，气衰则神去，神去则形腐。人以气为道，道以气为生，生道两存，则长生久视。

孙真人养生铭

怒甚偏伤气，思多太损神。神疲心易役，气弱病来侵。勿使悲欢极，常令饮食均。再三防夜醉，第一戒晨嗔。亥寝鸣天鼓⑥，晨兴漱玉津⑦。妖邪难犯己，精气自全身。若要无诸病，常当节五辛。安神宜悦乐，惜气保

---

① 宴居：闲居。一般指公余无事时。

② 嗔恚：指仇视、怨恨和损害他人的心理活动。

③ 玉泉：指口中津液。

④ 干浴：自我推拿，即以手摩擦。

⑤ 撙节：节省。

⑥ 鸣天鼓：两手掩耳，即以第二指压中指上，用第二指弹脑后骨做响声，谓之鸣天鼓。

⑦ 漱玉津：嘴巴微合，用舌尖抵着口腔内壁，上下左右慢慢转动，有津液流在舌下，等津液聚多，再用这些津液含漱牙齿口腔，然后慢慢吞下。

和纯。寿夭休论命，修行本在人。若能遵此理，平地可朝真^①。

谨疾箴

凡人富贵名利勿强求之，而况此身父母之所遗；才情意气勿竞争之，而况此身妻子之所仰。身之柔脆，非木与石，伤之七情，报以百疾。疾之既来，有术奚^②施，疾之未来，有术不知。我明告子，子尚听之，色之悦目，惟男女之欲，思所以远之，如脱桎梏^③；味之爽口，惟饮食之欲，思所以禁之，如畏鸩毒^④。多言则伤气，欲养气者言不费；多思则损血，欲养血者思不越。忧不可积，乐不可纵。形不可太劳，神不可太用。凡此数言，终身宜诵。

《勿药真言》云：独宿之妙，不但老年，少壮亦当如此。日间纷扰，心神散乱，全赖夜间休息以复元气。若日内心猿意马，狂妄驰驱，至夜又醉饱而恣情纵欲，不自爱惜，其精神血气何能堪此？

导引却病法

老子曰：天有三宝日月星，人有三宝精气神。此其旨可得而知也。余自少慕道，夙有因缘，幸遇高贤异士，得读古圣法言，乃知性命之理简易渊微，舍精气神则别无了道^⑤之门，而老子一言固已悉之矣。人自离母腹，三元真气日可生发，后为情欲所蔽，不知保养，斫丧者多。于是古圣传授教人修补之法，呼吸吐纳，存神运想，闭息按摩。虽非大道，然能勤行积久，乃可却病延年。若夫虚劳内损，痼疾经年，即扁鹊卢公^⑥，难于措手。苟能积气开关，决有回生之效，久之则任督二脉交通，水升火降，

---

① 朝真：朝见真人。喻可以延长寿命。

② 奚：疑问代词。相当于"哪里"。

③ 桎梏：指脚镣手铐。

④ 鸩毒：毒酒。鸩是一种毒鸟。以鸩毛或鸩类置酒中有剧毒。

⑤ 了道：犹言"得道"、"悟道"。

⑥ 扁鹊卢公：即卢医扁鹊，古代神医。

乃成既济，从前受病之根斩刈①无遗，嗣后真元之气蒸蒸不竭。然勿谓草木无功，遂委之命也哉。余虽不敏，尝事于斯，以谢奇疴，谛信专行②，功臻旦夕③。敢以告之同志。

内养④下手法⑤

《易》曰：一阖一辟谓之变，往来不穷谓之通，阖辟往来无非道也。人生以气为本，以息为元，以心为根，以肾为蒂。天地相去八万四千里，人心与肾相去八寸八分。此肾是内肾，脐下一寸三分是也。中有一脉，以通天息之浮沉。息总百脉，一呼则百脉皆开，一吸则百脉皆合。天地造化流行，亦不出于阖辟二字。人之呼吸，即天地之阖辟也。是乃出于心肾之间，以应天地阴阳升降之理。人能知此，养以自然，则气血从轨，无俟乎搬运之烦，百病何自而生。如有病能知此而调之，则不治而自却矣。下手之诀，必先均调呼吸，均调呼吸先须屏绝外缘，顺温凉之宜，明燥湿之异。明窗净几，涤虑清心，闭目端坐，叩齿三十六遍，以集心神。然后以大拇指背于手掌心劳宫穴处摩令极热，用拭目之大小眦各九遍，并擦鼻之两旁各九遍。又以两手摩令热，闭口鼻气，然后摩面，不俱遍数，以多为上，名真人起居法。次以舌舐上腭，搅口中华池上下，取津漱炼百次，候水澄清，一口分作三次，汩然⑥咽下，名曰赤龙取水，又曰玉液炼形法，最能灌溉五藏，光泽面目，润肺止嗽，其效若神。行持时不必拘定子午，每于夜半后生气时行之，或睡觉时皆妙。如日中闲暇时亦可。

---

① 斩刈：断绝，灭绝。

② 谛信专行：意谓确信摒弃其余，专行一法。

③ 功臻旦夕：意谓短时间内就会达到效果。

④ 内养：谓全真养身之道。

⑤ 法：原作"诀"，据本书目录改。

⑥ 汩然：水流声。

运气法

凡运气法，当闭目静坐，鼻吸清气降至丹田[1]，转过尾闾[2]，随即提气如忍大便状，自夹脊双关[3]透上，直至泥丸[4]，转下鹊桥[5]，汩然咽下，仍归丹田。初行功时，焚香一炷为度，渐增三炷，功行七日而止。凡卧病者，宜用厚褥、绵被、暖帐、重衣。不论寒暑，初行功三日，发大汗以攻阴邪之气，进热粥以为表汗之资。渴则漱玉泉以咽之，饥则炊热粥以食之。饥然后食，不拘餐数。如是衣不解带，能一月，则在床三五七年瘫劳鼓膈等症皆可刻期而愈。患在上身，收气当存想其处；患在下身，收气亦存想其处。放气则归于丹田。患在遍身，当分经络属上属下，运法亦如之。女子行功，先提水门，后及谷道，运法如前。

愚按：人气即天地之气。故天气不交于地，乾坤或几乎息矣。人之所以常运其气者，亦体天地交泰之义也。先提谷道，使勿泄也。自背至顶，使相交也。想丹田，使归根也。不惟有疗病之功，抑且多延年之效。何况于无病乎？况微病乎？是名曰修养。

固精法

《金丹秘诀》云：一擦一兜，左右换手，九九之数，真阳不走。每于戌亥二时，阴旺阳衰之候，宜解衣闭息，一手兜外肾[6]，一手擦脐下，左右换手，各兜擦九九之数，仍盘膝端坐，手齿俱固。先提玉茎[7]，如忍小便状，想我身中元精自尾闾升上，直至泥丸，复过鹊桥，降至丹田，每行七次，精自固矣。

---

[1] 丹田：指下丹田，位于脐下。

[2] 尾闾：位于尾骨端。

[3] 夹脊双关：在人背脊二十四节上下之正中，即背部两肩胛尖中间的空窍。

[4] 泥丸：指泥丸宫，位于两眉之间，印堂穴与百会穴连线与两眉连线的交汇点。

[5] 鹊桥：指舌。

[6] 外肾：指睾丸。

[7] 玉茎：指阴茎。

愚按：精者，人身真元之气，五官百骸之主，而神魂附之，以生者也。夫神犹火也，精犹油也，油尽则灯灭，精竭则神亡。故精由气生，神由精附。固精之法宜急讲也，半月精固，久行愈佳。

定神法

人身之神出入固无定在，迫病者穷思极想，又有甚焉。若能行功，则神随气转，不虑其他出，否则难乎其有定在也。故恒时必须常想玄关[①]，思睡必须常想鼻准[②]，如此则神不外驰而定矣。

愚按：神外无心，心外无道，道即神之主，心即神之宅也。然心外无道，故收放心，即神定而道在。孟子谓：学问之道无他，求其放心而已。夫放心而知求，则志气清明，义理昭著。此定神之功验也。今之养病者曰思丹田，思鼻准，亦收放心之法也。不曰收放心而曰定神，盖游心千里，无有定在，此皆神之外出，故曰定神。已上三条乃却病修养之大纲，外有导引等法详具[③]于后。

十二段动功

叩齿一 齿为筋骨之余，常宜叩击，使筋骨活动，心神清爽。每次叩击三十六数。

咽津二 将舌舐上腭，久则津生满口，便当咽之，咽下啯然[④]有声，使灌溉五藏，降火甚捷。咽数以多为妙。

浴面[⑤]三 将两手自相摩热，覆面擦之，如浴面之状，则须发不白，即升冠鬓不斑之法，颜如童矣。

鸣天鼓四 将两手掌掩两耳窍，先以第二指压中指，弹脑后骨上，左右各二十四次，去头脑疾。

① 玄关：此指丹田。常想玄关，即意守丹田。
② 鼻准：鼻前下端隆起之顶部。
③ 具：原误作"其"，据文义改。
④ 啯然：汤水下咽声。
⑤ 面：原误作"向"，据文义改。

运膏肓五 此穴在背上第四椎下，脊两旁各三寸，药力所不到。将两肩扭转二七次，治一身诸疾。

托天六 以两手握拳，以鼻收气运至泥丸，即向天托起，随放左右膝上，每行三次，去胸腹中邪气。

左右开弓七 此法要闭气，将左手伸直，右手作攀弓状，以两目看右手，左右各三次，泻三焦火，可以去臂腋风邪积气。

摩丹田八 法将左手托肾囊，右手摩丹田，三十六次，然后左手转换如前法，暖肾补精。

擦内肾穴九 此法要闭气，将两手搓热，向背后擦肾堂[①]及近脊命门穴，左右各三十六次。

擦涌泉穴十 法用左手抱住左脚，以右手擦左脚心，左右交换，各三十六次。

摩夹脊穴十一 此穴在背脊之下，大便[②]之上，统会一身之气血，运之大有益，并可疗痔。

洒腿十二 足不运则气血不和，行走不能爽快，须将左足立定，右足提起洒七次，左右交换如前。

右十二段乃运导按摩之法，古圣相传，却病延年，明白显易，尽人可行。庄子曰：呼吸吐纳，熊经鸟伸，为寿而已矣。此导引之士、养形之人、彭祖寿考者[③]之所好也，由是传之至今，其法自修养家书及医经所载，种数颇多。又节取要约切近者十六则，合前十二段参之，各法大概备矣。

凡行功每于子后寅前，此时气清腹虚，行之有效。先须两目垂帘，披衣端坐[④]，两手握固趺坐[⑤]，当以左足后跟曲顶肾茎根下动处，不令精窍漏泄耳。两手当屈两大指抵食指根，余四指捻定大指，是为两手握固。然后叩齿三十通，即以两手抱项，左右宛转二十四次。此可去两胁积聚之邪。复以两手相叉，虚空托天，反手按顶二十四。此可除胸膈间病。复以两手心掩两耳，

① 肾堂：此指肾俞穴。
② 大便：指肛门。
③ 彭祖寿考者：喻希望长寿之人。传彭祖活了八百岁而终。
④ 端坐：端正身体而坐，即正坐。
⑤ 趺坐：结跏趺坐，即盘腿而坐。

却以第二指弹脑后枕骨二十四。此可除风池邪气。复以两手相捉^①，按左膝左捩^②身，按右膝右捩身，各二十四。此可去肝家风邪。捩音例。复以两手一向前一向后，如挽五石弓状，二十四次。此可去臂腋积邪。复大坐展两手纽项，左右反顾，肩膊随，二十四次。此可去脾胃积邪。复以两手握固，并拄两肋，摆撼两肩，二十四。此可去腰肋间之风邪。复以两手交捶臂及膊，反捶背上连腰股，各十四。此可去四支^③胸臆之邪。复大坐斜身偏倚，两手齐向上如排天状，二十四。此可去肺家积聚之邪。复大坐伸足，以两手向前，低头扳足十二次。却钩所伸足，屈在膝上，按摩二十四。此可去心包络间邪气。复以两手据地，缩身曲脊，向上十二举。此可去心肝二经积邪。复以起立据床，拔身向背后视，左右各二十四。此可去肾间风邪。复起立徐行，两手握固，左足前踏，左手摆向前，右手摆向后；右足前踏，右手摆向前，左手摆向后，二十四。此可去两肩俞之邪。复以手向背上相捉，低身徐徐宛转，二十四。此可去两肋之邪。复以足相纽而行，前进十数步，后退十数步。复高坐伸足，将两足纽向内，复纽向外，各二十四。此二条可去两膝两足间风邪。行此十六节讫，复端坐垂帘，握固冥心，以舌舐上腭，搅取华池神水^④漱三十六次，作咽咽声咽下，复闭气，想丹田之火自下而上，遍烧身体内外，蒸热乃止。

愚按：老子导引四十二势，婆罗门导引十二势，赤松子导引十八势，钟离导引八势，胡见素五藏导引法十二势，在诸法中颇为妙解。然撮其切要，不过于此。学者能日行一二遍，久久体健身轻，百邪皆除，不复疲倦矣。

四时摄生^⑤

凡人在气交之中，呼吸出入皆接天地之气。故风寒暑湿，四时之暴戾，偶一中人^⑥，壮者气行自愈，怯者则留而为病。宜随时加摄^⑦，使阴阳

---

① 捉：原作"促"，据文义改。
② 捩：扭转。
③ 支：通"肢"。
④ 华池神水：指口中唾液。
⑤ 生：原"生"下衍"篇"字，据本书目录删。
⑥ 中人：即伤人。
⑦ 加摄：加以摄养。

中度①，是谓先几②防于未病。

春月阳气闭藏于冬者渐发于外，故宜发散以畅阳气。《内经》曰：春三月，此谓发陈③，天地以生，万物以荣。夜卧早起，广步④于庭。被发⑤缓形，以使志生。生而勿杀，予而勿夺，赏而勿罚。此春气之应，养生之道也。逆之则伤肝，夏为寒变。故人当二月以来，摘取东引桃枝并叶各一握，水三碗，煎取二碗，空心服之，即吐却心膈痰饮宿热。春深稍宜和平将息，绵衣晚脱，不可令背寒，寒即伤肺，鼻塞咳嗽。如觉热即去之，冷则加之。加减俱要早起之时。若于食后日中，防恐感冒风寒。春不可衣薄，令人伤寒霍乱，消渴头痛。春冻未泮⑥，衣欲下厚而上薄。

夏三月，人身阳气发外，伏阴在内，是精神疏泄之时，特忌下利以泄阴气。《内经》曰：夏三月，此谓蕃秀⑦，天地气交，万物华实⑧。夜卧早起，无厌于日⑨，使志无怒，使英华⑩成实，使气得泄，若所爱在外。此夏气之应，养长之道也。逆之则伤心，秋为痎疟。故人常宜晏居静坐，节减饮食嗜欲，调和心志。此时心旺肾衰，精化为水，至秋乃凝，尤须保啬以固阴气。常宜食热物，使腹温暖，如瓜果、生冷、冰水、冷淘、豆粉、蜂蜜，尤不可食，食多秋时必患疟痢，勿以冷水沐浴并浴面及背，使人得虚热目病，筋脉厥逆，霍乱阴黄等疾。勿当风卧，勿眠中令人扇，汗出毫⑪孔开，风邪易入，犯之患风痹不仁，手足不遂，言语蹇涩⑫。年壮或不即病，以种⑬病矣。气衰者，未有不桴鼓相应⑭者。酒后尤当禁之。

---

① 中度：恰到好处。

② 先几：预先洞知细微。

③ 发陈：春阳上升，发育万物，除陈从新之谓。

④ 广步：犹缓步。

⑤ 被发：散发。被通"披"。《广雅·释诂》："披，散也。"

⑥ 未泮：没有融解。

⑦ 蕃秀：茂盛秀美。

⑧ 华实：开花结果。华，古"花"字。

⑨ 无厌于日：不要厌恶天长。

⑩ 英华：同义复词。指人的神气。

⑪ 毫：原作"亳"，据文义改。

⑫ 蹇涩：语言困难。

⑬ 种：种植、栽种，引申为埋下。

⑭ 桴鼓相应：意思是用鼓槌打鼓，就马上会有响声。喻反应快。

秋三月，阳气当敛，不宜吐及发汗，犯之令人藏府消烁。《内经》曰：秋三月，此谓容平①，天气以急，地气以明，早卧早起，与鸡俱兴，使志安宁，以缓秋形②。收敛神气，使秋气平，无外其志，使肺气清。此秋气之应，养收之道也。逆之则伤肺，冬为飧泄。若知夏时多食瓜果凉物，宜以童便二碗，大腹槟榔五枚，细切，水煎八分，生姜汁③一分，和雪水三分，作两空早服，泻两三行。一夏所食冷物及膀胱宿水悉为驱逐，不能为患。虽老年者亦宜服。如小心加慎饮食者，可不必也。泻后以薤白粥同羊肾空心服之，胜如补剂。

冬三月，天地闭，气血藏，伏阳在内，心膈多热，切忌发汗以泄阳气。《内经》曰：冬三月，谓之闭藏，水冰地坼④，无扰乎阳。早卧晚起，必待日光，使志若伏若匿，若有私意，若已有得。去寒就温，无泄皮肤，使气亟夺⑤。此冬气之应，养藏之道也。逆之则伤肾，春为痿厥。故人当服浸酒药以迎阳气。虽然，亦不可过暖，绵衣当晚着，使渐渐加厚。即大冷不宜向火烘炙，恐损目，且手足心能引火入内，令人心藏燥，血液耗。衣服亦不太炙，冬月天寒，阳气内藏，若加以炙衣重裘，向火醉酒，则阳太甚矣。如遇春寒，闭塞之久，不与发散，至春夏之交，阴气既入，不能摄运阳气，致有时行热症，甚而谵妄狂越⑥，皆由冬月不善保阴之故。务宜自爱，寒热适中，此为至要，乃摄生之大法也。

十二时无病法

洁一室穴南牖，八窗通明，勿多陈列玩器，引乱心目。设广榻长几各一，笔砚楚⑦二，旁设小几一，挂字画一幅，频换。几上置得意书一二部，古帖一本，香炉一，茶具全。心目间常要一尘不染。

---

① 容平：从容平定。
② 形：形势。《素问·四气调神大论》顾从德本作"刑"。
③ 汁：原作"折"，据文义改。
④ 坼：裂。
⑤ 亟夺：《太素》卷二《顺养》作"不极"。不极，犹"不散"。
⑥ 谵妄狂越：病证，有神志错乱，语无论次、情绪激动，狂躁不安等特征。
⑦ 楚：督责生徒的小杖。

丑寅　时，精气发生之候，勿浓睡，拥衾坐床，呵气一二口，以出浊气。将两手搓热，擦鼻两旁及熨两目五七遍；更将两耳揉卷向前后五七遍；以两手抱脑，手心恰掩两耳，用食指弹中指，击脑后各二十四；左右耸身，舒臂作开弓势五七遍；后以两股伸缩五七遍；叩齿七七数；漱津满口，以意送下丹田，作三口咽，清五藏火，少息。

卯　见晨光，量寒温穿衣服，起坐明窗下，进百滚白汤一瓯，勿饮茶，栉发①百下，使疏风散火，明目去脑热。盥漱毕，早宜粥，宜淡素，饱摩腹，徐行五六十步。取酒一壶放案头，如出门先饮一二杯。昔有三人皆冒重雾行，一病一死一无恙。或问故，无恙者曰我饮酒，病者食，死者空腹。以是知酒力辟邪最胜。不出门或倦，则浮白②以助其真气。

辰巳　二时，或课儿业，或理家政，就事欢然，勿以小故动气。杖入园林，督园丁种植蔬果，芟③草灌花莳④药。归来入室，闭目定神，咽津约十数口。盖亥子以来真气至巳午而微，宜用调息以养之。

午　餐量腹而入，食宜美。美非水陆毕具，异品殊珍。柳公度⑤年八十九，尝语人曰：我不以脾胃熟生物，暖冷物，软硬物。不生、不冷、不硬，美也。又勿强食，当饥而食，食勿过饱，食毕起行百步。摩腹，又转手摩肾堂令热，使水土运动。汲水煎茶，饮适可，勿过多。

未　时就书案，或读快书⑥，怡悦神气，或吟古诗，畅发悠情。或知己偶聚，谈勿及阃⑦，勿及权势，勿臧否⑧人物，勿争辨是非，当持寡言养气之法。或共知己闲行百余步，不衫不履，颓然自放，勿以劳苦徇礼节。

申　时点心，用粉面一二物，或果品一二物。弄笔临古帖，抚古琴，倦即止。

---

① 栉发：梳理头发。栉，梳子、篦子的总称，此用作动词。
② 浮白：原意为满满饮酒一杯，后指放开胸怀，畅快饮酒。
③ 芟：割草。
④ 莳：移植、种植。
⑤ 柳公度：唐代书法家柳宗元的堂兄，善养生。
⑥ 快书：曲艺的一种，词儿合辙押韵，节奏很快。
⑦ 阃：妇女、妻子。借指家眷。
⑧ 臧否：评论。

酉　时宜晚餐勿迟，量饥饱勿过，小饮勿醉，陶然[1]而已。《千金方》云：半醉酒，独自宿，软枕头，暖盖足。言最有味。课子孙一日程，如法即止，勿苛。

戌　时篝灯，热汤濯足，降火除湿，冷茶漱口，涤一日饮食之毒。默坐，日间看书得意处，覆取阅之，勿多阅，多伤目，亦勿多思。郑汉奉[2]曰：思虑之害甚于酒色。思虑多则心火上炎，火炎则肾水下涸，心肾不交，人理绝矣。故少思以宁心，更阑[3]方就寝。涌泉二穴，精气所生之地，寝时宜擦千遍。榻前宜烧苍术诸香，以辟秽气及诸不祥。

亥子　时安睡以培元气，身必欲侧，屈上一足。先睡心，后睡眼，勿想过去未来人我等事，惟以一善为念，则怪梦不生。如此御气调神，方为自爱其宝。

静功六字却病法

六字出息治病之旨：常道从正，变道从权。

嘘	应肝	春行之	肝病行之
呵	应心	夏行之	心病行之
呼	应脾	四季行之	脾病行之
呬	应肺	秋行之	肺病行之
吹	应肾	冬行之	肾病行之
嘻	应三焦		热病行之

右六字诀《道藏·玉轴经》云：言世人五藏六府之气因五味薰灼，又被七情六欲所乱，积久成患，以致百骸受病。故太上[4]悯之，以六字气诀治五藏六府之病。其法行时宜静室中，暖帐厚褥，盘足跌坐，将前动功略行一次。初学静功，恐血脉不利，故先行动功，后及静功。若七日后，不必行动功。行动功毕，即闭固耳目口齿，存想吾身。要身似冰壶，心如秋月，良久

---

① 陶然：喜悦、快乐貌。

② 郑汉奉：疑指郑宣，字汉奉，号昨非庵居士。明崇祯四年进士。待考。

③ 更阑：更漏已残。指夜已深。

④ 太上：道教对最高最尊之神常冠以"太上"。

待其呼吸和，血脉定，然后口中微放浊气一二口，然后照前节令行之。

假如春月，须低声念嘘字，不可令耳闻。闻即气粗，粗恐气泄耳。放嘘字气尽，即以鼻收清气入于本经，仍及丹田。一收一放，各二十四，或三十六。余仿此。乃时令运行之常道也。

假如秋月患目疾，应乎肝，当行嘘字。又如春患虚黄，当行呼字。此乃权变病应之法也。

独肺部之疾，肺本主气，不得行此法。宜专行咽津功夫，降火甚捷。

凡修此道，须择子日子时起首，二十七日为期。如耳聋、虚劳、鼓膈之症，顿然自愈。行之既久，腹中自闻漉漉有声，内视①自有一种景象，百病除而精神充矣。至于炼精化气，炼气化神，炼神还虚，则又向上功夫，兹不具述。

念六字口诀歌

肝若〔嘘〕时目睁开，肺如〔呬〕气手双擎，心〔呵〕顶上连叉手，肾〔吹〕抱取膝头平，脾病〔呼〕时须撮口，三焦客热卧〔嘻〕宁。

四季却病六字诀

春〔嘘〕明目大扶肝，夏至〔呵〕心火自阑闲②，秋〔呬〕定知金肺润，冬〔吹〕惟令肾中安，三焦〔嘻〕却除烦热，四季常〔呼〕脾化餐。切忌出声闻口耳，其功尤胜保神丹。

调息法③

调息一法贯彻三教④，大之可以入道，小用亦可以养生，静功之最

---

① 内视：又称内观，用意念观心照己，是一种静修的方法。

② 闲：《说文·门部》："闲，阑也。"《古今韵会举要·寒韵》："阑，衰也。"

③ 调息法：原"息"下脱"法"字，据本书目录补。

④ 三教：谓儒、道、释。

上一乘法也。故迦文①垂教，以视鼻端白，数出入息，为止观②初门。庄子《南华经》曰：至人之息以踵③。《大易》随卦曰：君子以向晦④入宴息⑤。王龙溪⑥曰：古之至人有息无睡，故曰向晦入宴息。宴息之法：当向晦时，耳无闻，目无见，四体无动，心无思虑，如种火相似。先天元神元气停育相抱，真意绵绵。老子曰绵绵若存是也。其开合自然，与虚空同体，故能与虚空同寿也。世人终日营营，精神困败，藉⑦此夜间一睡，始彀⑧日间之用。不能调之，一点光明尽被后天尘浊所蔽，是谓阳陷于阴也。

调息之法：不拘时候，平身端坐，解衣缓带，务令适然，口中舌搅数次，微微吐出浊气，不令有声，鼻中微微纳之，或三五遍，二七遍。有津咽下，叩齿数通，舌抵上腭，唇齿相着，两目垂帘，令胧胧然⑨，渐次调息，不喘不粗，或数息出，或数息入。从一至十，从十至百，摄心在数，勿令散乱，如心息相依，杂念不生，则止勿数，任其自然，坐久愈妙。若欲起身，须徐徐舒放手足，勿得遽起。能勤行之，静中光景种种奇特，直可明心见性⑩，不但养身全生而已。出入绵绵，若存若亡，神气相依，是为真息，息息归根，自能夺天地之造化，长生不死之妙道也。

苏子瞻⑪《养生颂》云：已饥方食，未饱先止，散步逍遥，务令腹空。当腹空时即便入室，不拘昼夜，坐卧自便，唯在摄身，使如木偶。常自念言：我今此身若少动摇如毫发许，便堕地狱，如商君法，如孙武令，

---

① 迦文：即释迦牟尼佛的省称。

② 止观：佛教调息术语。止，即停止，停心止妄，降伏烦恼；观，即达观，观察妄惑，达到觉悟。

③ 息以踵：谓调息能照顾到身体任何一个部位。踵，脚跟。

④ 向晦：傍晚。

⑤ 宴息：休息。

⑥ 王龙溪：王畿，字汝中，号龙溪。明嘉靖十一年进士，师事王守，为王门七派中"浙中派"创始人。

⑦ 藉：同"借"。

⑧ 彀：通"够"。

⑨ 胧胧然：微明貌。

⑩ 明心见性：佛教语。指屏去世俗一切杂念，彻底因杂念而迷失了的本性。

⑪ 苏子瞻：即苏轼，字子瞻，号东坡居士。

事在必行，有死无犯。又用佛言及老子曰：视鼻端白[1]，数出入息，绵绵若存，用之不竭。数至数百，此心寂然，此身兀然[2]，与虚空等，不烦禁制，自然不动。数至数千，或不能数，则有一法，强名曰随，与息俱出，复与俱入，随之不已。一旦自住，不出不入，忽觉此息从毛窍中八万四千云蒸雨散，无始以来诸病自除，诸障自灭，定能生慧，自然明悟。譬如盲人忽然有眼，此时何用求人指路！是故老人言尽于此。

小周天法[3]

小周天法：先将身心澄定，面东趺坐，平坐亦可，但前膝不可低，肾子不可着物，呼吸和平。以手作三昧印[4]，掐无名指，右掌加左掌上，按于脐下。叩齿三十六通以集心神。赤龙搅海，内外三十六遍。赤龙，舌也；内外，齿内外也。双目随舌转运，舌抵上腭，静心数息。三百六十周天毕，待神水满，漱津数遍，用四字诀：摄提谷道，舌抵上腭，目闭上视，鼻吸莫呼。从任脉撮过谷道到尾闾，以意运送，徐徐上夹脊中关，渐渐速些，闭目上视，鼻吸莫呼，撞过玉枕，颈上脑后骨。将目往前一忍，直转昆仑，头顶。倒下鹊桥，舌。分津送下重楼[5]入离宫，心也。而至气海。脐下穴也。略定一定，复用前法连行三次，口中之津分三次咽下，所谓天河水逆流也。静坐片时，将手左右擦丹田一百八下，连脐抱住。放手时将衣被脐腹间围住，勿令风入。古所谓养得丹田暖暖热，此是神仙真妙诀。次将大指背擦热，拭目十四遍，去心火；擦鼻三十六遍，润肺；擦耳十四遍，补肾；擦面十四遍，健脾。两手掩耳鸣天鼓，徐徐将手往上，即朝天揖，如是者三，徐徐呼出浊气四五口。鼻收清气，两手抱肩，移筋换骨数遍，擦玉枕关二十四下，擦腰眼即肾堂一百八下，擦足心即涌泉各一百八下，谓之一周。久久行之，精神强旺，百病不生，长生耐老。

① 视鼻端白：谓注目谛观鼻尖，时久鼻息成白。一种调心养性的修法。出自《楞严经》。佛家禅定，道家内丹，儒家气功皆以之为正法。
② 兀然：高高直立的样子。
③ 小周天法：此目原脱，据本书目次补。按目录原无"法"字，据下文"小周天法"补。
④ 三昧印：又称禅定印。以双手仰放下腹部前，右手置于左手上，两拇指的指端相接。
⑤ 重楼：此指喉咙。

清心说

夫既行运气功夫，又加以动功，再及静功，则胸膈舒泰①，气血流行，宿疾沉疴②为之顿去。但此心不清，或预料将来，或追悔已往，或为钱财，或为声色，或为意气，种种妄想缠绵纠结，杂乱其心，则欲火内生，气血复乖，前功尽废矣。病者于是时当自想曰：向者我病笃时九死一生，几为尘下之土，无复立人间世矣。今幸得再生，此余生也，声色货利皆身外之余物，至于意气争执尤觉无谓。儿孙自有儿孙福，更无纤毫牵挂。一切世味淡然漠然，但得自在逍遥，随缘度日足矣。即此却病之方，即此延年之药。又曰：钱财所以养生，若贪取之，必致伤生；声色所以悦心，若过恋之，必致损身；意气所以自高，若争竞之，反取自辱；酒肉所以适口，若沉酗③之，反能为害。故曰：酒色财气伤人物，多少英雄被他惑，若能打退四凶魔④，便是九霄云外客。

又曰：一人之身，一国之象也。胸臆之间犹宫府焉，肢体之位犹郊境焉，骨节之分犹四衢⑤焉，血脉之道犹百川焉，神犹君也，精犹臣也，气犹民也。故至人能理其身，犹人君能治其国。爱民安国，爱气全身。民弊国亡，气衰身谢。故善养生者先除六害：一曰薄名位，二曰廉货财，三曰少色欲，四曰减滋味，五曰屏虚妄，六曰除嫉妒。如六者尚存，不能自禁，即真经空念，其如衰朽，安得挽乎！

修养余言

孙真人曰：人年四十以上勿食泻药。人有所怒，血气未定，若交合，令人发痈疽。远行疲乏入房，成五劳少子。忍小便膝冷成淋。忍大便成气痔。水银不可近阴，鹿豕二脂不可近阴，皆令人阴痿。养生者，发宜

① 舒泰：舒畅安宁。
② 宿疾沉疴：指重病和旧病。
③ 沉酗：醉心其事。
④ 四凶魔：指上述财、色、酒、气。
⑤ 四衢：四通八达的大路。

多梳，面宜常擦。目宜常运，耳宜常筌[①]。舌宜抵腭。齿宜常叩。津宜常咽，背宜常暖，胸宜常护，腹宜常摩。谷道宜常撮，足宜常擦涌泉。一身皮肤宜常干浴。大小便宜咬齿勿言。又须省多言，省笔札，省交游，省妄想。所一息不可省者，居敬养心耳。饥勿过饱，饱食成癖病。饱食夜卧失覆，多霍乱。时病瘥[②]，勿食鲙[③]，成痢。食鲙勿食乳酪，成虫病。食兔肉勿食姜，成霍乱。勿食父母本命所属肉，欲令寿永[④]。勿食自己本命所属肉，欲令魂魄安宁。勿食一切脑，恐损神。勿食盘面上众人先目物，成结气。凡食毕漱口数过，令人齿固。凡食皆熟胜生，少胜多。春天不可衣薄，令伤寒霍乱。湿衣汗衣勿着，令发疮疡。夜卧头勿向北，并勿近火炉，恐损目。夜卧常习闭口，开则气耗，又恐异气入口，慎之。凡人梦魇，不得燃灯唤之，亦不可近而急唤。夜梦恶勿说，旦起口含凉水向东噀[⑤]之，咒曰：恶梦着草木，好梦成珠玉。即解。凡梦善恶勿说获吉。居处切防令有小隙，小隙之风最劣，勿忍急避。凡在家在外，忽遇大风大雨、震雷昏雾，必是诸煞鬼神经过，宜入室闭户，烧香恭默，过后乃出，否则恐招损获咎。《琐碎录[⑥]》云：卧处不可以首近火，恐伤脑，亦不可当风，恐患头风。背受风则嗽，肩受风则臂疼。善调摄者，虽盛暑不当风及坐卧露下。

又云：戒酒后语，忌食时嗔[⑦]，忍难忍事，恕不明人。口腹不节，致病之因；念虑不正，杀身之本。

又曰：酒不顾身，色不顾病，财不顾亲，气不顾命。当其未值，孰不明知，亦能劝人，及到自临其境，仍复昏迷，当此之时，再思猛省。

《杨廉夫[⑧]集》有《路逢三叟》词云：上叟前致词，大道抱天全；中

---

① 耳宜常筌：意谓经常用手拽一拽耳朵。筌，捕鱼的竹器，此用作动词。

② 瘥：病愈。

③ 鲙：鱼细切做的肴馔。

④ 勿食父母本命所属肉，欲令寿永：意思是要想长寿的话，不要吃父母本命所属之肉。倒装句。下句仿此。

⑤ 噀：把含在嘴里的液体喷出来。

⑥ 琐碎录：北宋温革撰。温革，字子皮。

⑦ 嗔：生气。

⑧ 杨廉夫：杨维桢，字廉夫，号铁崖。元末著名诗人。

叟前致词，寒暑每节宣；下叟前致词，百岁半单眠。尝见后山[1]诗中一词亦此意，盖出应璩[2]。璩诗曰：昔有行道人，陌上见三叟。年各百岁余，相与锄禾莠。往前问三叟，何以得此寿。上叟前致词，室内姬粗丑。二叟前致词，量腹节所受。下叟前致词，夜卧不覆首。要哉三叟言，所以能长久。保养之道无他[3]，在于平日饮食男女之间能自节爱，即是省身修德。若恣肆无忌，即是过恶潜滋暗长，甚则疾病应之。虽因风寒外感或缘内伤七情，实由人违犯圣教，以致魂魄相离，精神失守，肌体空疏，百骸不遂，风寒邪气得以中入。若有德者，虽处幽暗，不敢为非，虽居荣禄，不敢为恶，量体而衣，随分而食，虽富贵不敢恣欲，虽贫贱不敢强求，是以外无残暴，内无疾病也。盖心内澄则真神守其位，气内定则邪秽去其身。行诈欺则神昏，行争竞则神沮，轻侮于人必减算[4]，杀害于物必伤年，行一善则神魂欢，作一恶则心气乱。人能宽泰自居，恬淡自守，则形神安静，灾病不生，福寿永昌，由兹伊始。

人之遭疾[5]者，始于心忘其身而病生，继则过患其身而病不去。忘身者，在康强时不择味而饱，不择风而裸，不择时而色，不择酲[6]而醉，不择里而趋，不择性而喜怒哀乐。故病乘吾所弗备，既至也，悔无及。

夫人之涕唾便溺也，必有气焉以充之而后出，草木之华、鸟兽之羽毛也，亦必有脉焉以贯之而后荣，是故气脉之贵乎养也。

已上诸仙垂训，皆却病良方，延年妙诀，虽非金丹大旨，然由此而进，未尝不可以入道也。嗣有大周天[7]三炼要旨，容图灾木[8]，就正宇内[9]。

---

① 后山：陈师道，字履常，号后山居士，徐州彭城（今江苏省徐州市）人，苏东坡弟子。

② 应璩：字休琏，应玚之弟，三国时曹魏文学家。

③ 他：原作"过"，据文义改。

④ 减算：缩短寿命。

⑤ 遭疾：生病。遭，遇上。

⑥ 酲：酒醉后引起的病态。

⑦ 大周天：指内丹功法的第二阶段，即练气化神的过程。是在小周天基上进行的。

⑧ 灾木：又作"灾梨"。谓刻无用的书，灾及作版的梨木。用作谦词。

⑨ 宇内：中国疆域之内。

寿世青编卷下　服药须知

古平江尤乘生洲手纂

　　夫病之所由来，因放逸其心，逆于生乐，以精神徇①智巧，以忧患徇得失，以劳苦徇礼节，以身世徇财利。四徇不置②，心为之病也。极力劳形，躁暴气逆，当风饮酒，食嗜辛咸，肝为之病矣。饮食失节，温凉失度，久坐久卧，大饱大饥，脾为之病矣。呼叫过常，辨③争陪答，冒犯寒暄，恣食酸咸，肺为之病矣。久坐湿地，强力涉远，纵欲劳形，三田④漏溢，肾为之病矣。五病既作，故未老而羸⑤，未羸而病，病至则重，重则必毙。呜呼！是皆弗思而自取之也。今既病矣，而后药之，得非临渴掘井乎？然必以慎起居，戒暴怒，简言语，清心寡营，轻得失，收视听，节饮食，忌肥浓⑥、炙煿⑦、生冷。凡食勿顿而多，任可少而频。食不欲急，急则伤脾，法宜细嚼缓咽。勿太热，勿太冷，又不得杂，杂则物性或有相反，则脾与胃不大可虑哉！苟能慎之，服药自效。设仍率性任情，不守戒忌，岂特药力无功，而其疾更剧矣，是不可不慎。

---

① 徇：顺从，依从，曲从。

② 置：搁，放。

③ 辨：通"辩"。

④ 三田：上中下三个丹田。

⑤ 羸：瘦弱。

⑥ 肥浓：厚味，美味。

⑦ 炙煿：指烘烤煎炒的食物。

煎药有法

一慎用水　按方书所载。

长流水　即千里水，但当取其流长而来远耳。不可泥于千里之外者，以取其来远通达，用以煎治手足四肢病及通利二便之药也。

急流水　湍上峻急之流水也，以其急速而达下，取以煎利二便及足胫之风湿药也。

顺流水　其性顺而下流，故亦取治下焦腰膝之病及二便之药也。

逆流水　慢流洄澜之水也，以其逆而倒流，取其调和发吐痰饮之药也。

半天河水　即长桑君[①]授扁鹊饮以上池之水，乃竹篱藩头管内所盛之水也。取其自天而降，未受下流重浊之气，故可以炼还丹、调仙药之用。

春雨水　立春日空中以器盛接之水。其性始得春升生发之气，可以煎补中气及清气不升之剂。古方谓妇人无子者，于立春日清晨，以器盛空中之雨水，或是日百草晓露之水，夫妻各饮一杯，还房当即有孕，取其资始资生、发育万物之意耳。

秋露水　其性禀收敛肃杀之气，取煎祛祟之药及调敷虫疥癣疮风癞之用。

井华水　清晨井中第一汲者，其天一真元之气浮结水面，取煎滋阴之剂及修炼丹药之用。

新汲水　井中新汲未入缸瓮者，取其无所混浊，用以煎药为洁。

甘澜水　以器盛水，又以器扬濯之，使其珠沫盈于水面，约以百次为度，取其性变温柔，能理伤寒阴症。

潦水　即无根水。山谷中无人处新坎中水也。取其性止而不流，且有土气，清者可煎调脾胃补中气之剂。

冬霜水　阴盛则露结为霜，霜能杀物，性随时异也。解酒毒，治热病。收霜法：鸡羽刷贮瓶密封候用。一方治寒热疟，秋霜一钱，热酒送下，奇效如神。

腊雪水　冬至后第三戊为腊，其水解时疫丹石毒，煎茶煮粥止消渴，

---

① 长桑君：战国时期神医。见《史记·扁鹊仓公列传》。

洗目赤如神，及调和杀虫药用。

阴阳水　即生熟水，新汲水合百沸汤和匀是也。入烧盐饮之，消醉饱过度。霍乱肚胀者饮一二升，吐出痰食即瘥[①]。凡霍乱呕吐不能令纳食，其势危者先饮数口即定。

菊英水　蜀中有长寿源，其源多菊花，而流水皆菊花香，居人饮其水者，寿皆二三百岁。故渊明好植菊花，日采其华英浸水烹茶，期延年也。夫《本草》虽有诸水之名，而未及其用，今特表而出之。

按《千金方》云：煎人参须用流水，用止水即不验。今甚有宿水煎药，不惟无功，恐有虫毒，阴气所侵，益蒙其害。即滚汤停宿者，浴面无颜色，洗身成癣。已上诸水各有所宜，临用之际宜细择焉。

一慎火候　按方书所载。

桑柴火　桑木能利关节，养津液，得火则良。《抱朴子》云：一切仙药不得桑煎不服。桑乃箕星[②]之精，能助药力，除风寒痹痛，久服终身不患风疾故也。

栎炭火　宜煅炼一切金石之药，以其坚也。

金粟火　即粟米壳也，煅炼丹药用。

烰炭火　宜烹煎焙炙百药丸散。

白炭　误吞金银铜铁在腹，烧红急为末煎汤呷之，甚者刮末三钱，井水调服，未效再服。又解水银轻粉毒。

石炭　今西北所烧之煤即是，不入药用。

芦荻火　竹火　宜煎一切滋补药。

按火有文武。从容和缓，不疾不徐，文火也。恐炽焰沸腾，则药汁易涸，气味不全耳，并用纸蘸水封器口煎之。如煎探吐痰饮之剂，当用武火，取其急速而发吐之也。

一慎煎器　必用砂铫瓦罐，如富贵家净银之器煎之更妙，切忌油秽腥气、铜锡铁锅。或煎过他药者，必涤洁净。器口用纸蘸水封之。

一慎煎药之人　有等鲁莽者不按水火，率意煎熬，或药汁太多而背地倾藏，或过煎太少而私挽茶水，供应病人，惟图了事。必择谨慎、能识火

---

① 瘥：瘥愈。

② 箕星：指箕宿，二十八宿之一，属水，能致风气。

候者，或亲信骨肉，按法煎造，其去渣必用新绢滤净，取清汁服。

一慎服药　凡病在胸膈以上者，先食而后药；病在心腹以下者，先药而后食；病在四肢血脉者，宜饥食而在旦；病在骨髓者，宜饱食而在夜。在上不厌频而少，在下不厌频而多。少服则滋润于上，多服即峻补于下，其药气与食气不欲相逢，食气下则服药，药气退则进食，有食前食后服，宜审此意。

服药忌食

凡服药不可杂食肥腻、鱼鲊[1]、陈羹、犬豕诸肉，及胡荽、生蒜、葱、韭、生菜、瓜果、生冷、滑滞之物，并忌见死尸、产妇、淹秽等事。

有苍白术，忌桃、李、雀肉、青鱼、蛤、菘菜。有黄连、胡黄连，豕肉、冷水并忌。有甘草，忌豕肉、海菜、菘菜。有桔梗、远志、乌梅，忌豕肉、冷水、生葱。有地黄、何首乌，忌一切血、葱、蒜、菜菔。有半夏、菖蒲、补骨脂，忌羊肉、饴糖。有细辛、常山，忌生菜、生葱。有丹参、茯神、茯苓，忌一切酸味物并醋。有牡丹皮，忌胡荽、蒜。有仙茅、牛膝，忌牛乳、牛肉。有苍耳，忌豕肉。有吴茱萸，忌豕心肺、豕肉、慈菇。有荆芥，忌河豚、一切鱼蟹。有二冬，忌鲤鱼、鲫鱼。有鳖甲，忌苋菜。有泽泻，忌海蛤。有枸杞、草薢，忌牛肉、牛乳。有肉桂、蜂蜜，忌葱。有厚朴、蓖[2]麻，忌炒豆。有巴豆，忌冷水。有薄荷，忌鳖肉。有紫苏、丹砂、龙骨，忌鲤鱼。有商陆，忌犬肉。有当归，忌湿面。有附子、乌头、天雄，忌豉汁、稷米。有土茯苓、威灵仙，忌茶、面汤。有阳起、云母、钟乳、礜石、硇砂，并忌羊血。

饮食禁忌节要　不可同食

食猪肉：忌姜、羊肝。猪肝：忌鱼酢。猪心肺：忌饴。羊肉：忌梅子、酢[3]。羊心肝：忌椒、笋。犬肉：忌蒜、鱼。牛肉：忌姜、栗子。牛

---

① 鲊：原作"酢"，据文义改。
② 蓖：原作"草"，据文义改。
③ 酢：原作"鲊"，据文义改。

肝：忌鱼。牛乳：同上。鸡肉、鸡子：同忌蒜、葱、芥、李。鸭子：忌李。鹌鹑：忌菌、木耳。雀肉：忌李、酱。鲤鱼：忌鸡、猪肝、葵菜。鲫鱼：忌①猪肝、蒜、鸡、糖。鱼鲊②：忌绿豆、酱。黄鱼：忌荞麦。鲈鱼：忌乳酪。鲟鱼：忌干笋。蟹：忌柿、橘、枣。虾子：忌③鸡、豕。李子：忌蜜。枣：忌葱、鱼。韭：忌牛肉、蜜。梅子：忌豕肉。胡荽、妙豆：忌豕肉。苋菜：忌鳖。杨梅：忌葱。荞麦：忌豕、羊、雉肉、黄鱼。黍米：忌牛肉、葵菜、蜜。绿豆：忌榧子，能杀人；鱼鲊。

病有十失

骄恣率性，不遵戒忌，一也。

轻命重财，治疗不早，二也。

听信巫祷④，广行杀戮，不信医药，三也。

讳疾试医，言不由中，四也。

不善择医，信人毁誉，或从蓍卜，五也。

急欲速效，旦暮更张，杂剂乱投，六也。

索即写方，制炮失宜，私自加减，七也。

侍奉不得人，煎丸失法，怠不精详，八也。

寝兴不适，饮食无度，九也。

过服汤药，荡涤肠胃，十也。

病有八不治

室家⑤乖戾⑥，处事不和，动成荆棘⑦，一也。

---

① 忌："忌"字原脱，据文义文例补。

② 鲊：原作"酢"，据文义改。

③ 忌："忌"字原脱，据文义文例补。

④ 巫祷：巫祝祈祷。

⑤ 室家：犹"家庭"。指家庭中的亲人。

⑥ 乖戾：古怪，不合情理。

⑦ 荆棘：芥蒂、嫌隙。

恣纵愉淫①，不自珍重，二也。

忧思想慕，得失萦怀②，三也。

今日预愁明日，一年营计百年，四也。

烦躁暴戾③，不自宽慰，五也。

窘若拘囚，无潇洒志，六也。

怨天尤人，广生懊恼，七也。

以死为苦，难割难舍，八也。

却病十要

一要静坐观空④，万缘⑤放下，当知四大⑥原从假合⑦，勿认此身为久安长住之所，战战⑧以为忧也。

二要烦恼现前，以死喻之，勿以争长较短。

三要常将不如我者巧自宽解，勿以不适生嗔⑨。

四要造物⑩劳我以生，遇病却闲，反生庆幸。

五要深信因果，或者夙业⑪难逃，却欢喜领受，勿生嗟怨⑫。

六要室家和睦，无交谪⑬之言入耳。

七要起居务适，毋强饮食，宁节毋多。

八要严防嗜欲攻心，风露侵衣。

---

① 愉淫：享乐过度。

② 萦怀：牵挂于心。

③ 暴戾：粗暴，残酷凶恶。

④ 观空：佛教名词。观察诸法皆空之义。

⑤ 万缘：指一切因缘。

⑥ 四大：佛教名词。指地、水、火、风。

⑦ 假合：谓一切事物均由众缘和合而成，暂时聚合，终必离散。

⑧ 战战：恐惧貌。

⑨ 嗔：生气。

⑩ 造物：创造万物，亦指造化。

⑪ 夙业：前世罪业、冤孽。

⑫ 嗟怨：嗟叹怨恨。嗟，表示优感的叹词。

⑬ 交谪：相互埋怨。

九要常自观察，克治病之根本处。

十要觅高朋良友，讲开怀出世之言，或对竹木鱼鸟相亲，翛然[1]自得。皆却病法也。

病有七失不可治

病有七失不可治者：失于不审，失于不慎，失于不信，失于怠忽过时，失于不择医，失于不辨药，失于自立意见。应补责医以泻，畏攻责医欲补；应针欲艾[2]，应灼欲砭[3]。七者之中有一于此，即为难治。非止医家之罪，实病家之自误也。矧[4]有医不慈仁，病者猜鄙[5]二理[6]，交驰于病，为害者不少。由是言之，医者不可不慈仁，病者不可多猜鄙，如犯之则招祸。在医者当以救济为心，在病家务以精诚笃挚为念，各尽其极，乃治病求愈之大端也。

老人病不同治法

常见年高疾患将同少年混投汤药，妄行针灸，务欲速愈，殊不知老年之人血气已衰，精神减耗，至于视听不至聪明，手足举动不随其志，身体劳倦，头目昏眩，宿疾时发，或秘或泄，或冷或热，皆老人之常也。勿紧用针药急求痊愈，往往因此别致危殆，且攻病之药或汗或吐，或解或利。缘衰老之人不同年少，年少者真气壮盛，虽汗吐转利，未致危殆[7]。其老弱者汗之则阳气泄，吐之则胃气逆，下之则元气脱，立致不可救。此养老之大忌也。大率老人药饵止用扶持，只可温平顺气，进食补虚中和之剂，不可用市肆赎买、他人惠送未识方味者与之服饵，切须详审。若有宿疾时

---

① 翛然：超脱貌。

② 艾：艾灸。

③ 砭：砭石。

④ 矧：况且。

⑤ 猜鄙：指猜忌和轻视。

⑥ 二理：佛教语言。指胜义理和世俗理。可理解为真理和公理。

⑦ 危殆：危险。

发，则随其疾状用和平汤剂调顺，三朝五日自然痊退，惟是调停饮食，随其食性变馔①治之。此最为良法也。

治妇人病②有不能尽法之弊

治妇人疾有不能尽圣人之法者。今富贵之家居奥室之中，处帷幔之内，甚又以帛幪③手臂，既不能行望色之神，又不能殚④切脉之巧，四者有二缺焉。黄帝曰：凡治病察其形气色泽，形气相得，谓之可治，色泽以浮，谓之易已；形气相失，谓之难治，色夭不泽，谓之难已。又曰：诊病之道，观人勇怯、骨肉皮肤，能知其情，以为诊法。若病人脉病不相应，既不得见其形，医者止据脉供药，其可得乎？如此言之，乌能尽其术哉！此医家之公患，世不能革，医者不得不尽理质问，以凭调治。病家见其所问烦沓，意其脉道不精，往往得药不服，似此甚多。扁鹊见齐侯之色⑤尚不肯信，况其不得见者乎？嗟哉！

妄庸议病

世有病人亲朋故旧交游来问疾者，其人曾不经一事，未读一方，自夸了了⑥，谈说异端，或言是虚，或言是实，或云是风，或云是气，纷纷缪说，种种不同，使乱病人心意，不知孰是。迁延已久，时不待人，欻然⑦致祸，各自走散。设有明医，识病浅深，探究方书，熟知本草，看病不尔，大误人事，何况妄议者乎？

---

① 馔：饭菜。
② 病："病"字原脱，据目次补。
③ 幪：古称帐幕之类覆盖的东西。
④ 殚：用尽。
⑤ 扁鹊见齐侯之色：事见《史记·扁鹊仓公列传》。
⑥ 了了：清除。
⑦ 欻然：忽然。

古方无妄用

鄱阳周顺[1]，医有十全之功，云：古方如《圣惠[2]》《千金[3]》《外台秘要[4]》所论病原脉症及针灸法皆不可废，然处方分剂与今大异，不深究其旨者谨勿妄用。有人得目疾，用古方治之，目遂突出。又有妇人因产病，用《外台秘要》坐导方，其后反得恶露之疾，终身不差。曾有士人得脚弱病，方书罗列，积药如山，而疾益甚。余令悉屏去，但用杉木为桶，盛水濯足，并令排樟脑于两股间，以脚绷系定，月余而安健如初。南方多此疾，不可不知。顺固名医，语必不妄，故录于此。

草药不可妄用

《甲志[5]》云：绍兴十九年三月，英川僧希赐往州南三十里洸口扫塔，有客船自番禺[6]至，舟中士人携一仆，病脚弱，不能行。舟师悯之曰：吾有一药治此病如神，饵之而差者不可胜计[7]。既赛庙[8]毕，饮胙[9]颇醉，乃入山求得草，渍酒授病者，令天未明服之。如其言，药入口即呻吟，云肠胃如刀割截痛，迟明而死。士人以咎舟师，舟师恚曰：何有此？即取昨夕所余药自渍酒服之，不逾时亦死。盖此山多断肠草，人误食之辄死，舟师所取药为根蔓所缠，醉不暇择，径投酒中，以此致祸，则知草药不可妄用也。

---

① 鄱阳周顺：周顺，江西鄱阳县人，明代名医。

② 圣惠：即《太平圣惠方》，北宋医官王怀隐等撰。

③ 千金：即《备急千金要方》，唐·孙思邈撰。

④ 外台秘要：即《外台秘要方》，唐·王焘撰。

⑤ 甲志：指南宋·洪迈《夷坚甲志》。

⑥ 番禺：今广州市。

⑦ 不可胜计：《夷坚甲志·草药不可服》"计"下有"当以相与"四字。当补，足文。

⑧ 赛庙：谓到庙中祭神。

⑨ 饮胙：祭祀的一个阶段。饮是饮祭神的酒，胙是吃祭神的肉。

真菊野菊

蜀人多种菊，以苗可以菜，花可以药，园圃悉能植之。今人多采野菊供药肆，颇有大误。真菊延龄，野菊杀人。如张华[1]言：黄精益寿，钩吻杀人。形类相似之误有如此。

服饵忌羊血

服饵之家[2]忌食羊血，虽服饵数十年，一食则前功尽丧，以其能解药力如此。

论妇人病有不同治法

孙真人云：宁医十男子，莫医一妇人。以嗜欲多于丈夫，故感病倍于男子。盖其慈恋爱憎、嫉妒忧患染着坚牢，情不自抑，以此成疾，非外感六气[3]，必内伤七情之所致也。七情之病不可医，诚以情想内结，自无而有，思虑过当，多致劳损。是以释氏称说酢梅，口中水出，想踏悬崖，足心酸楚，大都如此。若非宽缓情意，改易心志，则虽金丹大药，亦不能已。盖病出于五内[4]，无有已期，药力不可及也。法当令病者存想以摄心，抑情以养性。

葛仙翁[5]曰：凡妇人病，兼治其忧患，令宽其思虑，则疾无不愈矣。

凡人在病中，百念灰冷[6]，虽有富贵，欲享不能，反羡贫贱而健者。人能于平日无病时作是想头，病从何来？及一切名利、得失、恩怨亦自淡然。

---

① 张华：西晋博物学家，著有《博物志》。

② 服饵之家：服食的人。服食为道家养生延年之术。

③ 六气：指风、寒、暑、湿、燥、火。

④ 五内：指五脏。

⑤ 葛仙翁：指葛洪，字稚川，自号抱朴子，东晋道教理论家、炼丹家和医药学家，世称小仙翁。

⑥ 灰冷：心灰意冷。

用药例丸散汤膏各有所宜

药有宜丸宜散者，宜水煎者，宜酒渍者，宜煎膏者，亦有一物兼宜者，亦有不可入汤酒者，并随药性不可过越。汤者，荡也，煎成清汁是也，去大病用之。散者，散也，研成细末是也。丸者，缓也，作成丸粒也，不能速效，舒缓而治之也。渍之者，以酒浸药也，有宜酒浸以助其力，如当归、地黄、知母、黄柏，阴寒之气味，假①酒力而行气血也。有用药㕮细，如法煮酒密封，早晚频饮，以行经络，或补或攻，渐以取效是也。

细末者，不循经络，止去胃中及府藏之积，及治肺疾咳嗽为宜。气味厚者，白汤调；气味薄者，煎之。和渣服丸，治下焦之病者极大而光且圆，治中焦者次之，治上焦者极小。面糊者，取其迟化，直至下焦。或酒取其散，醋取其收。如半夏、南星及利湿者，以生姜汁稀糊丸，取其易化也。汤泡蒸饼尤易化，滴水亦然。炼蜜丸者，取其迟化而气循经络也。蜡丸者，取其能达下焦，而治肠澼等疾。

凡修合丸剂，用蜜只用蜜，用饴只用饴，勿相杂用。且如丸药用蜡，取其固护药气，欲其经久不失味力，且过膈关②而作效也。今若投蜜相和，虽易为丸，然下咽亦即散化，如何得致③肠中？若或有毒药，不宜在上化，岂徒无益，而反为害，全非用蜡之本意。

凡炼蜜宜先掠去沫，令熬色微黄，试水不散，再熬一二沸作丸，则收潮④而不粘成块也。

冬月炼蜜，炼时要加二杯水为妙。《衍义⑤》云：每蜜一斤只炼得十二两，是其度数也。和药末要乘极滚时和之，臼⑥内捣千百杵，自然软熟，容易作条好丸也。

---

① 假：借。

② 膈关：似指膈肌，气血出入之关口。

③ 致：通"至"。

④ 收潮：将蜜中水分潮气全部蒸干。

⑤ 衍义：指《本草衍义》，宋·寇宗奭撰。

⑥ 臼：原作"曰"，形误，据文义改。下同。

凡为末，先须细切，晒燥退冷捣之，有宜合捣者，有宜各捣者，其滋润之药，如天麦冬、生熟地黄、当归辈，皆先切晒之独捣。或以慢火隔纸焙燥，退冷捣之，则为细末。若入众药，少停回润，则和之不匀也。凡湿药燥，皆大耗蚀，当先增分两，待燥秤之乃准。其汤酒中不须如此。

凡合丸药用蜜，绢令细筛，散药尤宜精细，若捣丸，必于石臼中杵千百过，色理和同①为佳。

凡欲浸酒，皆须细切，生②绢袋盛，乃入酒密封，随寒暑日数，视其浓烈，便可漉出，不须待酒尽也。渣则暴燥微捣，更渍饮之，亦可为散服。

凡合膏子，须令膏少之料先淹浸，先煎其汁，乃下有膏之料，煮时当杖以三上三下，以泄其火气，勿令沸腾，不妨旋取药汁，渣须再煮，务令力尽而已。然后渐渐慢火收厚如饧，加炼蜜，收贮磁瓶，出火气七日二七日，听用。

凡煎摩贴之膏，或醋、或酒、或油，须令淹浸，然后煎熬，用杖三上三下，以泄其热势，令药味得出。上之使哑哑沸③，下之要沸静，良久乃上之。如有葱白及姜在内，以渐焦为度。如有附子、木鳖者，亦令焦黄，勿令枯黑。滤膏必以新布。若是可服之膏，滓亦可酒煮饮之；可摩之膏，渣亦可敷，亦欲兼尽其药力也。

凡汤膏中用诸石药皆细研之，以新绢裹之纳中。《衍义》云：石药入散，如朱砂、钟乳之类，用水研乳极细，必要二三日乃已，以水漂澄极细，方可服饵。岂但研细绢裹为是。

凡草叶之药，如柏叶、荷叶、茅根、蓟根、十灰散类，必要焦枯，用器盖在地上，出火性，存本性，倘如死灰，则白无效矣。

凡有脂膏，如桃、杏、麻仁等，须另末，旋次入众味合研则匀。

凡汤剂中用一切完物④，俱破壳研之，如豆蔻、苏子、益智、骨脂之类，不则如米之在谷，虽煮之终日，米终不熟，职是⑤故也。

凡用香燥，如木香、沉香、砂仁、豆蔻，不宜久煎，点泡尤妙。

① 色理和同：指颜色与纹理调和。

② 生：原作"上"，据文义改。

③ 哑哑沸：微沸。哑哑，沸水泡破灭声。

④ 完物：完整的颗粒。

⑤ 职是：因此。

药品制度法

药之制度犹食品之调和也，食品之加五味，非调和不能足其味。次[①]药有良毒，不藉[②]修治，岂能奏效？假如芩、连、知、柏，用治头面手足皮肤者须酒炒，以其性沉寒，借酒力可上腾也；用治中焦酒洗；下焦生用。黄连去痰火，姜汁拌炒；去胃火，和土炒；治吞酸，同吴茱萸炒。此各从其宜也。大黄用行太阳经，酒浸阳明经，酒洗。况其性寒力猛，气弱之人须用煨蒸，否则必寒伤胃也。地黄、知母，下焦药也，用之须用酒浸，亦恐寒胃。地黄用治中风，非姜汁浸炒，恐泥膈也。苦参、龙胆酒浸者，制其苦寒也。当归、防己、天麻酒浸者，助发散之意也。川乌、天雄、附子，其性劣，灰火中慢慢炮之裂，去皮脐及尖，再以童便浸一宿，制其燥毒也。半夏汤泡七次，南星水浸，俱于腊月冰冻两三宿，去其燥性更妙，用治风痰，俱以姜汁浸一宿。南星治惊痫，以黄牛胆酿阴干，取壮其胆气也。吴茱萸味恶，须汤泡七次。麻黄先煮两沸去沫，免令人烦闷。山栀仁用泻阴火，炒令色变。水蛭、虻虫、斑蝥、干漆非烟尽不能去其毒，生则令人吐逆不已。巴豆性最急劣，有大毒，不去油莫用。大戟、芫花、甘遂、商陆，其性亦暴，非炒用峻利不已。苍术气烈，非米泔浸经宿，燥性不减。凡用金石并子仁之类，须各另研细方可入剂。但制度得法，而药能施功矣。余见今人索方入市，希图省俭，不顾有误，不惟炮制失宜，抑且真伪未明，多少不合，全失君臣佐使用药之法，大非求药治病之心，使反为致误，伊谁之咎耶？凡事修合，必须选料制度一如后法，务在至诚，毋得忽也。用火煅者，必于地上取去火毒为妙。倘随症自有制法，不拘此例。

人参：去芦，人乳拌蒸。　生地：酒洗。　熟地：酒洗，焙。　二门冬：水润，去心。　苍术：米泔浸，炒。　白术：米泔浸，蒸，切片，蜜水拌炒褐色。　黄芪：蜜炙。　远志：甘草汤浸透，去梗，焙。　升麻、柴胡：忌火。　菖蒲：去须，焙。　姜蕤：蜜水蒸。　山药：蒸。　苡米：

---

① 次：通"至"。

② 藉：借。

炒。　当归：去根，酒净。　二芍：酒拌炒。　木香：生用理气，煨用止泄。　甘草：生用泻火，熟用补中。　石斛：酒浸蒸。　牛膝、川芎：酒净。　知母：去毛酒炒。　五味：嗽生用，补焙用。　贝母：去心焙。　紫菀：水净，蜜水焙。　泽泻：去毛，酒焙。　续断：酒炒。　甘菊：去蒂。　车前：酒焙，研。　草薢：酒浸，焙。　苦参：泔水浸，蒸晒。　白芷：焙。　防风：去芦并叉者。　金银花：去枝叶。　茺蔚子：忌铁。　麻黄：去根节。　黄柏：去皮，酒炒。　黄芩：酒蒸。　天麻：酒浸，湿纸包煨。　干葛：生用堕胎，熟解酒毒。　龙胆：酒炒。　香附：醋、酒、童便可制。　何首乌：米泔浸，黑豆蒸。　桔梗：略焙。　白豆蔻：去衣微炒。　草豆蔻：同上。　白附：炮去皮脐。　草果：去壳。　肉豆蔻：面裹煨，忌铁。　砂仁：去壳炒，研。　玄胡索、莪术：酒炒。　三棱：醋炒。　款冬花：去枝，蜜水炒。　百部：去心，酒洗，焙。　旋覆花：去蒂，焙。　兜铃：水净。　枳壳：麸炒。　半夏：姜汤泡，煮透。　南星：炮去皮脐，冬月研末入牛胆，挂风处。　蒺藜：酒炒，去刺。　大黄：酒蒸用。　天雄、附子：童便浸去皮，切四片，另再用童便加甘草、防风煮干为度。　巴戟：酒浸，焙。　杜仲：酥炙。　仙茅：泔浸去赤水。　淫羊藿：羊油拌炒。　肉苁蓉：酒洗，去甲。　菟丝子：酒煮，打作饼，晒为末。　补骨脂：酒炒。　益智：盐水炒研。　覆盆子：去蒂，酒炒。　骨碎补：去毛，蜜蒸。　狗脊：去毛，酒炒。　商陆：黑豆拌蒸。　芫花：醋煮，晒。　大戟：水煮去骨。　甘遂：面裹煨。　郁李仁：去皮，研如膏。　常山：去芦，酒炒。　蓖麻子：去壳。　续随子：研，去油。　葫芦巴：淘净，酒焙。　牛蒡：酒炒，研。　桑白皮：蜜水炒。　山栀子：炒黑。　干姜：炮。　厚朴：姜汁炒。　桃杏仁：汤泡去皮尖，研。　神曲：炒研。　麦芽：炒。　莱菔子：炒研。　白芥子：炒研。　紫苏子：炒研。　莲子：去心，炒。　山茱萸：去核，焙。　吴茱萸：去闭口，盐汤泡三次，焙。　蜀椒：去合口、核，炒。　诃子：蒸，去核，焙。　青蒿：童便浸一宿，晒。　枇杷叶：胃病姜汁炙，肺病蜜炙，去毛。　椿樗白皮：醋炙。　雷丸：酒蒸去皮。　蜜蒙花：酒润焙。　麻仁：炒研。　扁豆：炒。　乳香、没药：箬上烘出油，同灯心研之，则能细。　山楂：去核。　生姜：去皮热，留皮寒。　干漆：炒尽烟为度。　粟壳：醋炒。　韭子：炒。　葱、蒜：忌蜜。　黑白丑：酒蒸研。　苏合香：酒浸另研。　丁香：忌火。　水蛭、全蝎：炒去毒。　乌药：酒炒。　大腹皮：水洗，晒。　酸枣仁：生醒寐，熟安神。　柏子仁：炒。　牡丹皮：酒炒。　地榆：忌火。　白芨：略焙。　决明子：炒研。　蝉蜕：去翅足，洗。　斑蝥：去头足翅，同大米炒。　葶苈子：同米炒。　连翘：酒炒。　白僵蚕：米泔浸经宿，待涎浮水面取起，焙干去丝及黑口，研。　穿山甲：土炙、酒炙，研。　代赭：煅，醋淬，水飞。　雄黄、朱砂：另研水飞。　石膏：煅研。　赤白石脂：火煅研，水飞用。　自然铜、磁石：煅，醋淬九次，研细水飞。　滑石：研，水飞。　炉甘石、青礞石、花蕊石、伏龙肝①：火煅研，水飞。　阳起石：火煅酒淬七次，水飞。　白矾：煅。　龙骨：火煅，水飞，酒煮。　阿胶：蛤粉炒。　石决明：盐水煮，研，水飞。　牡蛎：火煅，童便淬，研。　真珠：绢包入豆腐中，煮一炷香，研。　鳖甲：去肋，酥炙。　鹿茸：烙去毛，酥炙。　虎胫骨：酥炙。　五灵脂：酒飞去沙。　龟甲：酒浸炙。　墨：火煅，研。　发：入瓦罐中，盐泥封固，煅存性。　齿：火煅，水飞。　海螵蛸：炙。　桑螵蛸：蒸透再焙。　昆布：水净。　海藻：水净，焙。　绯丹：汤泡去黄水，炒令紫色，研。　石硫：用猪大肠盛之，水煮三日夜，以皂角汤淘去黑水，再以紫背浮萍同煮，消其火毒。畏细辛、醋及诸般血。　土硫黄　辛热腥臭，止可入疮科外治，不堪服饵。

---

① 肝：原作"用"，据文义改。

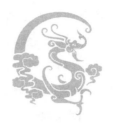

附：食鉴本草

无求子尤乘手辑

五味类

水 味甘淡，无毒。大益人，资生日用，不齿其功，故不可一日缺也。井泉平旦第一汲者佳。

酒 味辛热，饮之体软神昏，是其有毒也。惟略饮三五杯，御风寒，通血脉，壮脾胃而已。若恒饮过多，则熏灼心肺，生痰动火，甚则损肠腐胃，溃髓软筋，伤神损寿。酒浆照人无影不可饮，酒后食芥辣物多则缓人筋骨，凡中药毒及一切毒，从酒得者难治，盖能引毒入经络故也。

醋 多助肝，损脾胃及人骨，坏人颜色，惟消痈肿调敷药用。

茶 味苦，气清，能解山岚瘴疠之气、江洋雾露之毒及五辛炙煿①之热。宜少饮，不饮尤佳。多饮去人脂，令人下焦虚冷。饥尤不可，惟饱后饮一两盏不妨。切忌点咸及空心啜，大伤肾气。古云：空心茶，卯时酒，酉时饭，皆在禁例，俱宜少用。食后用浓茶漱口，令齿不败。

酱 味甘咸，寒，无毒。除热汤火毒，杀百药毒，杀一切鱼肉菜蔬菌毒，并治蛇虫蜂虿等毒。酱汁灌人下部治大便不通，灌耳中治飞蛾虫蚁入耳，涂狂犬咬，中砒毒小调服即解。

饴糖 味甘温，无毒。消痰润肺止嗽，补中健脾。打损瘀血者熬焦酒服能下恶血。解附子、草乌毒。肾病忌甘，甘伤肾，骨痛齿病者皆忌。

---

① 煿：原作"博"，形误，据文义改。

粟类

粳[①]**米** 晚熟者佳，忌与苍耳、马肉同食。冬春湿热性退最清藏府。小儿初生煮粥汁如乳量食之，开胃助神；稍长同芡实煮粥食之，益精强志。

糯米 久食身软筋缓，发风动气。妊娠与鸡肉同食，令子生寸白虫。其性懦而味甘，宜于造酒。

黍米即小米。有数种。稷之精者为黍，粟之精者为秫。性懦。 小儿食之不能行，发宿疾，令人好睡，不可与白酒、葵菜、牛肉同食。有赤黑数种，北方所种多是秫黍，又名黄糯，只可作酒。此米虽动风，惟肺病宜之。食粟米后食杏仁，成吐泻。

稷米即穄米 因其早熟、清香，用之祭祀。食之发三十六种冷病。不可与瓠子同食。

香稻米即红莲米 其熟最早，晚熟者更佳，开胃益中，涩滑补精，惜不能多种耳。

菱米即雕胡 古人以为美馔，作饭亦脆而涩，止渴，解烦热，调肠胃。即茭白子也。

麦 占四时，秋种夏收。北方多霜雪，面无毒而益人；南方少霜雪，面有湿热而损人。去皮则热，带皮则凉。孙真人曰：麦乃心之谷，主养心气，心病宜食之。秋种夏收，春秀冬长，具四时之气。北地之麦日间花，南方夜间花，食之发病。

浮麦即水淘浮起者，焙用。 止盗汗、虚热、妇人劳热。以其麦皮重而肉少之功。

大麦 久食多力健行，令发不白，能宽胃疗胀，煎汤熏洗立效。大麦芽消积健脾，多服消肾。

荞麦 性沉寒，久食动风、心腹闷痛、头眩。和豕肉食令人患风、脱眉发。和矾食能杀人。治小儿火丹赤肿，以荞麦粉、醋调敷立愈。

白扁豆 和中下气，治霍乱，生嚼解河豚毒、酒毒及一切草木之毒。黑者不宜人。

---

① 粳：原作"梗"，形误，据文义改。

绿豆　清热，解一切食物诸药毒。不可去皮，去皮壅气。消肿毒。作枕明目，治头风。

赤小豆　利水，排肿毒，止泻利，消胀满，下乳汁。久食令人虚。不可同鱼鲜食。中酒煮汁饮立解。又治小儿火丹上下不定，为末醋调傅之效。

黑豆　入肾逐水，消肿消瘀血，忌同豕肉食。十岁以下小儿不宜食，恐壅气。马华以黑豆入咸煮食补肾。李守愚每晨水吞黑豆二七粒，谓之五藏谷，到老不衰。此种小粒马料豆。

蚕豆　快胃利藏，多食发胀，可作酱，忌同豕肉食。

豇豆　理中补肾，止渴止痢小便频，解鼠蛇毒。

豌豆即寒豆　益中平气。又云多食动气。淡煮食之下乳汁。

黄白豆　益气和中，杀鬼气。作酱作腐极佳。凡豆总与豕肉、鱼鲊不可同食。

芝麻　黑者炒食不生风疾，有风人食之良。油炼熟宜食，能解诸毒。

菜类

菘菜　利肠胃，消食下气，解酒渴，去鱼腥。或食之觉冷，姜汁能制之。一云夏至前食，发皮肤风痒，动气发病。

青菜　四季常有，通肠胃结滞，利大小便，和中下气。

白菜　主通利肠胃，除烦热，解酒毒。

菠菜　多食滑大小肠，令人脚弱不能行。

油菜　冬种春长，形如白菜，通结利便。根微紫，抽嫩心，开黄花，取其薹为菜茹甚佳。子取榨油，味同麻油，色略黄耳。

芥菜　归鼻，利九窍，止冷嗽冷气，多食动风。不可同鲫鱼食，发水肿；同兔肉发恶疮。子能消痰，治风痹肿毒，醋研敷。

荠菜即野菜　利肝气和中。子主明目，去翳赤痛。根烧灰治赤白痢，蜜汤调。

韭菜　归心下气，止泄尿血，治心腹冷痛，多食助阳昏目。春食香，夏食臭，冬食动宿疾，五月食昏人乏力。不可同牛肉及蜜食。未出土为韭黄，食之动气病。子治梦泄。

苋菜　有六种，多食动气生烦闷，共鳖及蕨食成瘕。其一种马齿苋入血分，下胎临产煮食佳。又一种灰条苋野生者亦可食。子治目翳赤障。

芹菜　生高田者宜人。荻芹根美，置酒酱中香美，和醋损齿。三八月勿食水芹，恐成蛟龙瘕。

荇菜　生湖陂中，叶紫赤圆，径寸余，浮水面，茎如银股，上青下白，诗所云"参差荇菜"是也。可淹为菹。

石花菜　大寒滑，去上焦浮热，发下部虚寒。

紫菜　出海中，多食令人腹痛、吐白沫，饮少醋即解。

莼菜　生水中，性滑发痔。

黄花菜　通结气，利肠胃。生平泽中，取为羹亦甚香美。

胡荽　久食令人健忘、脚软。根发痼疾，惟发痘疹用之。

蓬蒿　安心气，养脾胃，消痰饮。多食动风发气。

莴苣　利水，久食昏人目。杀虫蛇毒。

蕨　去暴热，利水道，令人多睡、脚弱，生食成瘕。

薇　生水旁，叶似萍。蒸食利人，久食不饥，调中利水，治浮肿，润大肠。

葱　与蜜同食，作胀、下利、腹痛。烧葱同蜜食，壅气死。葱与鸡雉、白犬肉同食，九窍出血死。大抵葱功只可发汗，多则昏神。

蒜　辟瘟疫恶气，快胃消滞。久食生痰动火，伤肝损目，弱阳。食蒜行房，令面无颜色。治鱼骨鲠，塞鼻即出。又治蛇伤，捣傅上效。忌与[1]鱼鲊、蜜同食。

白萝卜　消痰下气，解面毒、豆腐毒。久食耗肺气，生食渗血。忌与人参、地黄、首乌同食，令人须发白。丹溪云：熟者多食成溢饮。苗治乳痈初肿痛，取鲜者去土，不用洗，加咸少许捣傅，热即换之。冬无叶，根可代。子治黄疸及目如金，小水热赤，为末，白滚汤调服。水研服吐风痰，醋研涂消痈毒。

胡萝卜　宽中下气，散肠胃邪滞。

茄子　性冷，发风动气及疮。蒂烧灰治口疮甚效。

黄瓜　清热解渴，利水道。

诸竹笋　消痰利膈，发冷气。苦竹笋治不睡，去面目并舌口黄，解酒

---

① 忌与：此二字原漫漶，据文义拟补。

毒。多食令人嘈杂。

猫竹笋　生于冬，不出土者曰冬笋，小儿痘疹不出，煮粥食。

芦笋　治噎膈，解河豚毒。蒲笋去热燥，利小便。

芋　充饥宽胃，多食滞气。冬月食不发病，和姜煮良。芋叶苗治妊妇心烦迷闷，胎动不安。野芋有毒，中其毒土浆粪汁可解。

茭白　不可合生菜食及蜂蜜食，损阳气，发冷疾，糟食颇佳。

匏子　滑肠，不宜人。葫芦匏有毒，令人吐逆烦闷。

丝瓜　除热利肠，枯者烧存性，入朱砂末研匀，蜜水调，发小儿痘疹甚效。以其通行经络血脉，凉血解毒。又能下乳汁、通二便，足上痈肿之疾。叶治癣疮，频按擦之；疗痈疽、丁肿、卵癞。

西瓜　消暑热，解烦渴，宽中下气，利水，止血痢。

冬瓜　利水止渴，多食反令牙疼，动胃火，又令湿痒生疮，发黄疸。九月勿食，老人小儿不可食。

南瓜　多食发黄疸、脚气。不可同羊肉食，壅气。

菜瓜即生瓜　又名越瓜，有青白二种，不宜人。凡瓜苦者及两鼻两蒂者害人。

菌　皆因湿气熏蒸所成。生山僻处，有毒杀人。在木生者为木耳菌，有多种，惟楮榆柳桑槐枣六木之耳可食。生野田者有毒者杀人。冬春无毒，夏秋有毒。夜有光欲烂无虫者、上有毛下无纹者、仰卷赤色及煮之不熟者、煮讫照人无影者并有毒。中其毒者，地浆及粪汁可解。煮菌投以姜屑、饭粒，如色黑者杀人。凡中其毒者，必笑不止。解以矾末新汲水吞之，或苦茗并吞，无不立愈。

松菌　治溲浊不禁，食之有效。

杉菌　治心脾痛。香菌益气不饥，治风破血。

柘耳　治肺痈，不拘脓成未成，用一两研末，百菌霜二钱，丸如桐子大，米饮下三十丸，效。

皂荚菌　不可食，治积垢痛，泡汤饮，未效，再服愈。

蘑菇菌即鸡腿蘑菇也　益肠胃，化痰，理气，多食发病。

鸡枞沙地丁菌　益胃，清神，治痔。

舵菜　治瘿，结气，痰饮。

莳萝即小茴香　下气利膈，小儿气胀，杀鱼肉毒，补肾气，壮筋骨。

大茴香　开胃下气，逐膀胱冷气，补命门不足，暖丹田。煮臭肉少许即解。多食伤食发疮。

砂仁　和胃醒脾，快气调中，安胎。

山药　主和中补虚，生傅痈肿。南产性凉于北耳。零余子即藤上结者，胜于山药，补虚益肾。

百合　温肺止嗽，利二便，除浮肿痞满。蒸食良。花酒①小儿天泡疮，晒干研末，菜油调涂。子治肠风下血，酒炒研末，酒服。红花者名山丹，治疮肿、女人崩中。花、蕊、根功同，敷疔肿，效。

枸杞叶　无刺者是。其茎叶补气益精，除风明目，坚筋骨，补劳伤。根名地骨皮。根、叶、子俱可食，和羊肉作羹，和粳米煮粥，入葱豉五味补虚尤胜。

生姜　专开胃，主呕吐，行药滞，制半夏毒。谚云：上床萝卜下床姜。盖夜食则萝卜可消，清晨则姜能御风解秽，开胃通神。九月九日忌食，损寿。

果类

藕　以咸水供食，则不损口。同油煠面米食则无查②，解热渴，散留血。蒸煮服之，大能开胃。生食治虚渴、解酒毒，熟食补五藏、实下焦。同蜜食令人腹藏肥，不生诸虫。汁解蟹毒。粉轻身延年。

鸡豆即芡实　小儿多食令不长。生食动风发气，熟食益肾固精。合莲子作粉益人。和金樱子膏丸食之，谓水陆丹，补下元，久服耐老不饥。

菱角即芰实　生食性冷，多食伤人，姜酒解之，熟食闭气。

乌芋即荸荠　消食除满，性毁铜，不可多食。

慈姑　多食发虚热，及肠风痔漏，崩中带下，孕妇勿食。叶捣傅小儿赤瘤丹毒，即退。

李　多食令人胪胀，发虚热，发痰疟，霍乱气塞。晒干食去痼疾，骨中劳热。肝病宜食之。不沉水者有大毒。

---

① 酒：疑当作"治"。

② 查：通"楂"。下同。

桃　多食令人热，作脯食益颜色。肺病宜食之。

杏　多食伤筋骨，晒脯食止渴，去冷热毒。心病宜食之。

梅　生津止渴，多食损齿、损筋。乌梅安蛕，止利，敛肺。白梅即咸梅，名霜梅，喉痹痰厥、牙关紧闭者，取梅揩擦，涎出即开。又治泻利、霍乱、下血，功同乌梅。

橘　与柑同，酸者聚痰，甜者润肺，亦不可多食。

橙　多食伤肝气，切和咸蜜煎成贮食，止恶心，去胃中浮风、恶气，发瘰疬，杀鱼蟹毒。皮能醒酒。

香圆佛手柑　并下气，除心胸痰水，煮酒饮。

金柑　下气快膈，止渴解酲，辟臭，皮尤佳。

枇杷　止渴下气，止吐逆，利肺热，润五藏。忌同炙肉及面食之。

杨梅　多食令人发热，损齿及筋。咸藏食去痰，止呕，消食。烧灰服，止痢甚验。忌同生葱食。

樱桃　调中益气，令人好颜色，止泄痢。不可多食。有暗风人不可食，食之立发。

甘蔗　同酒食发痰。多食发热，动衄血。与榧子食则查软。和中下气，利二便，止反胃呕逆，宽胸。

石榴　多食损肺、损齿，凡服饵人尤忌。皮上。久痢崩带。

梨　种不一，性俱冷利，多食有损。金疮、乳妇、血虚人尤忌。治热嗽烦渴、中风不语、伤寒发热，解丹石毒、酒毒、疮毒。切片贴汤火伤，止痛不烂。汁吐风痰。暗风不语，生捣汁频服。胸中热结痞塞者亦宜之。

烘柿　其种亦多，所在皆有。通耳鼻气，止渴，去胃火，止肠毒。饮酒同食则易醉，或令心痛欲死。《别录》云：解酒则失之矣。干柿生霜者。补虚劳不足，消宿血，开胃，润肺，止吐血、反胃、肠澼、痔血，消痰止火嗽及咽喉口舌疮痛。

莲子　补中益气，止痢及遗精、女人崩中带下。

荔枝　多食令人发热，能止渴，益人颜色，发痘疮。

龙眼　安神补血，益志和脾，小儿不可多食。

胡桃即核桃　性热，不可多食，多则生痰动火，令人咯血。肺病尤忌，惟虚寒喘嗽，同人参煎服甚良。又益命门，补下焦，同补骨脂蜜丸服，理腰脚痛。油者杀虫攻毒，润须发。

枣　生食损脾作泻，与蜜食损五藏，蒸食和诸药补脾。齿病、疳病、中满皆忌，小儿尤忌。同葱食令藏府不和，同鱼食令腹腰痛。其味甘温，方中加姜枣为引，取辛甘之味生发中气。若无过频食，生虫损齿，贻害多矣。

沙糖　多食心痛。鲫鱼同食成疳。笋同食成瘕，身重不能行。小儿不宜食，生疳损齿。和药用则有缓肝调脾之效。

栗　生食难消，熟食滞气。日①暴火煨令出汗，杀其木气，或炒食乃可。患风气人忌之。相传有人腰脚病，往栗树下食数升便可起行。此是补肾之功，然应生啖。若服饵，则宜蒸爆。栗与核桃俱肾家之果，筋骨伤碎及金疮仓卒，生嚼涂之有效。又有一球三颗，其中有扁者名栗楔，音屑。主活血治痛尤效。

食羊肉过多，食栗子两三枚即消。

银杏即白果　多食令人胪胀、壅气、动风。小儿食多霍乱、发惊、引疳。同鳗鱼食患软风。生食降痰、解酒、杀虫。嚼浆涂面及手足，去皯疱皵皴皱及疥癣、疳䘌阴虱。能入肺经，益肺气，定喘嗽，缩小便。生捣能浣油腻，则其去秽之功可类推矣。但其性主收，多则气壅，食满千枚者死。

榛仁　益气力，实肠胃，调中开胃，健行止饥。

榧子　性热，煮素羹味甘美。猪脂炒，黑皮自脱。同鹅肉食，生断节风。榧皮反绿豆，能杀人。疗五痔，杀寸白虫，消谷，助阳道，咳嗽、白浊皆治。久食滑肠。同甘蔗食，其查自软。

松子　润燥结，同柏子仁治虚秘，补不足。

橄榄即青果　生食解酒毒、消鱼毒，开胃下气，止泻，生津液，治咽疼，然性热，多食能致上壅。榄仁治唇吻燥疼，研烂涂之。核磨汁服，治诸鱼鲠。

川椒　大热，多食令人乏气喘促。闭口者有毒。治邪气咳逆，温中下气，除六府寒冷，心腹留饮宿食，下利泄精，散风邪、瘕结、水肿、黄疸，杀虫鱼毒。久服通血脉，坚齿发，明目，调关节，腰脚不遂可作膏药，补命门，杀疣虫，缩小便。

_____

① 日：原作"目"，形误，据文义改。

巴達杏　甘，平，止咳下气，消心腹逆闷。

杏核仁　入手太阴肺，其用有三：润肺也，消食积也，散滞气也。杏仁治气，桃仁治血，俱疗便秘，当分气血，昼则便难行气也，夜则便难行血也，故虚人便秘不可过泄。脉浮属气，用杏仁、陈皮；脉沉属血，用桃仁、陈皮。手阳明大肠，手太阴肺，贲门主往来，魄门主收闭，为气之通道，故并用陈皮佐之。双仁者杀人，可以毒犬。犬咬人，同白糖捣傅甚良。

禽类

鹅名家雁　白者食草，无毒；苍者食虫，有毒，发疮肿。性并冷，多食令人霍乱，发风动气，卵尤不可食。火熏者尤毒，然老者良，解五藏热，服丹石人宜之。

雁一名鹜　与燕往来相反，有四德：春往夏来，信也；飞则有序，礼也；失偶不再配，节也；夜则巡警，智也。大曰鸿，小曰雁。六七月食之，主伤神气。治风麻痹，久食动气，壮筋骨，利藏府，解丹石毒。

鹜即鸭，音木。　黄雌鸭为补，白者良，黑者毒。滑中发冷，脚气人不①可食，肠风下血人不可食。嫩者毒，老者良。六月忌食。鸭目白者杀人。卵勿与蒜鳖同食，杀人；又勿同胡桃、豆豉食。野鸭九月后宜食，热疮久不好，多食愈。

鸡　黄者宜老人，乌者宜产妇。乌鸡白头及六踞、四踞者，死不伸足、口目不闭、卵有八字纹者，俱不可食。乌鸡合鲤鱼食生痈疽；卵败血，小儿尤不宜食；同生葱食成虫痔；同糯米食生疣虫。阉鸡能啼者毒。四月勿食抱鸡，令人作痈成漏。

雉即野鸡　秋冬益人，春夏有毒。下痢人忌食。与胡桃同食发头风、眩运及心痛，与菌木耳食发痔血，与乔麦食生虫卵，同葱食生寸白虫。自死爪甲不直者，杀人。

鹌鹑　《本草》云虾蟆所化。痢疾宜用，和小豆、生姜煮食。同猪肝食面生黑子，与菌食发痔。

麻雀小而黄口者黄雀　不可同猪肝及酱食。妊妇尤忌，令子多淫。凡饵

① 不："不"下原衍"不"字，据文义删。

术人忌之。冬食补益,他月不利。雀肉和蛇床子熬膏,和药丸服,名驿马丸,壮阳益肾。雀卵更胜,五月收取。

鹄即天鹅　益人气力,利藏府,腌炙食之,油涂痈肿良。治小儿耳疮,调草乌末,入龙脑少许和傅,立效。无则雁油可代。

兽类

豕即猪肉　虽世常用,不宜多食,发风、动气、生痰。白猪白蹄青爪者不可食。肾理肾气,多食反令肾虚少子。心损心气。肝助肝。大小肠滑肠。脑损阳道。嘴并耳助风毒。肺疗肺虚咳嗽,竹刀切片,麻油炒,同粥食。治嗽血,煮蘸苡仁末食之良。胃补中益气,无毒。猪肉合羊肝食令人烦闷。凡诸兽临杀,惊气入心,绝气入肝,并不可食。猪羊血俱败血。

羊肉　补虚助气,与参芪同功。和鲊食伤人。心脑损心少子。心有孔者杀人。肺发气。肝明目。肝有窍者、黑头白身者并独角者,皆不可食。六月忌食。饵地黄、补剂皆忌。

黄牛肉　补脾胃五藏。血能补血。乳能补中养血,但忌与醋同食。凡黑牛白头独肝者不可食。夏月卒死及瘟死者极毒,杀人;不惟不可食,气亦能害人。服牛膝者忌之。

马肉　无益,不可食。马汗气及毛误入食中,害人。凡有汗阴疮者,近之杀人。

驴肉　动风发痼疾。

骡肉　动风发疮,脂肥者尤甚。不可与酒同食,致暴疾杀人。

犬肉　大热,助阳,暖下元。食者忌茶。白犬虎纹、黑犬白耳畜之,家富贵。斑青者识盗贼则吠。纯白者不可畜。春末夏初犬多发狂,被咬者必害,宜预防。凡犬不宜炙食,令人消渴。九月伤神。

鹿肉　血大补血,肉不甚补,反痿人阳。五月勿食。服饵人忌之,以其善食解毒之草故也。

獐肉　六七八至十一月食之胜羊血,余月发风动气。麂肉獐之小者。发痼疾,以其食蛇也。

猫　家畜者可取看其睛定时。子午卯酉如一线,寅申巳亥如满月,辰戌丑未如枣核也。肉能补阴，治劳瘵、虫毒、瘰疬、恶疮。香狸镇心辟邪。

狐肉　皮可为裘。补虚损，暖中，去风及五藏邪气，煮炙食之。

貉与獾同　补虚劳及女子虚惫。猪獾、狗獾功并同。

木狗　肉无益。皮治脚痹风湿气，活血脉，暖腰膝。

兔肉　八月至十月可食，余月损神。兔死而眼合者杀人。独目不可食。勿与鸡肉及肝心食。孕妇忌。功能补中益气，凉血解毒。

水獭肉　煮汁服疗疫病及牛马时行病。损阳，不可同兔肉食。獭肝治肝积、劳虫、鬼魅。许叔微云：五藏虫皆上行，惟肺虫下行，当用獭爪为末，调药于初四、初六日，则肺虫上行也。

海狗即腽肭脐　脐似麝①香，黄赤②色，如烂骨。取其外肾阴干百日，味甘香美。治五劳七伤、鬼气尸疰，强阳，暖腰膝，心腹痛。

貂鼠　肉甘平，无毒。毛皮拭尘沙，眯目即去。

鱼类

鲤鱼　发风热，一切风疾及痈疮疟痢宿症并忌。

鲢鱼　温中益气，多食令人热中发渴，发疮疥。

青鱼　脚气湿痹同韭白煮食。服术人忌之。

鲻鱼　开胃利五藏，令人肥健，与百药无忌。

白鱼　功同鲻鱼。宜腌糟，不宜炙食。与枣同食患腰痛。炙③疮不发，食之作脓。经宿者不可食，令人腹冷。

勒鱼　开胃暖中，作鲞尤良。鲚鱼助火生痰，发疥不可食。

鲥鱼初夏有，余月无。　发痼疾，生疮，补虚劳。

鲳鱼　令人肥健，益气力。腹中子毒，令人下利。

鲫鱼　合五味煮食，主虚羸，温中下气，止下利肠痔。同沙糖食生虫。同芥菜食成肿。同猪肝、鸡肉食生痈。服麦冬人大忌。

鳊鱼　调胃气，利五藏。和芥食助肺消谷。作鲙食助脾功。与鲫同

---

① 麝：原作"射"，改为通用字。下同。

② 赤：原作"亦"，形误，据文义改。

③ 炙：疑当作"灸"。

疳。痢人勿食。

鲟鱼　发诸药毒，鲊不益人。合笋食瘫痪。小儿食成瘕。

鲈鱼　多食发疣癣疮肿，补胃治水气。

鳜鱼_{音贵}　有十二骨，每月一骨，有毒杀人，犯者取橄榄仁末，流水调服即解。核磨汁水调亦可。

鲨鱼　暖中益气。非海中沙鱼，即南方溪涧中四五寸小者。

鲙残鱼_{即银鱼}　宽中健胃。细者名银鱼，粗者名鲙残，功同。

黑鱼　首有七星，夜朝北斗，道家斋箓所戒。

鳗鱼　此鱼无雌，附生于鳢鬐之上，故名鳗鲡。杀虫，治五痔、恶疮，理传尸、疰气，疗湿脚气。

鳝鱼_{俗名黄鳝}　黑者有毒。性热能补，时行病后食之多复。动风，多食则霍乱。血涂口眼歪斜，少加麝香效。

河豚　毒之所在腹之子、目之睛①、脊之血，有损无益。浸血不尽，有紫赤班②眼者，及误破肠子或修治不如法，及染屋尘，皆胀杀人。肝与子大毒，犯者以橄榄汁或芦根汁解之，及粪汁并解。

鱐_{即黄鱼}　滑肠动火。今所名黄鱼者，石首鱼也，头中有石。治石淋，烧灰、水磨皆可服。

介类

鳖　清热去劳。背壳单棱者为鳖，双棱者为团鱼，不益人。夏月烧头骨于床下，木虱皆死。置其骨于衣箱及毡衣中，不生蛀。一切鱼忌荆芥，能杀人。凡鱼有异色者不可食。凡鳖目赤、三足、独目、头足不缩、腹下红或王字卜字形及蛇纹者，皆蛇化也，不可食。

田螺　大寒，治目赤，醒酒。螺蛳功同上。

蟹　性极冷，令人腹疼，动风疾。背有星点、脚生不全、独螯、独目、足班、目赤、腹下有毛、腹中有骨，俱杀人。孕妇忌之。未被霜者、有食水莨者，甚毒，害人。紫苏汁、木香汁、蒜汁、芦根汁并解。

① 睛：原作"晴"，形误，据文义改。

② 班：通"斑"。下同。

蚌　止渴除热，解酒明目，去赤脉、女人下血。

蚬　多食发嗽及冷气，消肾，功似蚌同。

蛤蜊　止渴，解酒，开胃。痘毒入目，以蛤蜊中水点之，可代空青。反丹石，烧煅成粉，同香附末治心气疼，白汤服。

淡菜　治虚劳吐血、妇人带下。多食令人烦闷，发丹石毒。

虾　发风动火。无须者勿食。小儿及鸡犬食之并脚弱。煮之腹下通黑、壳反白者勿食。小儿赤白游肿，捣碎敷之。作汤下乳，托痘，吐风痰。法制壮阳道。捣膏傅虫疽。

蛏　肉治虚，主冷痢。女人产后虚损煮食之。天行病后不可食。

器藏类

凡诸肉汁藏器中气不泄者有毒，食之令人腹胀作泻。以铜器盖铜，生汗滴下者亦有毒。器中盛水，过夜不可饮。穿屋漏水，误食成症瘕。瓶内插花宿水有毒，杀人。

饮食放露天，飞丝堕其中，食之喉肿生泡。

暑月磁器烈日晒热者，不可便放食物，令人烦闷。

盛酢瓶不可贮蜜，贮蜜瓶不宜作酢，并不宜食，令人胀吐。

凡诸肉、鸡、鱼经宿者不再煮勿食，食之吐泻作胀。

凡祭神肉自动，祭酒自耗，并不可食。

诸禽兽脑败阳滑精，不可食，惟牛脑益妇人。

解毒类

食豆腐中毒，萝卜汤可解。菌毒地浆水解。野芋毒同上。

诸菜毒，甘草、贝母、胡粉等分为末，汤调服，小儿溺亦可解。

诸瓜毒，木瓜皮汤解之，盐汤亦可。

诸果毒，烧猪骨为末，酒调服解之。柑毒柑皮煎汤解之，盐汤亦可。

误食闭口花椒，醋解之。鸡子毒亦同上。

误食桐油，热酒解之，干柿及甘草亦可解。

中诸鱼毒，橘皮汤、黑豆汁、芦根汁、朴硝可鲜。

中诸肉毒，陈壁土钱许调水服，白扁豆末亦可解。

食猪肉伤者，烧其骨末水调服，芫荽汁、韭汁亦解。**猪肉伤成积者，草果仁消之。**

凡中诸毒，以香油灌之令吐即解。

饮酒中毒，大黑豆一升，煮汁二升，顿服，立吐即愈。或生螺蛳、荸澄[①]茄煎汤并解。

凡饮食后心膈烦闷，不知中何毒者，煎苦参汁饮之令吐即解。或犀角煎汤饮之，或酒煎犀角饮之，立解。

病忌类 附五藏所宜食

肝病所宜小豆、犬肉、李、韭。

心病宜小麦、羊肉、杏、薤。

脾病宜粳米、葵、枣。

肺病宜黄黍米、鸡肉、桃、葱。

肾病宜大豆、豕肉、粟、藿、胡桃。

有风病者勿食胡桃。

有暗风者勿食樱桃，食之即发。

时行病后勿食鱼鲙及蛏、鳝并鲤鱼，而复病不救。

凡伤寒、时病后百日之内忌食猪羊肉并其肠血、鱼腥诸糟物，犯者必复病。

凡下痢后五十日内忌食炙面及胡荽、蒜、韭、生虾蟹等物，多致复发难治。

疟后勿食羊肉，恐发热致重，愈后勿食诸鱼及鸡，必复发。

眼病忌川椒、胡椒、犬肉、蒜、韭，并禁冷水、冷物。不忌则害无已时。

齿病勿食枣及糖。

心痛及心经疾忌獐。

胎前忌兔肉、蟹。

---

① 澄：原作"沉"，据文义改。

脚气忌甜瓜、瓠子、鲫鱼。<small>食之永不瘥。</small>

疮疖忌鸡、姜。

黄疸忌羊、鹅、湿面、鱼、胡椒、蒜、韭、炙煿、腌糟、醋物，食之难愈。

咯血、吐血、衄血忌炙面、湿面、炙煿、韭、蒜、姜、椒、烧酒糟、海味。

瘷①风勿食鲤鱼，犯之不愈。

瘦弱人勿食生枣，恐伤中气。

病新瘥忌用薄荷，误食虚汗不止。

久病人勿食杏、李，犯之加重不愈。

伤寒汗后不可饮酒，恐复引邪入内。

凡痼疾人忌食黄瓜、面筋、鹿马驴肉及雉肉，犯之必发。

凡产后忌一切生冷、肥腻、滞硬难化之物，惟藕不忌，以其能利血也。

食鉴本草　终

---

① 瘷：此字无考，疑当作"痛"。

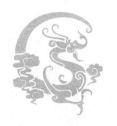

附：病后调理服食法

凡一切病后将愈，表里气血耗于外，藏府精神损于内，形体虚弱，倦怠少力，乃其常也。宜安心静养、调和脾胃为要，防风寒，慎起居，戒恼怒，节饮食，忌房劳，除妄想，是其切要。若或犯之，即良医亦难奏功矣。勿以身命等蜉蝣，如灯蛾之扑焰，自损其躯哉。戒之戒之！例次如左。

初愈务宜衣被适寒温，如太热，发渴，心烦，助虚热；如寒，则又令外邪仍入内。

伤寒时疫，身凉脉缓，宜进青菜汤，疏通余邪。如觉腹中宽爽，再进陈仓米清汤，以开胃中谷气。一二日后可进糜粥盏许，日三四次，或四五六次，慎勿太过。或用陈豆豉或清爽之物过口，或清水煮白鲞醋点极妙。再渐进活鲫鱼汤调理百日，方无食复劳复等症。

食后复发热，宜断谷即愈，服调脾胃之剂，切勿用骤补热药，须从缓处治，能收全功。切①忌食猪脂、湿面、鸡、羊、腻滞、煎炒等物，犯之复发，难治。

中风后忌服辛散香燥等药，及猪、羊、鹅、鸡、鱼腥、荞面、芋、蛋，滞气发病等物。

病后切忌房劳，犯之舌出数寸死。

劳嗽发热，水肿喘急，宜淡食，忌盐物。

疟痢后忌饱食，及香甜、滑利、诸血之物，生冷、梨、瓜之类。

痈疽发背忌同伤寒。

虚损喘咳骨蒸忌用大热温补等药，宜服补阴药，培养真元，庶几可也。

产后切禁寒凉等物，虽在酷暑之日，亦所不宜，世多误用，以致伤

---

① 切："切"下原衍"病"字，据文义删。

生，特为拈出。

痘疹后不善调摄，多致危殆，因其忽略保护故也。

凡病后如水浸泥墙已干之后，最怕重复冲激，再犯不救。

今具食治方于左，为保身者之助，并利畏服药者，以便于养老慈幼云。

食治秘方

客曰：万病皆从口入，如何食反能治病耶？盖草木药石得五行之偏气，如人之得疾。因五藏有偏胜，则气血有偏倾。故用偏气之药物治五藏偏胜之气血，使得归其正。然中病则已[1]，不可过焉，过则药又反能生病也。是故饮食，人赖以养者，贪嗜之，所以有万病皆从口入之说亦犹是耳，且五谷得五行之正气，尚有是说。盖饮养阳气，食养阴气，《内经》言之详矣。五谷为养，五果为助，血气调和，长有天命。何况今人忽而不讲，惟知药可治病，不知饮食起居之间能自省察，得以却疾延年也。古人食治之方良有深意，卫生者鉴之。

风门

葱粥　治伤风鼻塞，妊娠胎动，产后血晕。

用糯米煮粥，临熟入葱数茎，再略沸食之。

羊脂粥　治半身不遂，中风。

用羊脂入粳米、葱白、姜、椒、豉煮粥，日食一具，十日效。

苍耳粥　治目暗不明，及诸风鼻流清涕，兼治下血痔疮。

用苍耳子五钱取汁，和米三合，煮食。

乌鸡臛　治中风烦热，言语秘涩，或手足发热。

用乌鸡肉半斤，葱白一握，煮熟，入麻油、盐、豉、姜、椒，再煮令熟，空腹食。

黄牛脑子酒　治远年近日偏正头风。

用牛脑一个切片，白芷、川芎末各三钱，同入磁器内，加酒煮熟，乘热食之，尽量而醉，醉后即卧，卧醒疾若失。

猪胰酒　治赤白癜风。

---

[1]　中病则已：意谓见效即停药。

用猪胰一具，酒浸一时，饭上蒸熟食，不过十具愈。

又方　白煮猪肚一枚，食之顿尽，三个愈。切忌房事。

寒门

干姜粥　治一切寒冷，气郁心痛，胸腹胀满。

用白米四合，入干姜、良姜各一两，煮食。

生姜煎　治反胃羸弱。

生姜切片，麻油煎过为末，煮粥调食。

生姜酒　治霍乱转筋入腹欲死，心腹冷疼。

生姜三两捣，陈酒一升，煮两三沸服，仍以渣贴疼处。

生姜醋浆　治呕吐不止。

生姜一两，醋浆二合，银器煎取四合，连渣嚼呷。又杀腹内长虫。

茱萸粥　治心气痛不止，胸腹胀满。

用吴茱萸二分，和米煮粥食之。

又方　川椒茶　治同上。

丁香熟水　治亦同上。

丁香一二粒打碎，入壶倾滚水在内，其香勃然，大能快脾①利气，定痛辟寒。

肉桂酒　治感寒身体疼痛。

用辣桂末二钱，温酒调服。腹痛泄泻，俗以生姜、吴萸擂酒俱效。如跌扑伤坠疼痛，瘀血为患，宜用桂枝。

豆蔻汤　治一切冷气，心腹胀满，胸膈痞滞，哕逆呕吐，泄泻虚滑，水谷不消，困倦少力，不思饮食。

用肉豆蔻仁四两，面裹煨，甘草炒一两，白面炒四两，丁香五分，盐炒五钱，共为末，每服二钱，沸汤点服，空腹妙。

---

① 快脾：犹言"畅脾"，使脾气运行舒畅。

暑门

绿豆粥　解暑渴。

用绿豆淘净，下汤煮熟，入米同煮食之。

绿豆酒　治同上。

用绿豆蒸熟，浸酒服。

又方　加黄连少许。

桂浆　解暑渴，去热生凉，益气消痰。

官桂末一两，白蜜二两，先以水二斗煎至一斗，候冷入磁坛中，入桂、蜜二味，搅一二百余遍，先用油纸一层，外加绵纸数层，以绳封之。每日去纸一重，七日开之，气香味美，或以密封置井中一日，冰凉可口。每服一二杯，百病不作。

湿门

薏苡粥　去湿气肿胀，利肠胃，功胜诸药。

用薏米淘净，对配白米煮粥，入白糖一二匙食。

郁李仁粥　治水肿，腹胀喘急，二便不通，体重痛痹，转动不能，脚气亦宜。

郁李仁二两研汁，和苡米五合，同米煮粥食。

赤豆粥　利小便，消水肿脚气，辟邪疠。

赤豆淘净，同陈仓米对配煮粥，空腹食。

赤小豆饮　治水气胀满，手足浮肿，气急烦闷。

赤豆三升，樟柳枝一升，同煮豆熟为度，空心，去枝，取豆食，渴则饮汁，勿食他物，自效。

桑皮饮　治水肿，腹胀喘急。

用桑根白皮四两，和米四合，煮烂可食。

紫苏粥　治老人脚气。

用家园紫苏细捣，入水取汁煮粥将熟，量加苏子研汁，搅匀食之。

鲤鱼臛　治水肿满闷，气急不能食，皮肤欲裂，四肢常疼，不可屈伸。

用鲤鱼十两，葱白一握，麻子一升，取汁煮作羹臛，入盐、豉、姜、椒调和，空心慢食。

又方　鲤鱼二斤，陈皮二两，煮烂，入青盐①少许，拌匀空食。

苍术酒　治诸般风湿，疮疡脚气下重。

苍术三十斤洗净打碎，以东流水②三石浸二十日，去渣，以汁浸曲，如家造酒法，酒熟任饮，不拘时，忌桃李。

松节酒　治冷风虚弱，筋骨挛痛，脚气缓痹。一方松叶酒，治同造同。

用松节煮汁，同曲米酿酒饮。松针捣煎亦可。

白石英酒　治风湿周痹，肢节湿痛，肾虚耳聋。

白石英、磁石煅醋淬③七次，各五两，绢袋盛浸酒中五六日，温饮，如少加酒，尽其力可也。

逡巡酒　补虚益气，去一切风痹湿气，耐老延年，久服自效。

造法：三月三日，收桃花三两三钱；五月五，收马兰花五两五钱；六月六日，收脂麻花六两六钱；九月九，收黄甘菊九两九钱。已上俱阴干，十二月八日取腊水三斗。待春分，取桃仁四十九粒，去皮尖，白面十斤，同前花和作曲，纸包阴干四十丸听用。欲造酒，煮糯米饭一升，白水一瓶，曲一丸，用曲一块封良久，酒即成矣。如淡，再加曲一丸。

五加皮酒　去一切风湿痿痹，壮筋骨，填精髓。

五加皮洗净去梗。煎汁，和面米酿成饮之。或切碎袋盛浸酒煮饮。或加当归、牛膝、地榆等。

仙灵脾酒　治偏风不遂，强筋壮骨。

仙灵脾一斤，袋盛浸无灰酒二斗，封固三日饮之。

女贞皮酒　治风虚，补腰膝。

女贞皮切片，浸酒煮饮之。

薏苡酒　去风湿，强筋骨，健脾胃。

---

① 青盐：即青海产的食盐。

② 东流水：即顺流水。江河、溪涧凡下流者皆为东流水。

③ 醋淬：将金石类烧红投入醋中。淬，同"焠"。

用薏米粉同面米酿之，或将袋盛，煮酒饮之亦可。

海藻酒 治瘿气。

用海藻一斤，洗浸无灰酒，日夜细饮。

黄药酒 治诸瘿气。

用万州黄药切片一斤，袋盛浸酒煮饮。

燥门

生地粥 滋阴润肺，及妊娠胎漏下血，目赤。

生地捣汁，米二合，煮熟入汁一合，调匀再煮，加熟蜜少许，空心服。

麻苏粥 治产后血晕，汗多便闭，老人血虚风闭，胸腹不快，恶心吐逆。

用家园苏子、麻子各五钱，水淘净微炒，研如泥，水滤取汁，入米煮粥食之。

百部酒 治久近一切咳嗽。

百部切炒，袋盛浸酒，频频饮之。

蜜酒 孙真人治风疹风癣，肌肤燥痒。

沙蜜一斤，糯米饭一斤，曲五两，熟水五升，同入瓶内，封七月成酒。寻常以蜜入酒代之。

人乳粥 润肺通肠，补虚养血。

用壮实无疾女人乳汁，俟粥半熟，去汤下乳，代汤煮熟，置碗中，加酥油一二钱，调匀食。

槐枝酒 治大麻痿痹。

槐枝煮油，如常酿酒法。

巨胜酒 治风虚痹弱，腰膝疼痛。

巨胜子二升，炒苡米二升，生地半斤，袋盛浸酒饮。

蚕砂酒 治风缓麻痹，诸节不遂，腹内宿痛。

原蚕砂炒黄，袋盛浸酒服。

紫酒 治中风，口偏不语，角弓反张，鼓胀不消。

鸡屎白一升，炒焦投酒中，待紫色频饮。

火门

甘蔗粥　治咳嗽虚热，口干舌燥，涕吐稠粘。

用甘蔗取汁三碗，入米三合煮粥，空心食之。

竹沥粥　治痰火如神。

如常煮粥法，以竹沥下半杯，食之。

绿豆酒　治阴虚痰火诸疾。

用绿豆、山药各二两，黄柏、牛膝、元参、沙参、白芍、山栀、天麦冬、花粉、蜂蜜各一两半，当归一两二钱，甘草三钱，以好酒浸之饮。

黄连酒　有火症及发热，不宜饮酒。盖酒性大热，助病为虐，多致不治。倘遇喜庆事必欲饮，用此。

以黄连、绿豆各一钱，枸杞三钱，浸酒饮。

黄柏酒　有相火①而好饮者宜。如生疮疥及肌肤不泽，用黄柏一两，猪胰四两，生浸饮。

一味猪胰浸酒，令妇人多乳，催乳更妙。

小麦汤　治五淋不止，身体壮热，小便满闷。

小麦一升，通草二两，水煎。不时可啜，自效。

甘豆汤　治一切烦渴，二便涩少及风热入肾。

黑豆二合，甘草二钱，生姜七片，水煎服。

藕蜜膏　主虚热口渴，大便燥结，小便秘痛。

藕汁、蜜各四升，生地汁一升，和匀，慢火熬成膏，每服半匙，口含噙化，不时用，忌煎炒。

竹叶粥　治膈上风热，头目赤痛，止渴清心。

竹叶五十片，石膏二两，水三碗，煎至二碗，澄清去渣，入米三合煮粥，加白沙糖二钱食。

四汁膏　清痰降火，下气止血。

雪梨、甘蔗、鲜藕、薄荷叶各等分，捣汁，入瓦锅，文火熬膏，频频饮。如无梨，秋白亦可。

① 相火：指肾阴亏虚导致的虚火。

调理脾胃门

凡病后脾胃弱，肌肉瘦，择相宜者食之，以助药力，绝妙。

人参粥　治番[①]胃吐酸，及病后脾弱。

用粟米一合煮粥，入人参末、姜汁各五钱，和匀空心食。

门冬粥　治咳嗽及番胃。

用麦门冬浸汁，和米煮粥，妊妇食之亦宜。

粟米粥　治脾胃虚弱，呕吐不食，渐加尫羸[②]。

粟米、白曲等分，煮粥，空心食，极养胃气。一人病淋，性不肯服药，予令日啖此粥，绝去他味，旬日减，月余痊。饮食妙法。

理脾糕　治老人小儿脾泄水泻。

用松花一升，百合、莲肉、山药、苡米、芡实、白蒺藜各末一升，粳米粉一斗二升，糯米粉三升，砂糖一斤，拌匀蒸熟，炙干食之。一方加砂仁末一两。

苏蜜煎　治噎病吐逆，饮食不进。

紫苏叶二两，白蜜、姜汁各五合，和匀，微火煎沸，每服半匙，空心细咽。

姜橘汤　治胸满闷结，饮食不下。

用生姜二两，陈皮一两，空心水煎服。

芡实粥　益精气，强智力，聪耳目。

用芡实去壳三合，新者研如膏，陈者作粉，和粳米三合，煮粥食。

莲子粥　治同上，健脾胃，止泄利。

莲肉一两，去衣煮烂，细研，入糯米三合，煮粥食。

扁豆粥　益精补脾，又治霍乱吐泻。

白扁豆半斤，先煮豆烂去皮，入人参二钱，下米煮粥。

山药粥　补下元，固肠止泻。

怀庆山药为末四分，配六分米煮食。

---

①　番：用同"翻"。下同。

②　尫羸：身体虚弱。

茯苓粥　治脾虚泄泻，又治不寐。

粳米二合，茯苓末一两，煮好，再下苓末一两，再煮烂食。

萝卜粥　消食利膈。

萝卜大者一个，配米二合煮食。

胡萝卜粥　宽中下气。煮法同上。

苏子粥　下气利膈。

紫苏子微炒一合，研汁去渣，粥好下汁，再煮食之。

茴香粥　和胃治疝。

用小茴香炒，煎汤去渣，入米煮粥食。

胡椒粥、吴茱萸粥　并治心腹疼痛。煮法同上。

莲肉糕　治病后胃弱，不消水谷。

莲肉、粳米各炒四两，茯苓二两，共①为末，砂糖调和，每用两许②，白汤送下。

豆麦粥　治饮食不住口，仍易饥饿，近似中消③。

用绿豆、糯米、小麦各一升，炒熟为末，每用末一升，滚水调服。

清米汤　治泄泻。

用䄻米④半升，东壁土一两，吴萸三钱，同炒香熟，去土⑤、萸，取米煎汤饮。

米饮　治咽中作哽，下食则塞，反胃不止。

用杵头糠炒一两，煮米饮，调匀，空心食。

黄鸡馄饨　治脾胃虚弱，少食痿黄，益藏府，悦颜色。

用黄鸡肉五两，白面二两，葱白二合，切作馄饨，入盐⑥、椒、豉和之，煮熟空心食。

松子粥　润心肺，和大肠。同米煮粥食。

---

① 共：原作"其"，据文义改。

② 两许：一两左右。

③ 中消：病证名，消证之一。上消以大渴引饮为主，中消以多食善肌为主，下消以小便淋浊为主。

④ 䄻米：即"旱米"，意思是旱稻。䄻，通"旱"。

⑤ 土：原作"上"，据文义改。

⑥ 盐：原作"咸"，据文义改。下均仿此。

炒面入粥同食，止白痢。烧盐入粥同食，止血痢。

气门

杏仁粥　治上气咳嗽。

扁杏仁去皮尖二两，研如泥，或加猪肺，同米三合，煮食。

莱菔子粥　治气喘。

用莱菔子，即萝卜子三合，煮粥食。

猪肾粥　治脚气顽痹，行履不便，疼痛不止。

猪肾两枚，切碎，葱白五茎，米三合，同煮，临熟加盐、豉、椒调和食之。

羊肾粥、鹿肾粥　法同治同。

鸡肝粥、羊肝粥　并补肝明目。煮法同上。

鹿胶粥　治诸虚，助元阳。煮粥入胶，熔化即是。

虎骨酒　治臂胫疼痛，历节风，肾虚膀胱气痛。

虎胫骨一具，炙黄打碎，同曲米如常造酒饮。

霹雳酒　治疝气偏坠，妇人崩中下血，胎产不下。

用铁锤火烧赤，淬入酒中饮之。

血门

阿胶粥　止血补虚，厚肠胃，又治胎动不安。

糯米煮粥，临熟入阿胶末一两，和匀食。

桑耳粥　治五痔[①]下血，常烦热羸瘦。

桑耳二两，取汁，和粳米三合，煮熟，空心食。

槐茶　治风热下血，明目益气，止[②]牙疼，利藏府，顺气道。

嫩槐叶蒸熟晒干，每日煎如茶法。

柏茶　止血滋阴。

---

① 五痔：五种痔疮的合称。分别指牡痔、牝痔、脉痔、肠痔、血痔。

② 止：原作"且"，据文义改。

侧柏叶晒干，煎汤代茶饮。

醍醐酒 治鼻衄不止。

萝卜自然汁，入好酒一半，和匀温服。

韭汁酒 治赤痢，又治心痛，以其散气行血。

连白韭菜一把，去梢取汁，和酒一杯温服。

马齿苋羹 治下痢赤白，水谷不化，腹痛。

马齿苋菜煮熟，入盐、豉，或姜、醋，拌匀食之。

猪胰片 治肺损，嗽血咯血。

猪胰切片，煮熟，蘸苡仁末，空心服，如肺痈，米饮调下。

羊肺肝肾 治吐血咯血，损伤肺肾及肝，随藏引用，或肺或肝或肾，煮熟切片，蘸白芨末食。

欲试血从何经来，用水一碗，吐入水中，浮者肺也，沉者肾也，半浮半沉者肝也。

痰门

苏子酒 主消痰下气，润肺止咳。

家紫苏子炒研，绢袋盛之，浸酒中，日日饮之。

阴虚门忌酒

芡实粥 见前脾胃门。

枸杞粥 治肝家火旺血衰，益肾气。

甘州枸杞一合，米三合，煮食。

又方 采鲜叶如常煮粥食，入盐少许，空腹食佳。

鳗鱼臛 补虚劳，杀虫，治肛门肿痛，痔久[1]不愈。

鳗鱼细切，煮作臛，入盐、豉、姜、椒，空心食。

牛乳粥 补虚羸。

如常粥，内加入牛乳和匀食。

---

① 久：原作"人"，据文义改。

羊肝粥、鸡肝粥、鸡汁粥　并治虚劳。

阳虚门

羊肉羹　治下焦虚冷，小便频数。

羊肉四两，羊肺一具，细切，入盐、豉，煮作羹，空心食。

胡桃粥　治阳虚腰疼及石淋五痔。

胡桃肉煮粥食。又浸酒方，加①小茴香、杜仲、补骨脂。

桂花酒　酿成玉色，香味超然，非世间物也。

羊羔酒　大补元气，健脾胃，益腰肾。

宣和化成殿方，用糯米一石，如常浸浆取蒸，再入肥嫩羊肉七斤，曲十四两，杏仁一斤，同煮烂，连汁拌饭，加入木香一两，剉，同酿，勿犯水，十日熟。

诸虚门

参归腰子　治心气虚损，自汗。

人参五钱，当归四两，猪肾一枚，细切，同煮食之，以汁送下，或用山药捣丸如桐子大，每服三十丸，空心温酒下。多服乃佳。

煨肾法　治肾虚腰痛。

猪肾一枚，薄切五七片，以椒、盐淹去腥水，以杜仲末三钱在内，包以薄荷，外加湿纸，置火内煨熟，酒下。如脾虚，加补骨脂炒末二钱。

猎肾酒　治同上。

用童便二钟，好酒一钟，以磁瓶贮之，取猪肾一对入内，黄泥封固，日晚时以慢火养熟，至中夜止，五更初以火温之，发②瓶饮酒，食腰子。病笃者只一月效。平日虚怯尤宜食，绝胜草木金石之药也。

猪肚方　治虚赢乏气。

人参五钱，干姜、胡桃各二钱，葱白七茎，糯米三合，为末，入猪肚

---

① 加：指在胡桃基础上另加。

② 发：打开。

内扎紧，勿以泄气，煮烂空心服，以好酒一二杯送之。

牛乳方　老人最宜，补心脉，安心神，长肌肉，为人子者常当供之，或为乳饼、乳腐，较诸物胜。

山药酒　补虚损，益颜色，又治下焦虚冷，小便频数。

用酥一匙，于铛中熔化，入山药末熬令香，入酒一杯，调匀，空心饮。

生栗方　治脚气及肾气损，脚膝无力。

用生栗蒸熟风干，每日空心食十枚，效甚。

水芝丸　补五藏诸虚。

莲肉一斤去心，入猪肚内扎定，煮烂捣丸如桐子大，每三四十丸，空心酒下。

已上诸方，其治病之功胜于药石。人但知药能治病，而不知食能治病。孙真人有言曰：医者先晓病原，知其所犯，以食治之，食疗不愈，然后议药。不特老人小儿相宜，凡颐养及久病厌药者，亦未为不可也。

寿 世 传 真

（清）徐文弼　撰

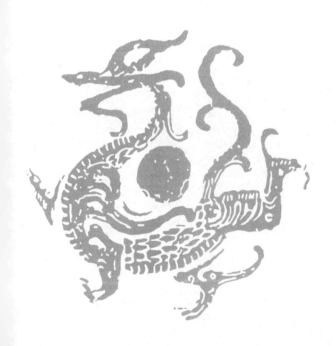

寿世传真序

　　纂述家至今日称极盛矣，缃帙缥囊①鸿纤毕备。凡其美而传，传而久，莫不以适于用之为贵。若如养生家言，意主颐性全真，粗之则却疾延年，使人人各得安其寿命，以返一世于隆古，宜为有用之尤者。顾其书至今实少善本，绪言流传若存若昧，论者未涉其涯，辄概屏为外道，以为山林独善之士或有取焉，而不知为日用饮食间尽人可行。斯岂非纂录者犹有缺陷，而仁寿之术终当有待而传者钦。不佞自庚寅②秋祝厘③来京，次年为慈宁大庆④，得与匝海胪欢⑤，共依日月之光。时则豫章徐鸣峰先生以补选铨曹⑥同集，叙其始，则与不佞尝并时典校⑦，有寅僚⑧之谊，过从加密。鸣峰盖今之有道而文者，平生著作等身，所刻《诗法》《吏治》二书行海内，于学无所不通，而雅性渊冲⑨，寓物而不留物，独于不佞情亲，其蕴致已可概见。尝为题其小照四幅，颜以"齿德同增"四字，且约他年更续佳话。已而出所辑《寿世传真》一册见示，嘱为叙其首简。余既喜其成书之意与鄙见适合，又嘉鸣峰真能以寿身者寿世，其言尤信而有征也。尝谓著书者意苟近名，往往猎取艰深，示不可测，况如服食炼养家谈空说

---

① 缃帙缥囊：指书袋和书卷的封套。缃，浅黄色。缥，淡青色。泛指书籍。

② 庚寅：此指公元 1770 年，清乾隆三十五年。

③ 祝厘：祝福、祝寿。

④ 慈宁大庆：指乾隆皇帝六十大寿。慈宁，慈宁宫，大寿在此举行。

⑤ 得与匝海胪欢：谓能够与周围众多之人联欢庆祝皇帝大寿。匝，周围。海，众多。胪欢，歌舞欢腾。

⑥ 铨曹：主管选拔官员的部门。

⑦ 典校：主持校勘书籍。

⑧ 寅僚：犹言同僚。

⑨ 雅性渊冲：谓兴趣高雅，渊深冲淡。

渺，象罔①都迷，学者置而不视，河汉②其言，诚无足怪。今视此编，于颐性全真之道，却疾延年之方，莫不撷其菁华，导以窾要，明白简易，本末具该，不出布帛菽粟③之谈，尽为日用行习之事。学者诚手一编，知所从来，将人不必仕与隐，地不必喧与寂，随时随处尽可用功，进之可观九仞④之成，退亦不失一溉⑤之效，洵乎度世之津梁，卫生之宝筏也。鸣峰在学校为贤师儒，在民社为良父母，今以需次暇晷⑥不忘著述，一本其念切民物、善与人同之愿，以助成我国家太和翔洽⑦之休⑧，将人游化宇，世尽春台⑨，有不在兹者乎。爰不辞衰朽钝眊，欣然泚笔⑩而为之序。

乾隆三十有六年辛卯岁嘉平月⑪钦赐国子监司业

香山老人⑫年家⑬旧⑭寅弟⑮王世芳⑯拜撰，时年一百一十三岁

---

① 象罔：《庄子》寓言中的人物，含有无心、无形迹之意。

② 河汉：语出《庄子·逍遥游》，本指天上的银河，此喻浮夸而不可信的空话。

③ 布帛菽粟：泛指虽很普通，但不可缺少东西。

④ 九仞：形容极高极深。

⑤ 一溉：一次灌溉。比喻用力不多。

⑥ 需次暇晷：指授职后按照资历依次补缺等待上任的空闲时间。

⑦ 太和翔洽：即太平祥和融洽。

⑧ 休：喜庆。

⑨ 人游化宇，世尽春台：意思是人人长寿，世世昌盛。

⑩ 泚笔：以笔蘸墨。

⑪ 嘉平月：农历十二月的别称。

⑫ 香山老人：王世芳自称。乾隆二十六年103岁的王世芳参加乾隆香山九老宴，故称。

⑬ 年家：科举时代同年登科者两家之间互称。

⑭ 旧：特指老朋友，老交情。

⑮ 寅弟：旧时同僚之间的互称。严格地讲，州县官之间称寅弟。时作者任县令。

⑯ 王世芳：字徽德，号南亭，台州（金属浙江），40岁中秀才，80岁荐贡生，96岁任遂昌县训导。103岁、107岁、112岁时，三次受到乾隆皇帝接见。140岁去世。

寿世传真目录

---

① 八段：此二字原脱，据正文标题补。

② 擦面美颜诀：此目原脱，据正文标题补。

③ 内功诀：此目原脱，据正文标题补。

④ 春三月：此下原有"调理法"三字，据正文标题删。下仿此。

⑤ 谷类：此上原有"日用食物"四字，据正文删。又，此卷目录原与正文标题不符，今据正文标题改。

鸠 麻雀 雁 鸬鹚

水族类

燕窝 海参 鲍鱼 鱼翅 鲤鱼 鲟鳇
鱼 鲋鱼 鲈鱼 鲭鱼 鳊鱼 鲫鱼 鲢
鱼 鳜鱼 鲩鱼 鲇鱼 鳌鱼 白鱼 鲦
鱼 鲨 鮈鱼 银鱼 乌鱼 鲖鱼 鳝鱼
鳗鱼 鳅鱼 鳖 龟 虾 蟹 螺蛳 蛏
虾 海蜇

菜类

韭菜 薤 葱 蒜 芸薹菜 芥菜 油菜
苋菜 菠菜 莴苣菜 苦荬菜 萝卜
芜荽 茼蒿菜 水芹 蒌蒿 莙荙菜
黄芽菜 菘菜 莼菜 蕹菜 蕨 芋 薯
百合 香椿 茭白 竹笋 扁豆 豇豆
紫苏 茄子 枸杞叶 姜 蘑菇 慈姑
金针菜 紫菜 菌 木耳 石耳 香蕈

瓜类

冬瓜 瓠瓜 西瓜 菜瓜 甜瓜 苦瓜
南瓜 丝瓜 王瓜 黄瓜 木瓜

果类

枣子 柿子 栗子 榛子 桃子 李子
杏子 梅子 橘子 柑子 梨子 苹果
林檎 白果 核桃 橄榄 橄榄核 荔
枝 龙眼 榧子 葡萄 桑椹 枇杷 柏
子仁 山楂 石榴 樱桃 杨梅 落花
生 莲子 菱 芡实 荸荠 槟榔 甘蔗
蜜糖 饴糖

杂食类

水 茶 酒 麻油 菜油 茶油 豆油
桐油 盐 醋 酱 糟 红曲 芥辣 茴

香 花椒 胡椒 红椒 烟草 戒烟语
斋戒语

修养宜提防疾病第七

心脏

肝脏

脾脏

肺脏

肾脏

养生以保脾胃为主[①]

修养宜护持药物第八

长春至宝丹 老年常服精力不
衰方 八仙糕 回春乌龙丸
牛骨髓膏 脂桃膏 牛乳膏
莲薏粥 黄芪汤 延年益寿丹
加味安神丸 加减资生丸 辟
寒丹 辟暑丹 黑发乌须方

---

① 养生以保脾胃为主：此目原脱，据正文
标题补。

新编寿世传真

香山老人王世芳定　鸣峰徐文弼编

总述

程伊川[①]曰：世间有三件事可由人力，为国而至于祈天永命[②]，养形而至于却疾延年，为学而至于希贤希圣[③]。此三事分明人力可以胜造化[④]，只是人不为耳。

《真言》曰：凡人着不得力者，身外之事也；着得力者，身内之事也。着力身外之事都无益，着力身内可以延年益寿。

又曰：虽少年致损，气弱体枯，若晚年得悟，防患补益，血气有增而神足身泰，可以永年。

又曰：人年纪一老，则百节病生，四体皆患，即此便是苦狱。平日若肯趁早用功，便可免此苦狱，奈何明知而故不为，岂不可悯！

又曰：分明一条好活路，如何不走。

又曰：悠悠[⑤]肉食之徒，日为五贼[⑥]所扰，茫不知怪。天下不乏自命大

---

① 程伊川：程颐，字正叔，北宋洛阳伊川人，人称伊川先生，北宋理学家和教育家。为程颢之胞弟。

② 祈天永命：祈求上天使国祚绵长，历久不衰。

③ 希贤希圣：希望自己能成为贤人或圣人。

④ 造化：自然。

⑤ 悠悠：众多貌。

⑥ 五贼：指思、气、味、饮、色。见明末清初唐甄《潜书》。

丈夫，逞①掀天揭地之才，侈②高谈阔论之技，事事伊周③，言言孔孟，究之大限一到，不免与微尘片影消灭无踪，可悲可叹！

愚谓箕畴④五福，以寿为先，以考终正命⑤为全。方幸生逢盛世，翔洽太和，海宇承平，室家保聚，既无扰攘忧戚之患，又无凶荒夭札之伤，宜化日舒长⑥，咸登寿域，而犹或不尽其天年，谓非自戕厥生⑦，罔识⑧卫生之术欤。此修养⑨所宜亟讲也。

修养宜行外功第一

外功有按摩导引之诀，所以行血气，利关节，辟邪外干⑩，使恶气不得入吾身中耳。语云⑪：户枢不蠹，流水不腐。人之形体亦犹是也，故延年却病以按摩导引为先。此诀传自先哲，至平至易，非他奇技异术可比。即大圣所谓血气有未定、方刚、既衰之时，此则预保其衰⑫，固守身之要道也。是道人人皆能，而人不皆行者，其故有三：一则倚恃壮盛，疾苦未形，虽劝导之，而亦不肯行；一则经营职业，竭蹶不遑⑬，虽欣慕之，而又不遑行；一则体气衰惫，举动维艰，虽追悔之，而卒不及行。人果坚其信心，策其懈志，一意念及此身宜保，防患未然，如饥之需食，寒之求衣，未有不得饱且暖者。即谓年寿各有定数，亦当图正命考终⑭，与其疾

---

① 逞：炫耀，施展。

② 侈：夸大，夸耀。

③ 伊周：商伊尹和西周周公旦。

④ 箕畴：指《书·洪范》之"九畴"。相传"九畴"为箕子所述，故名。

⑤ 考终正命：享尽天年。

⑥ 化日舒长：意谓天朗气清，安乐绵绵。

⑦ 自戕厥生：自己伤害自己的性命。

⑧ 罔识：不知道。

⑨ 修养：修炼养性，亦即养生。

⑩ 辟邪外干：排除外邪冒犯。

⑪ 语云：指谚语云。此二句语最早出自《吕氏春秋·尽数》，作"流水不腐，户枢不蠹"。

⑫ 预保其衰：意思是预先保护，延缓其衰老。

⑬ 竭蹶不遑：尽力工作，没有闲暇。

⑭ 正命考终：意思是无疾而终其天年。

痛临身，呻吟卧榻，寄命于庸瞽①之疗治，乞灵于冥漠②之祈祷，何如平时习片刻之勤，免后日受诸般之苦。今为就五官四体各有所宜按摩者，列之为分行外功；又取前人所定，循序俾得周到者，统之为合行外功。分合虽殊，按摩无异，任人审择而从事焉。此固随人随地可行，亦实时即刻见效。愚年齿届衰，而体气仍旺，耳听目视，手持足行，且有壮盛侪辈所弗及者，诚得之于己信而有征。故不惮颖舌焦敝③，芹④以寿身者寿世，愿无负此婆心⑤焉，则幸矣。

分行外功诀

心功

凡行功时，先必冥心⑥，息思虑，绝情欲，以固守神气。

身功

盘足坐时，宜以一足跟抵住肾囊⑦根下，令精气无漏。

垂足平坐，膝不可低，肾子⑧不可着在所坐处。凡言平坐、高坐，皆坐于榻与椅上。

凡行功毕起身，宜缓缓舒放手足，不可急起。

凡坐，宜平直其身，竖起脊梁，不可东倚西靠。

首功

两手掩两耳，即以第二指压中指上，用第二指弹脑后两骨⑨作响声，

---

① 庸瞽：这里指庸医。庸，平庸之人。瞽，盲人。
② 冥漠：玄妙莫测。
③ 颖舌焦敝：犹言"唇焦舌敝"。
④ 芹：祈求。
⑤ 婆心：指仁慈之心。亦是"苦口婆心"之缩语。
⑥ 冥心：泯灭俗念，使心宁静。
⑦ 肾囊：阴囊。
⑧ 肾子：睾丸。
⑨ 两骨：指枕骨。

谓之鸣天鼓。_{治风池邪气。}

两手扭项，左右反顾，肩膊随转。

两手相叉抱项后，面仰视，使手与项争力。_{去肩痛、目昏。争力者，手着力要向前，项着力要向后。}

面功

用两手掌相摩使热，随向面上高低处揩之，皆要周到。再以口中津唾于手掌，擦热，揩面上多次。_{凡用两手摩热时，宜闭口鼻气摩之。能令皱斑不生，容颜光泽。}

耳功

耳宜按抑左右多数。谓以两手按两耳轮，一上一下摩擦之。_{所谓营治城郭，使人听彻。}

平坐，伸一足，屈一足，横伸两手，直竖两掌，向前若推门状，扭头项左右顾，各七次。_{除耳鸣。}

目功

每睡醒且勿开目，用两大指背相合擦热，揩目十四次，仍闭住，暗轮转眼珠，左右七次，紧闭少时，忽大睁开。_{能保炼神光，永无目疾。}

用两大指背曲骨重按两眉旁小穴，三九二十七遍；又以手摩两目颧上，及旋转耳，行三十遍；又以手逆乘额，从两眉中间始，以入脑后发际中，二十七遍，仍须咽津无数。_{治耳目，能清明。}

用手按目之近鼻两眦，_{即眼角。}闭气按之，气通即止。_{常行之，能洞观。}

跪坐，以两手据地，回头用力视后面五次，谓之虎视。_{除胸臆风邪。}

口功

凡行功时必闭口。

口中焦干，口苦舌涩，咽下无津，或吞唾喉痛，不能进食，乃热也，宜大张口，呵气十数次，鸣天鼓九次，以舌搅口内，咽津，复呵，复咽，候口中清水生，即热退脏凉。又或口中津液冷淡无味，心中汪汪①，乃冷也，宜吹气温之，候口有味，即冷退脏暖。

每早，口中微微呵出浊气，随以鼻吸清气咽之。

凡睡时，宜闭口，使真元不出，邪气不入。

舌功

舌抵上腭，津液自生，再搅满口，鼓漱三十六次，作三口吞之，要汩汩②有声在喉。谓之漱咽，灌溉五脏，可常行之。

齿功

叩齿三十六遍，以集身神。

凡小便时，闭口紧咬牙齿。除齿痛。

鼻功 《内经》曰：阳气和利，满于心，出于鼻，故为喷嚏。

两手大指背擦热，揩鼻上三十六次。能润肺。

视鼻端白③，数出入息。

每晚覆身卧，暂去枕，从膝湾④反竖，两足向上，以鼻吸纳清气四回，又以鼻出气四回，气出极力，后令微气再入鼻中收纳。能除身热、背痛。

手功

两手相叉，虚空托天，按顶二十四次。除胸膈邪。

两手一直伸向前，一曲回向后，如挽五力弓⑤状。除臂腋邪。

两手相捉为拳，捶臂膊及腰腿，又反手捶背上，各三十六。

两手握固，曲肘向后，顿掣⑥七次。颈随肘向左右扭。治身上火丹疙瘩。

---

① 汪汪：充盈貌。

② 汩汩：象声词。水流声。

③ 鼻端白：谓注目谛观鼻尖，时久则鼻息之气成白，故称。

④ 膝湾：膝部后方，屈膝时的凹处，俗称腿凹或膝湾。

⑤ 五力弓：指拉弓要用 75 斤力量。弓的力度单位叫"力"，一力 15 斤。

⑥ 顿掣：谓冲顿速掣，即突然发力，快速冲击收缩。

两手作拳，用力左右各虚筑七次。除心胸风邪。

足功

正坐伸足，低头如礼拜状，以两手用力扳足心十二次。

高坐垂足，将两足跟相对，扭向外，复将两足尖相对，扭向内，各二十四遍。除两脚风气。

盘坐，以一手捉脚指，以一手揩脚心涌泉穴湿风皆从此入至热止，后以脚指略动转数次。除湿气，健步。

两手向后据床，跪坐一足，将一足用力伸缩，各七次，左右交换。治股膝肿。

徐行，手握固。左足前踏，左手摆向前，右手摆向后；右足前踏，手右前左后。除两肩邪。

肩功

两肩连手左右轮转，为转辘轳①，各二十四次。先左转，后右转，曰单辘轳，左右同转，曰双辘轳。

调息神思，以左手擦脐十四遍，右手亦然，复以两手如数擦胁，连肩摆摇七次，咽气纳于丹田，握固两手，屈足侧卧。能免梦遗。

背功

两手据床，缩身曲背，拱脊向上，十三举。除心肝邪。

腹功

两手摩腹，移行百步。除食滞。

闭息存想丹田火自下而上，遍烧其体。即十二段锦所行。

腰功

两手握固，拄两胁肋，摆摇两肩二十四次。除腰肋痛。

---

① 辘轳：利用轮轴原理制成的一种起重工具，通常安在井上提水。此喻两臂以肩为轴心轮转。

两手擦热，以鼻吸清气，徐徐从鼻放出，用两热手擦精门。_{即背下腰软处。}

肾功

用一手兜裹外肾两子，一手擦脐下丹田，左右换手，各八十一遍。诀云：一擦一兜，左右换手。九九之数，真阳不走。

临睡时坐于床，垂足，解衣，闭息，舌抵上腭，目视顶门，提缩谷道如忍大便状，两手摩擦两肾腧穴①，各一百二十。_{能生精固阳，除腰疼，稀小便②。}

以上分列各条，随人何处有患，即择何条行之，或预防于无患之先者，亦随人择取焉。

合行外功诀歌

十二段锦歌

闭目冥心坐，握固静思神，叩齿三十六，两手抱昆仑。左右鸣天鼓，二十四度闻，微摆撼天柱，赤龙搅水津。鼓漱三十六，神水满口匀，一口分三咽，龙行虎自奔。闭气搓手热，背摩后精门③，尽此一口气，想火烧脐轮④。左右辘轳转⑤，两脚放舒伸，叉手双虚托，低头攀足频。以候神水⑥至，再漱再吞津，如此三度毕，神水九次吞。咽下汩汩响，百脉自调匀，河车⑦搬运毕，想发火烧身。旧名八段锦，子后午前行，勤行无间断，万病化为尘。

以上系通身合总行之，要依次序，不可缺，不可乱。先要记熟此歌，再详看后图及每图详注各诀，自无差错。

---

① 肾腧穴：位于第二腰椎棘突下，旁开1.5寸。
② 稀小便：使小便稀疏，犹言"固小便"。
③ 后精门："即背下腰软处"。见前文"腰功"一节注。
④ 脐轮：即脐下丹田。
⑤ 左右辘轳转：即左右臂以肩轴为中心转动。
⑥ 神水：唾液的别称。
⑦ 河车：气功内丹术语。《钟吕传道集》曰："河车者，起于北方壬水之中。肾藏真气，真气所生之正气乃曰河车。"

十二段锦图[①]

十二段锦第一图

闭目冥心坐，握固静思神。

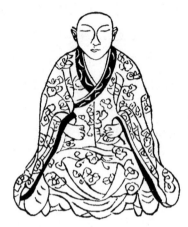

盘腿而坐，紧闭两目，冥忘心中杂念。凡坐，要竖起脊梁，腰不可软弱，身不可倚靠。握固者，握手牢固，所以闭关却邪也。静思者，静息思虑而存神也。

十二段锦第二图

叩齿三十六，两手抱昆仑。

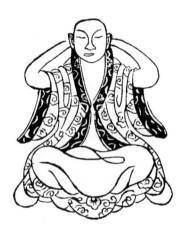

上下牙齿相叩作响，宜三十六声。叩齿以集身内之神，使不散也。昆仑即头，以两手十指相叉，抱住后颈，即用两手掌紧掩耳门，暗记鼻息九次，微微呼吸，不宜耳闻有声。

① 十二段锦图：此标题原脱，据本书目录补。

十二段锦第三图

左右鸣天鼓，二十四度闻。

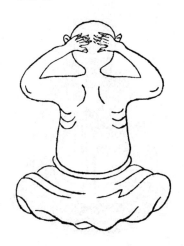

记算①鼻息出入各九次毕，即放所叉之手，移两手掌掩②耳，以第二指叠在中指上，作力放下第二指，重弹脑后，要如击鼓之声。左右各二十四度，两手同弹，一先一后，共四十八声，仍收手握固。

十二段锦第四图

微摆撼天柱

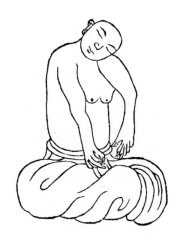

天柱即后颈。低头，扭颈向左右侧视，肩亦随头左右摇摆，各二十四次。

---

① 算：记账和算账。算，同算。

② 掩：原作"擦"，据文义改。

十二段锦第五图

赤龙搅水津，鼓漱三十六，神水满口匀，一口分三咽，龙行虎自奔。

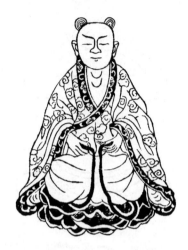

赤龙即舌。以舌顶上腭，又搅满口内上下两旁，使水津自生，鼓漱于口中三十六次。神水即津液，分作三次，要汩汩有声吞下，心暗想目暗看所吞津液，直送到脐下丹田。龙即津，虎即气。津下去，气自随之。

十二段锦第六图

闭气搓手热，背摩后精门。

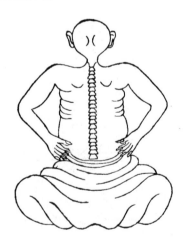

以鼻吸气，闭之，用两掌相搓擦极热，急分两手摩①后腰上两边，一面徐徐放气从鼻出。精门，即后腰两边软处。以两热手摩三十六遍，仍收手握固。

───────────

① 摩：原作"磨"，据《十二段锦歌》改，上下一律。下同。按"磨"通"摩"。下皆仿此。

十二段锦第七图

尽此一口气，想火烧脐轮。

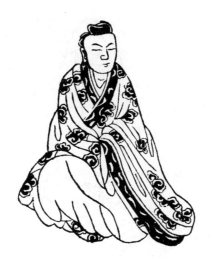

闭口鼻之气，以心暗想，运心头之火下烧丹田，觉似有热，仍放气从
鼻出。脐轮，即脐下丹田。

十二段锦第八图

左右辘轳转

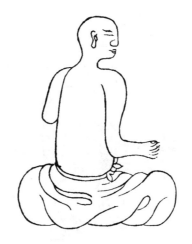

曲弯两手，先以左手连肩圆转三十六次，如绞车一般，右手亦如之。
此单转辘轳法。

十二段锦第九图

两脚放舒伸，叉手双虚托。

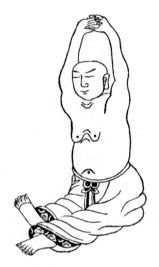

放所盘两脚，平伸向前。两手指相叉，反掌向上，先安所叉之手于头顶，作力上托，要如重石在手托上，腰身俱着力上耸。手托上一次，又放下，安手头顶，又托上。共九次。

十二段锦第十图

低头攀足频

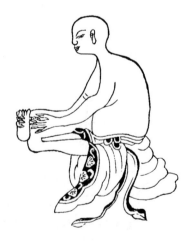

以两手向所伸两脚底作力扳之，头低如礼拜状，十二次。仍收手握固，收足盘坐。

十二段锦第十一图

以候神水至，再漱再吞津，如此三度毕，神水九次吞。咽下汩汩响，百脉自调匀。

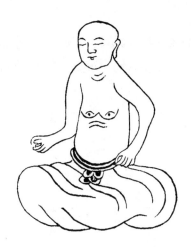

再用舌搅口内，以候神水满口，再鼓漱三十六，连前一度，此再二度，乃共三度毕。前一度作三次吞，此二度作六次吞，乃共九次吞。如前咽下，要汩汩响声。咽津三度，百脉自周遍调匀。

十二段锦第十二图

河车搬运毕，想发火烧身。

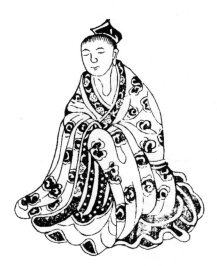

心想脐下丹田中似有热气如火，闭气如忍大便状，将热气运至谷道，即大便处，升上腰间、背脊、后颈、脑后、头顶止；又闭气，从额上、两

太阳、耳根前、两面颊，降至喉下、心窝、肚脐、下丹田止。想似发火烧，一[①]身皆热。

八段杂锦歌

热擦涂津美面容，掌推头摆耳无聋。攀弓两手全除战[②]，捶打酸疼总不逢。摩热脚心能健步，掣抽是免转筋[③]功。拱背治风名虎视，呵呼五脏病都空。

擦面美颜诀

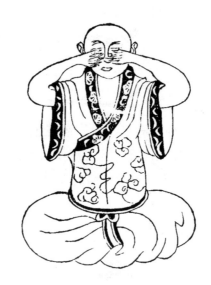

此诀无论每日早起及日间禹[④]睡，凡睡醒之时，且慢开眼，先将两手大指背相合摩擦极热，随左右手各揩左右眼皮上，各九数，仍闭目，暗用眼珠轮转，向左九遍，又向右九遍，仍紧闭片时，即大睁开，明，用眼珠向左右九转。大除风热，永无目疾。

随后又将大指背摩擦极热，即以两指背趁热一上一下揩鼻上三十六遍。能润肺。

随后又将两大指背弯骨按两眼外角边小穴中各三十六遍，又按两眼之

① 一："一"字原脱，据抄本补。
② 战：通"颤"，发抖。
③ 转筋：指肌肉痉挛。
④ 禹：通"偶"。

近鼻两角之中如数。大能明目洞视。

随后合两掌摩擦极热，即以热掌自上而下顺揩面上九十数，要满面高低处俱到。再舐舌上津液于掌，仍摩擦稍热，复擦面上九十次。能光泽容颜，不致黑皱。

此诀极简易，但于睡醒时稍迟下床便可行之。起来觉神清气爽，即妙处也。久行，各效俱见。

六字治脏诀

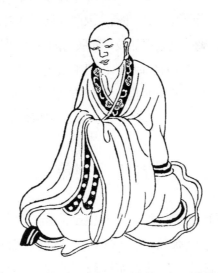

每日自子时以后，午时以前，静坐叩齿咽津，即依法念"呵、嘘、呼、呬、吹、嘻"六字，以去五脏之病。宜口中轻念，耳不闻声。每念一字，要尽一口气久，不可出字。六字惟嘘嘻易混，嘘字气从唇出，嘻字气从舌出。

六字行功依式样歌

肝用嘘时目睁睛，念嘘字要大睁两目。肺宜呬处手双擎。呬字要两手如擎物。
心呵顶上连叉手，念呵字要叉掌按顶。肾吹抱取膝头平。吹字要两手抱膝坐。
脾病呼时须撮口，念呼字要撮口。　三焦有热卧嘻宁。嘻字要仰面身卧。

六字行功应时候歌

春嘘明目木扶肝，夏日呵心火自闲。秋呬定收金肺润，冬吹水旺坎宫[1]安。

三焦长夏嘻除热，四季呼脾土化餐。切忌出声闻两耳，其功真胜保神丹[2]。

六字行功各效验歌

嘘属肝兮外主目，赤翳昏蒙泪如哭，只因肝火上来攻，嘘而治之效最速。

呵属心兮外主舌，口中干苦心烦热，量疾深浅以呵之，喉舌口疮并消灭。

呬属肺兮外皮毛，伤风咳嗽痰如胶，鼻中流涕兼寒热，以呬治之医不劳。

吹属肾兮外主耳，腰膝酸疼阳道痿，微微吐气以吹之，不用求方需药理。

呼属脾兮主中土，胸膛气胀腹如鼓，四肢滞闷[3]肠泻多，呼而治之复如故。

嘻属三焦治壅塞，三焦通畅除积热，但须六次以嘻之，此效常行容易得。

以上六字因疾行之，疾愈即止，某处有病，以某字行之，不必俱行，恐伤无病之脏。能依法行之，实有奇效，故医书道经并载之。

修养宜行内功第二

按摩导引之功既行之于外矣，血脉俱已流畅，肢体无不坚强，再能调和气息，运而使之降于气海[4]，升于泥丸[5]，则气和而神静，水火[6]有既济之功，所谓精根根而运转，气默默而徘徊，神混混[7]而往来，心澄澄[8]而不动，方是全修，亦是真养。其他玄门[9]服气之术，非有真传口授，毫发之差，无益有损。今择其无损有益，随人随时随地皆可行者，惟调息[10]及黄

---

[1] 坎宫：指肾。

[2] 保神丹：方见元·许国祯《御药院方》卷六，由柏子仁、白术、鹿茸三味组成，能壮气养精，调和心肾。

[3] 滞闷：此指因脾气不运造成的四肢肿胀倦怠。

[4] 气海：位于腹部，为生气之海。

[5] 泥丸：位于脑部，为神之根。

[6] 水火：指肾水与心火。

[7] 混混：同"滚滚"，连续不断貌。

[8] 澄澄：清澈明洁貌。

[9] 玄门：即道门。

[10] 调息：用意识调整呼吸使意气相合，以后天气换取先天气。

河逆流^①二诀，功简而易，效神而奇，止在息心静气，自堪却疾延年。爰以四语决之曰：气是延生药，心为使气神，能从调息法，便是永年人。

内功图^②

行内功图

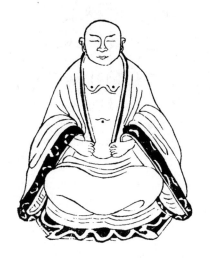

内功正面图

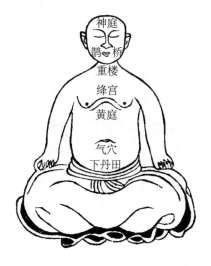

---

① 黄河逆流：内丹把水比作精气，意谓精气沿着督脉往头部运行，叫作"还精补脑"，亦称"黄河逆流"。

② 内功图：此标题原脱，据目录补。

内功背面图

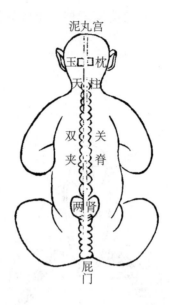

内功诀

此诀，每日子午二时，先须心静神闲，盘足坐定，宽解衣带，平直其身，两手握固，闭目合口，精专一念，两目内视，叩齿三十六声，以舌抵上腭，待津生时，鼓漱满口，汩声咽下，以目内视，直送脐下一寸二分丹田之中。

再以心想目视丹田之中仿佛如有热气，轻轻如忍大便之状，将热气运至尾闾①，从尾闾升至肾间，从夹脊、双关升至天柱，从玉枕升至泥丸，少停，即以舌抵上腭，复从神庭降下鹊桥、重楼②、绛宫③、脐轮④、气穴、丹田。

---

① 尾闾：尾骨肛门之间。

② 重楼：指气管。

③ 绛宫：指心。

④ 脐轮：肚脐。

修养宜宝精宝气宝神第三

高氏[1]云：吾人一身所恃精气神具足，足则形生，失则形死，故修养之术保全三者，可以延年，是以谓之三宝。夫人一身一家之事应接无穷，心役形劳，不知稍节，恃年力之壮，任意不以为困[2]，何知衰惫之因，死亡之速，由此而致，令人形槁体枯，专求草根木叶之药物以活吾命，宁足恃哉[3]？故当于每日起居逐时戒谨，乘间[4]照常行功，则身无过损，而气可日充，精可日蓄，神可日养，疾可自此却，年可自此延矣。

精气神总论[5]

精者，滋于身者也；气者，运于身者也；神者，主宰一身者也。如耳目手足之能运者气也，使之因事而运者神也，运之或健或倦者精也。

耳乃精窍，目乃神窍，口鼻乃气窍。故耳之闭塞，精病可知；目之昏蒙，神病可知；口之吼喘，气病可知。

元精乃先天真精，非交媾之精。元气乃虚无空气，非呼吸之气。元神乃本来灵神，非思虑之神。所谓元精、元气、元神，由未生出胎以前而具，俱先天也。所谓交媾之精、呼吸之气、思虑之神，乃既生出胎之后而用，俱后天也。

人身精实则气充，气充则神旺，此相因而永其生者也。精虚则气竭，气竭则神逝，此相因而速其死者也。

孙思邈云：怒甚偏伤气，思多太损神，神疲精渐敝[6]，形弱病相萦[7]。

---

① 高氏：指《遵生八笺》作者高濂。

② 困：疲乏。

③ 宁足恃哉：意谓难道值得依赖吗？宁，难道。足，值得。

④ 乘间：趁空子。

⑤ 精气神总论：原作"总论精气神"，据本书目录改。

⑥ 敝：衰败。

⑦ 萦：缠绕。

太益曰：存神可以固元气，令病不生。若终日挠混①，则神驰于外，气散于内，营卫昏乱，众疾相攻矣。

又曰：神能使耳目手足视听持行，气即随而运之，故宁神即养气保精也。人之身如国，神如君，君良则国治；气如民，民聚则国强；精如财，财蓄则国富。

精

人身液化为血，血化为精，精化为髓。如饮食水谷入胃，由脾磨化成液，生血以充精。故必借谷气以培后天之精，人乃得生也。

精者，神倚之如鱼倚水，盖鱼借水养，神借精滋也。又精者，气托之如雾托渊，盖渊浅则雾薄，精衰则气弱也。

后天之精，以至阴之液，本于各脏之生化，不过藏之于肾，原非独出于肾也。

无摇尔精，乃可长生。无摇者，守之固也。人肝精不固，目眩无光；肺精不固，皮肉消瘦；肾精不固，神气减散；脾精不固，齿发衰白，疾病随生，死亡将至，哀哉。

心牵于事，火动于中，心火既动，真精必摇。

《参赞书②》曰：人至中年以后阳气渐弱，觉阳事犹盛而常举，必慎而抑之，不可纵情过度。一度③不泄，一度火灭；一度火灭，一度添油④。若不强制，则是膏火⑤将残，更去其油。故《经⑥》语云：急⑦守精室勿妄泄，闭而宝之可长活。

凡房室之事，火随欲起，煽动精室，虽不泄而精渐离位，若将出而复忍之，则精停蓄，必化脓血成毒。

---

① 挠混：搅混，引伸为精力混乱。

② 参赞书：指"三元参赞延寿书"，元·李鹏飞撰。

③ 一度：一次。

④ 添油：此喻延续生命。

⑤ 膏火：灯火。

⑥ 经：指《黄庭内景经》，传为东汉魏存华撰。

⑦ 急：紧。

气

气有秉①于天地者，有受于父母者。秉天地之气谓之真气，受父母之气谓之凡气。

真气者，人才成胎，便秉天地之气，与人身之气以类感类，合化以成人身。气有清浊厚薄，人因之有强弱刚柔。

凡气者，人初受形，因父精母血蕴结而成胎，自有温暖之气，至十月气足，然后降生。一点凡气藏于下丹田气穴，一身之气呼吸皆出于此。

先天元气为阳气，后天谷气为阴气。常使元气内运，阳气若壮，则阴气自消，阳壮阴衰，百病不生。

简庵②曰：人若贪睡，则神离于气，气无所主，奔溃四溢。

谷③气胜元气者多肥，故人肥甚者多不寿。人借水谷之气以养身。水谷之清气行于脉中者为营气，水谷之浊气行于脉外者为卫气。营气利关节，卫气充④皮肤。

神

神者，人之未生，父母姤⑤精，其兆⑥始见一点，初凝⑦一念⑧是也。始见一点⑨，即所以成形；初交⑩一念，即所以生神。

---

① 秉：通"禀"。
② 简庵：沈粲，字民望，号简庵，华亭（今上海市松江区）人，明代著名书法家。此条见《太上修真玄章》第七。
③ 谷：原作"舍"，清抄本作"食"，似并误，疑当作"谷"。晋·杨泉《物理论》曰："谷气胜元气，其人肥而不寿。"
④ 充：原作"京"，据清抄本改。
⑤ 姤：交互为婚姻。《说文新附》："姤，偶也。"按常例当作"媾"。
⑥ 兆：事情发生前显露的某种迹象。
⑦ 凝：凝聚。
⑧ 一念：佛家语。极短的时间。
⑨ 一点：形容极小或些许。
⑩ 交：交配。按依文义作"凝"义顺。

神为气之子，如有气以成形，乃有神之知觉运动。指始有身而言也。

神为气之师①，如神行即气行，神住即气住。指既有身而言也。

神静则心和，神躁则心荡，心荡则形伤。欲全其形，先在理神，恬和养神以安于内，清虚栖心不诱于外。

《代疑编》②云：身如屋，神如主人，主人亡，则屋无与守，旷③而将倾矣。身如舟，神如舟子，舟子去，则舟不能行，空而随敝④矣。世人忙忙碌碌，只奉养肉身，而关系至重之神反撇却不顾，犹之舍舟子⑤而操舟，弃主人而奉屋，岂不危哉？

昔康仲俊年八十六，极强壮，自言少时读《千字文》即有所解悟，谓"心动神疲"四字也。平生遇事知谨节，不久劳心疲神，故老而不衰。

全神语

弥格居士⑥曰：神者，心之运用，宜急治心以全神。

《觉世真言》曰：通天达地，出化入神，只是一个心。动中茫茫⑦，不知此心久不在腔子里。故治心者要先知收心。

又曰：心乃一身之主，主人要时时在家，一不在家，则家人无管束，必散乱矣，故心不内守则气自散，神自乱，精自耗。

《觅玄语录》云：所谓思虑者，乱想耳。只是将已往未来之事终日牵念。故知事未尝累人心，乃人心自累于事，不肯放耳。

又曰：世人终日营扰，精神困惫，夜间一睡，一点灵明⑧又为后天浊气所掩，安得复有澄定之时。

龙舒居士⑨曰：世人一生，父母妻子、屋宅田园、牛羊车马以至微细等物，无非己之所有，举眼动步，莫不顾恋。且如纸窗虽微，被人扯破，

---

① 师：长，首领。亦或"帅"字之误。

② 《代疑编》：杨廷筠著。杨廷筠是明末中国天主教"三大柱石"人物之一。

③ 旷：荒废。

④ 敝：破烂。

⑤ 舟子：驾船的人。

⑥ 弥格居士：杨廷筠，字仲坚，号淇园，别名弥格尔，笔名弥格子，自号弥格居士。

⑦ 茫茫：广阔，深远。

⑧ 灵明：明洁无杂念的思想境界。

⑨ 龙舒居士：王日休，字虚中，南宋龙舒（今安徽舒城）人，号龙舒居士。

犹有怒心；一针虽小，被人将去^①，犹有吝意。一宿在外，已^②念其家；一仆未归，已忧其失。种种事物，无不挂怀。一旦大限^③到来，尽皆抛弃，虽我此身亦弃物也，况身外者乎？静言思之，恍然可悟，一场幻梦。

《吕泾野语》曰：人生顺逆得失，即盈虚消息^④之理，乃造化所司，非人所得而主之者。然造化能苦我以境，不能苦我之心，是只厄其半也；若境苦而我心亦缘境俱苦，谓之全厄。明明厄可减半，我自愿受其全，岂非痴汉？

《虚斋语录》曰：仰观宇宙之广大，俯察身世之微渺，内视七情贪恋之虚想，外睹六亲眷属之幻缘，如一浮萍泛于巨海，一沤泡^⑤消于大江，此何庸着意安排。倘苦自缠绵，徒以困惫终其身，此之谓人茧。

又曰：世宙一大戏场。离合悲欢要看假些，功名富贵要看淡些，颠连困苦要看平常些，时势热闹要看冷落些。若认真，当顺境则心荡气扬，当逆境则情伤魄丧，到得锣鼓一歇，酒阑人散^⑥，漏尽钟鸣^⑦，众脚色^⑧一齐下场，那时谁苦谁乐。

《觅玄语录》云：学治心者，必须万虑俱忘，一心清静。问曰：如何得心清？曰：谁令尔浊。问曰：如何得心静？曰：谁令尔动。凡人起一切事，本由自心；止一切事，亦由自心。如耳不闻非礼^⑨之声，声自不扰汝耳；目不视非礼之色，色自不侵汝目。作如是想，自然清静矣。又问曰：决烈之士^⑩于身心世事两境界，他能觑破，用慧剑斩群魔，自是入道大器；下士为名利缠缚^⑪，为嗜欲缠缚，安能一旦了达解脱？曰：不怕念起，惟怕觉迟，觉来则念止，此妙诀也。每于一念妄生，觉时急止之，自

① 将去：拿去。
② 已：太，甚。
③ 大限：死期。
④ 消息：盛衰。
⑤ 沤泡：水泡。喻虚幻不实。
⑥ 酒阑人散：酒筵完毕，众人离去。阑，尽。
⑦ 漏尽钟鸣：漏壶已尽，暮钟已鸣，形容人生走到了尽头。
⑧ 脚色：本指人生履历，此指戏中扮演的人物，又作"角色"。
⑨ 非礼：不合乎礼制。
⑩ 决烈之士：有抱负而志向高远的人。
⑪ 缠缚：缠绕束缚。

此以一觉止一念，久久纯熟，自然无念有觉。心譬如镜，镜常磨则尘垢不沾，光彩常现。只此觉止^①二字，是入清静境界的道路。

又曰：治心者时时内观此心，即谓之觉，一切烦邪乱想随觉即除。

又曰：触事之心未能不动，但须如谷应声，即应即止，如镜照物，物来则照，物去不留。

《心传》曰：将躁而制之以宁，将邪而闲^②之以正，将求而抑之以舍。于此习久，则物冥于外，神安于内，不求静而心自静矣。

又曰：人居尘世，难免营求，虽有营求之事，而无得失之心，故有得无得，心常安泰。

《吕泾野语》曰：人心最苦处是此心沾滞^③，纵自知得，不能割断。故古有诏人歌曰：夜结于梦，昼驰于想，起灭万端，尽属虚妄，一剑把持，群魔消丧。

《虚斋语录》曰：人生只忙迫^④一场，苦恼至死，岂不可哀。《诗》云：今此不乐，逝者其耋^⑤。苦恼者，当自去寻乐一番。盖人固不可不知虚生^⑥之忧，亦不可不知有生之乐；不可不行步步求生之事，尤不可不存时时可死之心。

宋白公曰：烦恼乃伐命之斧斤^⑦，人当于难制处用功。古人有除烦恼歌云：百年偶寄，何苦烦恼。天地缺陷，人生皆有。生初坠地，哭声一吼。身落尘劫，烦恼居首。烦字从火，内焚外燎。脏腑焦燥，形貌枯槁。精因之摇，神因之扰。气因之丧，寿因之夭。人固明知，烦恼自讨。气性之偏，习而难矫。执迷者多，醒悟者少。古有歌词，名曰宝诰^⑧。当烦恼时，心镜内照。譬如此身，冥冥杳杳^⑨。坠地以前，归土以后。此身都

---

① 觉止：佛家功法术语。即以觉法止念。

② 闲：防止。

③ 沾滞：犹挂碍。

④ 忙迫：忙碌紧张。

⑤ 今此不乐，逝者其耋：意思是现在不亨其乐，时过已然年老。此，《诗经·车邻》作"者"。耋，七八十岁，此处泛指年老。

⑥ 虚生：徒然活着，白活。

⑦ 斧斤：斧子。

⑧ 宝诰：道教的赞美诗。

⑨ 冥冥杳杳：指恍恍惚惚、混混沌沌。

无，烦恼尽扫。持诵斯言，永年可保。

吾闻多忧者见理之不明也，否则安命之不固也，不然何不学君子之荡荡，反同小人之戚戚。

又闻多忧者其思结，气将沮①也；其气沮，神将索②也。多阴而少阳，将从阴而下沉，不能从阳而上升也。此近死之兆。

有一乐境界，便有一苦境界相对待。有一得意事，便有一失意事相乘除③。犹昼夜寒暑之循环，无偏倚也。故知履盛满者不必喜，知必有困厄之时；履困厄者不必忧，知必有亨通之日。宜远观百年之兴废，无近拘一日之荣枯。欲知其实，但当看人家高曾祖父与其子孙，通计较量④，则有盛必有衰，有衰必有盛，循环对待之理显然在目前矣。

人生世间，自幼至壮至老，如意之事常少，不如意之事常多，虽大富贵人，天下之所仰羡以为神仙，而其不如意事各自有之，与贫贱者无异，特⑤所忧思⑥之事异耳，从无有足心满意者，故谓之缺陷世界。能达此理而顺受之，则虽处患难中，无异于乐境矣。

人谓贫贱不如富贵耶？积贮愈厚，计虑愈深，劳苦愈甚。第宅园田，为子计，又为孙计，致使饮膳失期，夜分莫寝。贫贱者无是苦也，孰谓贫贱不如富贵也。

为卑官则恨不享大位，及位高而险祸叵测，回想卑官而受安稳之福，真仙境矣。布衣粝食，举家安泰，惟恨不富；及至金多，而经营劳困，惊惶忧恐，回想贫穷无事时一家安泰，真仙境矣。身体强健则恨欲不称心，一朝疾病淹缠⑦，卧床寝席，百般痛苦，回想四体康强时，真仙境矣。无奈人只见一层，不见二层也。

---

① 沮：败坏。

② 索：尽。

③ 乘除：指世事的消长盛衰。此偏义复词，重点在"乘"。

④ 通计较量：犹言"总计比较"。

⑤ 特：只是。

⑥ 思：清抄本作"患"。

⑦ 淹缠：缠绵。

一字安心之要

万事皆有一定数

数

见之真　未来免贪营

信之笃　过去免追悔

执之坚　当身免强求　身外免过虑

守之固　临事免惑乱　事后免怨尤

修养宜知要知忌知伤第四

子舆氏曰：夫蚓上食槁壤，下饮黄泉。东坡曰：蜗涎不满壳，聊足以自濡，所谓知要也。又《野语》曰：蝮蛇有一种小而甚智，巫流操其法术欲取之，必诵咒语于洞穴之口。蝮一闻之，即以尾塞其耳，拒其声而弗听。巫术穷，而蝮得安于蛰，所谓知忌也。又曰：夜飞之蛾赴灯烛光而扑之，始以为快，卒以焚身。蚊睫[1]朗于暗，避火而远飏[2]焉，所谓知伤也。夫人灵于物，终其身昧昧然[3]，不知所谓有要有忌有伤者，或致枯于贪，或罹患于诱，或焚身于快。予为就日之所习，最要最忌最伤之事，胪列而琐陈之，使由是推类引申，以保其生，庶几[4]不智出微虫下也。

十要

面要常擦　如前擦面之功，能使容颜光泽，故要常擦。道家谓之修神庭。

目要常揩　每静时能常闭目，用两大指背两相摩擦，揩眼使去火，永无目疾，故要常揩。

----

① 蚊睫：蚊子的眼睫毛。

② 远飏：飞往远处。

③ 昧昧然：昏茫无知貌。

④ 庶几：希望。

耳要常弹 即鸣天鼓，可免耳患，故要常弹。

齿要常叩 齿喜动，故要常叩。

背要常暖 肺系近背，暖则不受风寒，故要常暖。

胸要常护 胸即心窝，故要常护。

腹要常摩 歌云：食后徐行百步多，手摩脐腹食消磨。故要常摩。

足要常搓 如前足功，搓脚底涌泉穴，能去风湿，健步履，故要常搓。

津要常咽 如前舌功，常取津液满口，汩声咽之，能宣通百脉，故要常咽。

睡要常曲 仰面伸足睡，恐失精，故宜侧曲。又曰：睡则气滞于百节，养生家睡宜缩，觉宜伸。

十忌

忌早起科头[①] 早多风露之气，科头则寒邪入脑，故忌之。

忌阴室贪凉 无阳照之室，阴气重，伤人，故忌之。

忌湿地久坐 潮湿气主生疮毒，故忌之。

忌冷着汗衣 汗衣湿后必冷，着之则侵背伤肺，故忌之。

忌热着晒衣 久晒之衣有热毒，未经退热即着在身，必受毒，故忌之。

忌出汗扇风 汗出时毛窍俱开，扇则风邪侵入，故忌之。

忌灯烛照睡 神不安，故忌之。

忌子时房事 阳初生而顿灭，一度[②]胜十度，故忌之。

忌夏月凉水抹簟[③]，**冬月热火烘衣** 冷水受湿，热火受毒，取快一时，久必生病，故忌之。

忌久观场演剧 久视久听，则神与精俱伤，故忌之。

---

① 科头：谓不戴冠帽，裸露头髻。

② 一度：一次。

③ 簟：竹席。

十八伤

久视伤精　目得血能视，精由血化，故伤精。

久听伤神　神滋于肾，肾通窍于耳，故伤神。

久卧伤气　卧时张口散气，合口壅气，故伤气。《混元经》曰：睡则气滞于百节。觉与阳合，寐与阴并，觉多则魂强，寐久则魄壮，魂强者生之人，魄壮者死之徒也。

久坐伤脉　脉宜运动，坐则不舒展，故伤脉。

久立伤骨　立以骨干为用，故伤骨。

久行伤筋　行以筋力为用，故伤筋。

暴怒伤肝　肝属木，怒如暴风动摇，故伤肝。又肝主血，肝伤则血不荣，必筋痿。

思虑伤脾　思虑时脾必运动，太过则脾倦，故伤脾。

极忧伤心　心属火，于味主苦，忧则苦甚，故伤心。

过悲伤肺　肺属金，主声音，悲哭久则声哑，故伤肺。

过饱伤胃　饱食运化难消，故伤胃。

多恐伤肾　肾属水，主北方黑色，人受惊恐则面黑，故伤肾。

多笑伤腰　笑时必肾转牵腰动，故伤腰。

多言伤液　言多则口焦舌苦，故伤液。

多睡伤津　津生于华池，散为润泽，灌溉百脉，睡则损失，故伤津。又《训典》曰：津不吐，有则含以咽之，使人精气留而自光。

多汗伤阳　汗多亡阳，阳随汗出，故伤阳。

多泪伤血　血藏于肝，哭泣多则肝损目枯，故伤血。

多交①伤髓　人之阳物，百脉贯通，及欲火动而行事，摄一身血髓至于命门，化精以泄。不知节欲，致骨髓枯竭，真阳无寄，如鱼之失水以死。

———————

① 交：指房室。

修养宜四时调理第五

延寿之法惟自护其身而已。冬温夏凉，不失时序，即所以自护其身也。故前人云：知摄生者，卧起有四时之早晚，兴居有至和之常制，调养筋骨有偃仰之方，节宣劳逸有予夺之要，温凉合度，居处无犯于八邪，则身自安矣。真西山先生四时调理春月歌云：尝闻避风如避箭，春风多厉须防患。况因阳发毛孔开，风才一入成瘫痪。夏月歌云：四时维夏难调理，阳神在外阴在里。心旺肾衰何所防，特忌贪欢泄精气。秋月歌云：时到秋来多疟痢，浣漱沐浴宜暖水。瓜茄生菜不宜餐，卧冷枕凉皆勿喜。冬月歌云：伏阳在内三冬月，切忌汗多阳气泄。阴雾之中勿远行，冻雪严霜宜早歇。春夏秋冬历一年，稍知调护自无愆①。安然无病称真福，莫恃身当壮盛年。细玩五歌，语虽浅而法实周，欲护其身者，故当书绅②三复。

春三月

《摄生消息论》曰：春阳初升，万物发萌，人有宿疾，春气攻动，又兼去冬以来拥炉薰衣③，积至春月，因而发泄，致体热头昏，四肢倦怠，腰脚无力，皆冬所蓄之疾，是务调理。

调理法

勿多食酸味，减酸以养脾气。春，肝木正旺，酸味属木，脾属土，恐酸味助木克土，令脾受病。

宜常食新韭，大益人。过春后勿食，多昏神。

饮屠苏酒于元旦，免一年疾患。酒方：大黄一钱　川椒一钱五分　桂心一钱八分　乌头炮，六分　白术一钱八分　茱萸一钱一分　桔梗一钱五分　防风一两

元旦寅时酒煎饮之，宜先幼后长。

乍寒乍暖，不可顿去绵衣，渐渐减之。稍寒莫强忍，即仍加服。

---

① 愆：罪过，过失。

② 书绅：把要牢记的话写在绅带上。绅，古代士大夫束腰的大带子。

③ 薰衣：古代上层社会普遍有燃香料熏衣的习俗。

春夜卧时，间或用热水，下盐一撮，洗膝下至足方卧。能泄风邪脚气。

三月三日，上巳节，宜临水宴饮，修禊事①以祓除不祥。

夏三月

《保生心鉴》曰：暑气酷烈，炼石流金②于外，心火焚炽于内，古人于是时独宿、淡味，节嗜欲，定心息气，兢兢业业，保身养生。谚云：度过七月半，便是铁石汉。因一岁惟夏乃生死关也。试看草枯木落，其汁液尽消竭于夏。危乎危乎，其此时乎。

调理法

勿多食苦味，减苦以养肺气。夏，心火正旺，苦味属火，肺属金，恐苦味助火克金，令肺受病。

虽大热，勿食冻冰、冷粉、冷粥等物，虽取快一时，冷热相搏，多致腹疾。

勿食煎炒炙煿等物，以助热毒，多发痈疽。

勿枕冷石，损目。

勿睡熟扇风，或露卧取凉，多成风痹瘫痪之病。

阴房破窗，防贼风中人最暴。

勿用冷井水洗面，伏热在身。

烈日晒热之衣，不可便穿。

宜每日早起，以受清明之气。

五月五日，用枸杞煎水沐浴，可却除灾疾。又是日午时，可合平安散存用。凡五月五日午时宜修合药饵者，因斗柄诀③以月月常加戌。戌时天罡指午，亥时指未，自未轮转，五日④午时正指艮宫，为塞鬼户也，故用此时合药最效。

平安散方

雄黄　火硝　明矾　朱砂各二钱　冰片　麝香各三分　荜拨五厘　真金

---

① 禊事：禊祭之事。指三月上巳临水洗濯、祓除不祥的祭祀活动。

② 炼石流金：形容气温极高，能将金石熔化。

③ 斗柄诀：一种择日的方法。

④ 日：原作"月"，据清抄本改。

三十张　共研为末。

防疫气流行，用贯仲一味，置厨房水缸内，合家食之，不染。

调乌梅汤解暑。方用乌梅，不拘多少，捣烂，加蜜，调滚水，待温饮之。或以砂糖代蜜亦可。

秋三月

《养生论》曰：秋风虽爽，时主肃杀，万物于此凋伤。顺时调摄，使志安宁，以缓秋刑。此秋气之应，养收之道也。

调理法

勿多食辛味，减辛以养肝气。秋，肺金正旺，辛味属金，肝属木，恐辛味助金克木，令肝受病。

勿食生冷，以防痢疾。

勿食新姜，大热，损目。

勿贪取新凉。凡人五脏俞穴皆会于背，酷热之后贪取风凉，此中风之源也，故背宜常暖护之。

八月一日，用绢展取百草头上露拭两目，倍光明。柏松露尤妙。

九月九日，佩茱萸，饮菊花酒，却疾益人。

冬三月

《律志》曰：北方，阴也，伏也。阳伏于下，于时为冬。当闭精养神以厚敛藏，如植物培护于冬，至来春方得荣茂。此时若戕贼之，春升之际，下无根本，枯悴必矣。

调理法

勿多食咸味，减咸以养心气。冬，肾水正旺，咸属水，心属火，恐咸味助水克火，令心受病。

不宜多出汗，恐泄阳气。

勿多食葱，亦防发散阳气。

不宜沐浴。阳气在内，热水逼而出汗。汗出而毛孔开，最易感寒。冬伤于寒，春必病瘟。

不宜早出犯霜，或略饮酒以冲寒气。

不宜犯贼邪之风。冬月，东南风为贼邪风，宜谨避之。

冬至日，用赤小豆煮粥，合宅啜之①，可免瘟疫时症。

宜积贮雪水，烹茶饮之，能解一切热毒。

修养宜饮食调理第六

饮食男女，人之大欲存焉，即人之死生系焉。举世之人皆知男女之事纵欲必致伤生，即饮食之中亦惟知纵酒过度必至戕命，至于嗜味纵口，疾病丛蓄，甘陷溺于其中而不知警。盖病之生也，其机甚微，由积渐而毒始发，及病之成也，第②归咎于外感六气、内伤七情，鲜有悔悟于平日口腹之贪饕③者。考之《内经》曰：饮食入胃④，游溢精气，上输于脾，脾气散精，上归于肺，通调水道，下输膀胱，水精四布，诸⑤经并行。是为无病之人。此言水谷之益人也。今也饮食不节，恣贪厚味，惟恐不及，血沸气腾，济以燥毒，清化为浊，脉道阻涩，不能自行，疾已潜滋矣，犹恬不知畏⑥。虽晓之以物性，陈说利害，无如美食在前，馨气当鼻，馋涎莫遏，其可禁乎？或反托词肠胃坚厚，福气深壮，何妨奉养。纵口固快一时，积久必为灾害。前哲格言，爽口作疾，厚味腊毒⑦，谓之何也？或者疑《内经》曰精不足者补之以味，又曰地食人以五味，则嗜味何伤？不知味有本于天者，有成于人者。谷粟菽麦，自然冲和之味，有益人补阴之功，此《内经》所为本天之味也。若人之所为者，皆烹饪偏厚之味，有致疾伤命之虞。安于冲和之味者，心之敛，火之降也；以偏厚之味为安者，欲之纵，火之胜也。且谷食与肥鲜同进，厚味得谷为助，其积之也久，宁不长

---

① 合宅啜之：意思是全家喝之。

② 第：只，只是。

③ 贪饕：贪吃。

④ 饮食入胃：《素问·经脉别论篇》作"饮入于胃"。

⑤ 诸：《素问·经脉别论篇》作"五"。

⑥ 恬不知畏：一点也不觉得担心害怕。恬，满不在乎。

⑦ 厚味腊毒：意思是味美者毒烈。腊，原作"厝"，据文义改。

阴火而致虐乎？彼安于厚味者，未之思耳。昔人《饮食垂戒箴》曰：山野贫贱，淡薄为常。动作不衰，体健而康。均此同体，我独苦病。悔悟一萌，尘开镜净。可知茹淡者安，啖厚者危。试观古今来寿登百岁以上者多出于民间，而身都通显、家享丰厚者罕有其人，岂天命定数独彼寿而此否乎？又或者曰：视养我者均为我贼，食物固可废欤？曰：厚不如薄，多不如少，虑患而谨节之，畏危而坚忍之，举匕箸如儆①戈矛，不与肉食者同其陷溺，宁负我生之腹，不负生我之天，是亦卫生之一道也。

嗜味纵口，必致伤生，已谆谆②诫之矣。即日用蔬菜之属，各有性寒性热之不同，或益或损之宜辨，苟非平时留神审择，亦阴受其患而不知。兹复就家常需用之食物，搜考本草诸书而摘录之，俾知所去取而慎择焉。按本草诸书坊间③旧刻不下数十种，究无一可据，或性味彼此枘凿④，或损益自相矛盾，甚或侈陈反忌⑤，竟无一物敢入口者，姑举其一二言之。如食品诸物，载鸡肉同虾、鲤鱼食成痈，芥菜同鲤鱼食成心瘕。凡肴馔⑥中多以此合食，曾未见有为害者。且又谓鸭肉与鳖同食杀人，尤属妄诞，骇人耳目。至如一物也，言主治则云能化痰、能益气，言反忌又云食之生痰动气。将信为化痰益气而食之乎，抑信为生痰动气而禁之乎？令人无所适从，何须费辞饶舌。惟延禧堂《集解》颇能辟⑦之，谓诸家食忌不可尽信。然亦以"猪之临宰，惊气入心，绝气入肝，皆不可食"等语信为有据，叙入篇中。独不思心之与肝凡畜同具，屠宰之时皆不惊不绝乎，何仅一猪为然？且既云心不可食矣，何又云心可入心补心？既云肝不可食矣，何又云肝能入肝明目？荒唐无稽之说不可殚述。兹则删其繁芜，正其悖谬，就常食习见之物分类而剖之，确而可信，简而易稽，俾饮之食之者洞悉其物性，审择其损益，庶有助于养生者之趋避也。

---

① 儆：使人警醒而不犯错误。

② 谆谆：犹"反复"。

③ 坊间：街市上。此指书坊。

④ 枘凿：枘圆凿方或枘方凿圆，难相容合，后因以"枘凿"比喻事物扞格不入或互相矛盾。

⑤ 侈陈反忌：过分陈述药物的相反、相忌。侈，夸大。

⑥ 肴馔：泛指饭菜。

⑦ 辟：同"避"，避免。

谷类

粳米 性和平，得天地中和^①之气。又称粘米。_{南产米胜于麦，北产}_{麦胜于米，亦地气使然也。}〔宜〕陈米性平，扶助脾土，益精强志，滋培胃气。〔忌〕新米性稍热，凝痰。

早米 性温，得土气，最能健脾。

晚米 性凉，得金气，尤能解热。

红米 性温，力厚。

白米 性凉，气清。

糯米 性温，米之绵软者。〔宜〕补脾肺虚冷，坚大便，实肠。〔忌〕多食粘滞难化。_{糯米酿酒，和以极克伐之药曲，糟粃仍难融化，即此可知。}

粟米 性微寒。小米曰粟米，糯者名秫，酿与糯米同。〔宜〕养肾益气，解胃热，利二便。〔忌〕湿热下痢者少食。

大麦 性温。〔宜〕助胃补脾，下气除胀。〔忌〕久食生热，亦令脚软，因其下气也。麦芽：性微热，味甘。化一切面食积滞。

小麦 性微寒。北^②产与陈久者良。〔宜〕养心补气，助五脏，厚肠胃。面：性热。麦之凉在皮，面去皮即性热。加碱水者多口燥发渴。麸：性凉。熨腰脚寒湿，散血止痛。

荞麦 性寒。〔宜〕降气宽肠，解酒积。〔忌〕脾胃虚者勿多食，致头眩。

高粱 即稷。〔宜〕作酒。治腹疾良。

芝麻 性平。即胡麻，又名巨胜子。陶弘景曰：八谷中惟此最良。〔宜〕补肺，益肝肾，润五脏，填精髓，坚筋骨，明耳目，凉血，解毒。黑者入肾；白者入肺；栗色者久蒸久晒，可以耐饥。

薏苡仁 性微寒。〔宜〕健脾补肺，除脚气湿热，去筋疼拘挛，亦治疝气热淋。祛邪辅正，有益无损，最宜常作粥食。

绿豆 性凉。去皮性平。〔宜〕清热解毒，利小便，消肿。〔忌〕多食

---

① 中和：无偏盛偏衰。

② 北：原作"此"，据清抄本改。

动腹中冷气。豆粉：性凉。荡粉皮、索粉条皆能醒酒解毒。豆芽：同粉。

黄豆　性平。炒则热，煮则寒，作豉则冷，蒸晒则温。〔宜〕清热，下大肠浊气。〔忌〕发疮助脓。豆腐：性寒。和脾胃，消胀。豆腐浆：清火带补①。豆腐皮：性寒。解热，除瘢。豆腐干：性同豆腐。豆腐乳：性同。

黑豆　性寒。坚小者名马料豆。〔宜〕镇心活血，明目补肾，利水下气，散热，驱风，解毒。豆豉：性冷。发汗解肌，调中下气。

蚕豆　性温。即胡豆。〔宜〕快胃利脏。〔忌〕多食发胀。

豌豆　性平。〔宜〕益胃，止泄。〔忌〕多食发胀。

赤小豆　性平。〔宜〕补心。〔忌〕多食助热。

兽类

猪肉　性微寒。雄猪曰豭，骟②割者曰豶，母猪曰彘③。〔宜〕肉补肉，丰肌体，泽皮肤。亦润肠胃，生精液。〔忌〕多食助热，生痰，动风。故肉虽多，不使胜食气也。风寒病初起及愈后宜暂禁之。因油腻沾滞，风寒不能解散。又病后肠胃虚弱，难受肥浓也。猪头：性热，有毒。发宿疾。槽头：毒比猪头尤甚。系猪颈肉。脑髓：性大寒。冷精，损阳。猪舌：无毒，可食。猪蹄：性平。煮汤食，通乳汁。洗败疮良。猪血：性平。解丹石毒。治头风眩晕。心血治惊癫。尾血和冰片治痘疮倒黡。多食损阳。猪油：性寒。凉血，润燥，散风，利肠，解毒，杀虫。胰子油润五脏，消干胀。猪心：性平。治惊邪虚悸，补心血不足。猪肝：性温。补肝明目。猪肺：性微寒。补肺治咳。猪肚：性温。健脾，补赢，助气，四季宜食。猪肠：性寒。润肠治燥，止小便，调血痢。猪肾：即腰子。性冷。治肾虚腰疼，耳聋。猪脾：即连贴。性平。治脾胃虚热。猪脊髓：性寒。补骨髓，益虚劳。

羊肉　性热。〔宜〕补虚劳，益气血，壮阳，开胃。〔忌〕发疮疖。羊肝：性平。补肝明目。羊胆：性苦寒。点风泪眼、赤障、白翳良。胫

① 补："补"字原脱，据清抄本补。
② 骟：原作"煽"，据文义改。
③ 彘："彘"字原脱，据清抄本补。

骨：烧灰擦牙良。羊血：性凉。解金银、丹石、砒硫毒。羊乳：性甘温。补肺肾虚，润胃脘、大肠，治反胃、消渴、口疮、舌肿。

牛肉 性温，味甘，补脾。〔宜〕补脾益气，壮力强筋。〔忌〕患疮毒者勿食肉，患冷痢者勿食乳。且有功之畜，亦不忍食。牛乳：味甘寒。作酥油，补脏利肠，和血脉，泽肌肤。作酪，止烦，润燥，益心肺。

犬肉 性温，味甘微辛。〔宜〕暖胃，益脾，补虚，壮阳。〔忌〕食之身带厌秽。亦有功之畜，戒与牛同。

鹿肉 性温，味甘微酸。〔宜〕补中益气，助虚补脏。鹿乃纯阳多寿之物，又择食良草，其肉有益无损。鹿茸：补骨血，益精髓，坚阳道，除耳聋、目暗。鹿角胶：强骨髓，补阳，悦颜色。

兔肉 性凉。〔宜〕益肺健脾。小儿食，稀痘。〔忌〕孕妇不宜食。

麂肉 性平。〔宜①〕治五痔。

熊肉 性平。〔宜〕补虚损，除风痹。熊掌：性温。益气力，御风寒，除痹，补虚。熊胆：性苦寒。凉心，平肝，明目，杀虫，治惊痫、五痔。

獐肉 性温。〔宜〕祛风，消瘤。〔忌〕动风。

果子狸肉 性平。〔宜〕去游风。

虎肉 性平，味微酸。〔宜〕益气力，止惊悸。虎骨：治筋骨，追风定痛。虎胫：治手足诸风。

豹肉 性平。〔宜〕强气健力。

马肉 性冷。〔宜〕壮筋骨，治痿痹。〔忌〕发疮疥。春食防瘴毒②。

驴肉 性凉。〔宜〕益劳损。〔忌〕动风。

野猪肉 性平。〔宜〕治肠风泻血。

禽类

鸡肉 性温，味辛。入肺。黄雌及乌骨者良。〔宜〕补虚，温中，治劳损，助阳气。〔忌〕发风，助肝火。老鸡头有毒，勿食。鸡蛋：性平。补血，清音，止嗽，散热，定惊，止痢，安胎。

---

① 宜："宜"字原脱，据本书文例补。

② 毒："毒"字原脱，据清抄本补。

鸭肉　性冷。味甘咸。老鸭、白鸭良。〔宜〕滋阴补虚，除蒸止嗽，利水道，治热痢。鸭蛋：性微寒。能除心腹膈热。盐藏食更宜。

鹅肉　性寒，味辛甘。白鹅辛凉无毒，苍鹅冷有毒。老鹅良，嫩鹅毒。〔宜〕解脏热。汁止消渴。〔忌〕动风发疮。

野鸭　性凉。一名凫。〔宜〕补中，益气，平胃，消食，解热。

野鸡　性微寒。一名雉鸡。〔宜〕补中，益气，止泄。〔忌〕春夏食之微毒。

鸽　性平，味甘辛。入肾经助阳。〔宜〕除诸疮疾，解百药毒。〔忌〕减药力。鸽屎：治阴症腹痛。

斑鸠　性平，味甘微咸。入肝经，明目。〔宜〕补气，助阴，能明眼目。

麻雀　性温。〔宜〕益气，壮阳。麻雀蛋：有斑。五月取之，和天雄、菟丝子为丸，酒下，治阳痿不起。

雁　性平。〔宜〕治风挛拘急，长毛发须眉，除结热，开耳聋。

鸬鹚　性冷。〔宜〕治大腹鼓胀，利水道。

水族类

燕窝　性平。洁白者良。〔宜〕消痰，降火，补气。

海参　性寒滑。〔宜〕解脏热，补肾，故名参。〔忌〕稍滞而难化。

鲍鱼　性温。〔宜〕化痰。

鱼翅　性平。

鲤鱼　性平。〔宜〕利小便，治脚气、水肿、黄疸。

鲟鳇鱼　性平，味甘辛。雄曰鲟，雌曰鳇。〔宜〕作鲊，可常食。

鲥鱼　性平，味甘。〔宜〕补虚劳。〔忌〕发疳痼。

鲈鱼　性温。〔宜〕温中益气。

鲭鱼　性甘平。〔宜〕治脚气。〔忌〕服术人勿服。胆：治目疾，除喉痹，涂热疮。

鳊鱼　性平，味甘。即鲂鱼。

鲫鱼　性温，味甘。〔宜〕和胃实肠。鱼皆属火，惟鲫属土，故益肠胃。〔忌〕不宜同沙糖食。

鲢鱼　性甘温，味甘。一名鱮鱼。〔宜〕补中益气。〔忌〕多食，令人热中发渴，又发疮疥。

鳜鱼　性平。〔宜〕补虚，益脾，治劳瘵、肠风便血。

鲩鱼　性温。即草鱼。〔宜〕暖胃和中。

鲇鱼　性平，味甘。大者为鲋鱼。

鲞鱼　性平。即石首鱼干。〔宜〕开胃，消食，治痢。凡病中忌油腻生冷，惟食鲞相宜。

白鱼　性平，味甘。又名鳡鱼。〔宜〕开胃助脾，补肝明目。〔忌〕患疔毒人食之发脓。

鲦鱼　性平。即餐鱼。〔宜〕暖胃，止冷泻。

鲨鮎鱼　性平，味甘。〔宜〕暖中，益气。

银鱼　性平，味甘淡。

乌鱼　性平，味甘微咸。即鳢鱼。〔宜〕煮汤洗除汗斑。

鮰鱼　性平，味甘。有黄白二色，黄而小者名颗鱼。

鳝鱼　性温，味甘。〔宜〕补五脏，除风湿。尾血：疗[1]口眼㖞邪。

鳗鱼　性平，味甘。〔宜〕除劳瘵骨蒸，补虚损。

鳅鱼　性平，味甘。即泥鳅，又名鳛鱼。〔宜〕暖中益气，解消渴及酒病，收痔，兴阳。

鳖　性平，味甘。〔宜〕凉血滋阴，愈疟疾，补肾除热。〔忌〕与苋菜同食。

龟　性温，味甘微咸。〔宜〕补心，益肾，滋阴，资智。〔忌〕恶人参。龟版：熬膏良。治阴血不足，劳热骨蒸。

虾　性热，味甘。〔宜〕壮阳道。〔忌〕多食发疮。

蟹　性寒，味甘。〔宜〕除热，解结，散血，通筋，续筋骨。〔忌〕寒胃泄泻。

螺蛳　性大寒，味甘微咸。〔宜〕清热安痔，利大小便。〔忌〕脾胃虚寒者食之，泻不止。

蛏蚜　性凉，味咸微甘。入肾经。〔宜〕清热除烦。石决明：似蛏而扁者，治目疾。

---

[1]　疗：原作"床"，据清抄本改。

海蜇　性温，味咸。〔宜〕清热软坚。

菜类

韭菜　性温，味辛咸。入肺肾二经。韭汁和京墨能止血。〔宜〕益胃，助肾，补阳，充肺气，逐停痰。春月多食最宜。〔忌〕春后多食昏神。韭子：性温。〔宜〕补命门，暖膝，治阳痿。

薤　性温滑，味辛。又名藠子。藠音叫。〔宜〕助阳，散血，泄大肠滞气。同蜜捣烂，可涂汤火伤。

葱　性温散，味辛。和蜜可治金疮毒壅。炒热熨脐下，治阴症腹疼。〔宜〕煮粥治痢。发汗，通阳气，止头疼，散寒邪，利二便，治耳鸣，解诸鱼肉毒。〔忌〕同蜜食，同枣食。

蒜　性温，味辛。和猪肚食之，能消鼓胀。〔宜〕通五脏，达诸窍，去寒湿，解暑气，辟瘟疫，消肿毒，破积化食，利大小便，解蛇虫诸毒。独头无瓣者，治疮尤良。〔忌〕伤肝，损目，生痰，助火，散气，耗血，昏神。

芸薹菜　性温，味辛。道家五荤之一。其四即韭、薤、蒜、芫荽也。〔宜〕散游风丹毒。

芥菜　性温，味辛。〔宜〕利九窍，明耳目，除邪气，止咳嗽。

油菜　性温。〔宜〕散血消肿。〔忌〕动疾发疮。

苋菜　性冷，味咸。〔宜〕通九窍。〔忌〕冷中，损腹，动气。不宜与鳖同食。马齿苋：性寒。〔宜〕散①血，解毒，利肠，祛风。

菠菜　性冷滑，味甘涩。〔宜〕通肠胃，利五脏，解热毒、酒毒。〔忌〕滑肠，动冷气。

莴苣菜　性冷，味甘涩。〔宜〕开胸膈，利气。

苦荬菜　性寒，味苦。〔宜〕解毒。

萝卜　性温、即莱菔。〔宜〕消食化痰。〔忌〕服地黄、何首乌者不宜食。萝卜叶：止痢。萝卜子：治痰，止嗽。胡萝卜：性平。宽中下气，散肠胃邪滞。

---

① 散：其上原有"宜"，据本书通例删。

芫荽　性温。即胡荽。〔宜〕内通心脾，外达四肢，能辟一切不正之气。〔忌〕久食令人多忘。

茼蒿菜　性平。〔宜〕安心气，利肠胃，消痰饮。〔忌〕动风。

水芹　性平寒。〔宜〕消烦渴。

蒌蒿　性温。〔宜〕主发散。〔忌〕多食发疮①。

菾菜　性平。〔宜〕利五脏，去头风。〔忌〕腹冷人食之，破腹。

黄芽菜　性平。

菘菜　性温。即白菜。北地无菘，土不宜也。〔宜〕利肠胃，除胸中烦渴，消食下气，止热嗽。〔忌〕夏前不宜多食。发皮肤风痒。

莼菜　性冷滑。〔宜〕消渴，利便，下气，止呕。〔忌〕多食损胃。

蕹菜　性平。

蕨　性寒。〔宜〕去暴热，利水道。〔忌〕多食腹胀，损阳，落发。

芋　性平。〔宜〕宽肠胃，充肌肤，耐饥。〔忌〕多食难克化，滞气困脾。

薯　性平。大者为薯，小者为山药，皮红、小似萝卜者为甜薯，又名红苕。〔宜〕补劳瘦，益气力，充五脏，润皮毛，除烦热。山药：性平，入脾肺二经，补其不足，清其虚热。固肠胃，化痰涎，止泻痢，益心，治健忘，久食清耳目。生捣敷疖②毒，消肿硬。

百合　性平③。〔宜〕润肺宁心，清热益气，止嗽，除涕泪，利二便。

香椿　性寒。香者为椿，臭者为樗。〔宜〕寒能胜热，苦能燥湿，涩能收敛，治湿热泄泻、滑遗，止小便。

茭白　性冷。〔宜〕治客热，利小便，解食毒。芦笋同。

竹笋　冬生者性温，其余俱性冷难化。〔宜〕通利九窍，爽胃化热，消痰。多痰者宜食。

扁豆　性温。〔宜〕调脾暖胃，消暑除湿，止渴止泻，解酒毒。

豇豆　性平。即长豆，为豆中上品。又名豆角。〔宜〕益气，补肾，健胃，和脏，生精除渴，止吐逆泄痢。

---

① 疮："疮"字原脱，据清抄本补。

② 疖：清抄本作"疮"。

③ 性平：此二字原脱，据《本草纲目》卷二十七补。

紫苏　性温。〔宜〕去寒发表，开胃除胀，辟腥解毒。

茄子　性寒。又名落苏。〔宜〕散血，宽肠。〔忌〕动风，发疾。秋后食损目。

枸杞叶　性凉。〔宜〕清心肺客热，去风明目。

姜　性温。〔宜〕生用逐寒邪，能散；炮熟除胃冷，能守。通神明，去秽恶，宣肺气而解郁调中，畅胃口而开痰下食。〔忌〕多食损目。

蘑菇　性寒。〔宜〕益肠胃，化痰理气。〔忌〕动气发病，不可多食。羊肚菜同。

慈姑　性微寒①。〔宜〕清热治痈，除结核瘰疬。

金针菜　性寒。〔宜〕舒脾开胃。〔忌〕多食滑肠。

紫菜　性寒。〔宜〕解烦热，消瘿结。

菌　性寒。〔忌〕因湿气薰蒸而成，多有毒杀人。

木耳　性凉。〔宜〕治牙疼、血痢，除痔。〔忌〕多食难化。

石耳　性冷。〔宜〕益精，明目，除泻血，安痔漏。

香蕈②　性平。〔宜〕益气不饥，治风破血。〔忌〕生山僻处者有毒杀人。

瓜类

冬瓜　性寒。〔宜〕泻热益脾，利二便，消水肿，散热毒。子：补肝明目。

瓠瓜　性平。长曰瓠瓜，短曰葫芦。〔宜〕除烦热，利水道，润心脾。花、叶俱解毒。〔忌〕多食令人吐利。患脚气、冷气者食之，永不除也。

西瓜　性寒。〔宜〕解暑除烦，醒酒，利便。谓之天生白虎汤。〔忌〕多食伤脾助湿，致成疟痢。瓜子：多食动火助热。

菜瓜　性寒。即梢瓜，多用作酱菜。〔宜〕宣泄热气，解酒热毒。〔忌〕苦寒有毒，不可多食。

---

①　微寒：原作"辛"，据《本草纲目》卷三十三改。

②　香蕈：即香菇。

甜瓜　性寒①。〔宜〕止渴除烦，利小便，夏不中暑。〔忌〕多食破腹。

苦瓜　性寒。〔宜〕除邪热，清心明目。子：益气壮阳。

南瓜　性温。红色者名金瓜，南人俗名番瓜，北名倭瓜。〔宜〕补中益气。〔忌〕发脚气、黄疸并诸疮。

丝瓜　性冷。〔宜〕除风化痰，凉血解毒，消浮肿，治肠风。〔忌〕多食落发。

王瓜　性寒。即番薯，一名地瓜。〔宜〕除诸热邪，益气，散痈肿，愈黄疸，妇女行乳通经。

黄瓜　性寒。一名胡瓜。〔宜〕清热解渴，利水道。〔忌〕多食致疟疾。

木瓜　性温。即香瓜。〔宜〕和胃滋脾，益肺止吐，消食，治转筋，除湿痹脚气。

果类

枣子　性温。北产肥润者良。〔宜〕补中益气，滋脾土，润心肺，生津液，悦颜色，通九窍，助十二经，和百药。〔忌〕多食生虫、损齿、作膨胀。不宜同葱、鱼食。

柿子　生柿性寒，柿饼性平。〔宜〕肠风痔漏，健脾涩肠，润肺止嗽，安反胃。〔忌〕多食生柿，苦寒败胃。柿霜：性冷。生津化痰，清上焦之热，治喉舌之疮。柿蒂：性温。止呃逆，解误食桐油毒。

栗子　性温。〔宜〕厚肠胃，补肾气。熟食则耐饥，煨食止内寒暴泻。〔忌〕多食，生则难化，熟则滞气。

榛子　性平。似栗甚小，俗名茅栗。〔宜〕厚②肠胃，止饥，调中。

桃子　性热。〔忌〕多食生内热，发胀，长疖，夏秋成痢。桃仁：性平。行血消坚，润大肠，除皮肤燥痒。

李子　性温。〔宜〕生津止渴。〔忌〕多食发痰疟。

杏子　性热。〔宜〕止热。〔忌〕多食昏目，生痰。巴旦杏：止咳，下气，消腹闷。杏仁：性温。润肺，消食积，散滞气，发汗解风寒。

---

① 性寒：此二字原脱，据清抄本补。

② 厚："厚"字原脱，据清抄本补。

梅子 性平①，涩。〔宜〕止烦渴，生津。〔忌〕冒风寒者不宜食，恐收寒入内，且损齿，泄津液，伤肾。乌梅：性平。烟熏黑者，除烦热，止吐逆，消酒毒，敛肺涩肠。白梅：性平。腌晒干者，除痰，止泻痢，解烦渴。

橘子 性寒。〔宜〕入②肺经，化痰，开胃，除胸膈气。〔忌〕食肉生痰。橘皮：其皮陈者曰陈皮，皮青者曰青皮，去皮里白者曰橘红。陈皮调中快膈，导气消痰；青皮破滞削坚，除痰消痞；橘红顺气化痰，和中利膈。

柑子 性寒。〔宜〕顺气调中，解酒热。〔忌〕多食损齿。橙子：性寒。比柑稍大，美在皮。下气消痰，止恶心。肉不可食。柚子：性寒。大如瓜。皮肉逊柑，消食解酒。香橼：性寒。大小如橙，蒂如金钱。取其气香，皮肉俱不佳。金橘：性微寒。小如茧，皮甘肉酸，功用同柑。佛手柑：性温。止心下气痛。

梨子 性微寒。〔宜〕润肺消痰，降火止渴，解酒。生者清六腑之热，熟者滋五脏之阴。切片贴汤火热毒。〔忌〕脾虚泻痢及血虚人不宜食。梨汁：治中风失音。

苹果 性平。

林檎③ 性温。大为林檎，小为奈子。〔宜〕下气消痰。

白果 性温而涩。〔宜〕熟食温肺益气，生食降痰解酒。〔忌〕多食壅气，小儿动疳。

核桃 性热而涩。即胡桃。〔宜〕固肾涩精，温肺润肠，补气养血。〔忌〕多食动风痰，助肾火，有痰火者不宜。

橄榄 性凉。〔宜〕生津除烦，解毒醒酒。

橄榄核 烧灰敷蛀疳良。磨水化鱼骨哽。

荔枝 性温。〔宜〕入肝肾，散滞气，辟寒邪。〔忌〕多食发虚热，口舌龈肿衄血。仍以壳浸水饮之即解。

龙眼 性温。〔宜〕益脾长智，养心包，止肠风下血，润肺，治健忘。〔忌〕中满者不宜④，多食衄血。

---

① 平："平"字原脱，据《本草纲目》卷二十九补。

② 入："入"字原脱，据文义补。

③ 林檎：亦作"林禽"，又名花红、沙果。

④ 宜：清抄本"宜"下有"食"字。

榧子　性平①，涩。〔宜〕消谷，令人能食；滑肠，可治五痔。〔忌〕与绿豆相反。

葡萄　性平。〔宜〕冷而不寒，除烦解渴，逐湿利水。

桑椹　性凉。色黑入肾。〔宜〕峻补肾水，通利关节，安魂镇神，聪耳明目，解酒热，乌须发。取透熟者。滤汁熬膏加蜜，点汤和酒并妙。

枇杷　性平。〔宜〕利肺气，止吐逆，润脏除热。

柏子仁　性温润。〔宜〕养心气，润肾燥，助脾滋肝，益志宁神，聪耳明目，除风湿，泽皮肤。常食有益无损。

山楂　性冷。〔宜〕消食积，补脾化滞，止痢。〔忌〕脾弱者恐太克伐，不宜多食。

石榴　性温。〔宜〕止泻痢，除咽喉燥渴。〔忌〕多食损齿。

樱桃　性热。〔宜〕益脾气，止泄精。〔忌〕内热有喘嗽者不可食。

杨梅　性大热。〔宜〕消食，涤肠胃，止酒吐。〔忌〕多食发热，损齿。

落花生　性平。〔宜〕补②脾肺。香能舒脾，色白入肺。〔忌〕油者不宜食，反能致咳。

莲子　性温涩。〔宜〕补脾。能交水火而媾心肾，安靖③君相火邪，益十二经脉血气，涩精气，厚肠胃，除脾泄久痢、白浊、梦遗、女人崩带诸血病。藕节：性温而涩。解热毒，消瘀血，止吐衄淋痢、一切血症。莲须：性温④，涩。清心通肾，固精乌发。藕粉：安神益胃。

菱　性寒。〔宜〕消暑，止渴，解酒。

芡实　性温而涩。〔宜〕固肾益精，补脾去湿，止泄泻，除梦遗。煮熟研膏同粳米作粥，甚助精气。

荸荠　性寒滑，味甘。主化坚，即地栗。〔宜〕益气安中，开胃消食，除胸中实热，止五种噎膈。能消坚削积，和铜钱嚼之则钱碎。

槟榔　性温，味辛苦微涩。〔宜〕破滞散邪，攻坚去胀，消食行痰，除风下水，醒酒解瘴。〔忌〕过食泄脏气。

---

① 平："平"字原脱，据《本草纲目》卷三十一补。

② 补："补"字原脱，据清抄本补。

③ 靖：通"静"。

④ 温："温"字原脱，据《本草纲目》卷三十三补。

甘蔗　性寒，味甘。〔宜〕和中助脾，除热润燥，止渴消痰，解酒毒，利二便。〔忌〕多食出鼻血。甘蔗汁：与姜汁同服，止呕哕反胃。白糖：性温热。和中，消痰止嗽。红糖：性温热。同白糖，皆蔗汁熬成，补脾润肺。

蜜糖　生凉熟温，味甘。痘痂不落，以此敷之。〔宜〕丸药，润燥，止嗽，除痢，明目，悦颜。〔忌〕略滑肠，泄者忌用。不宜同葱食。

饴糖　性热。味甘，即米糖，糯米熬成。〔宜〕和脾润肺，化痰止嗽。〔忌〕多食发湿热，动火，损齿。

杂食类

水　性各不同，味淡。天雨水：性平。久下淫雨为潦水。〔宜〕治心病狂邪。露水：性平。露能解暑，疟疾由于暑，故治疟之药宜露一宿服。〔宜〕止烦，清心。雪水：性冷。〔宜〕解疫，去酒热，消痧疹。洗目退赤。冰水：性冷。〔宜〕去烦热，解暑毒、酒毒。〔忌〕多食寒热相激，成脾疾。海水：性温。〔宜〕去风瘙，消食胀。江河水：性平。〔宜〕煎通二便药。急流者，性速而达下；回流者，性逆而倒上。泉水：性寒。〔宜〕解热闷烦渴。温泉水：性热。下有硫磺。〔宜〕治疥癣。井水：性平。山泉者上，城市者下。清晨初汲为井华水。〔宜〕治热解烦。地浆水：性寒。掘地作坑，用新汲水搅浊，待澄取用。〔宜〕治中暑暍。阴阳水：性平，生熟各半。〔宜〕治上吐下泻，仓卒霍乱。扬劳水：性速。用勺扬起千遍。又名甘澜水。〔宜〕通二便。百沸水：性温。滚水久沸。〔宜〕主发散，助阳气。屋漏水：性寒。〔忌〕有毒不可用。花瓶水：性热。〔忌〕有毒不可饮。盐卤水：性热，有毒。熬盐初热，槽中滴下黑水。〔忌〕有大毒。碱水：性温，涩。取蒿、蓼等草用水浸过，晒干烧灰，以所浸之水淋汁，入白面凝结成碱。〔宜〕消食磨积，洗衣去垢。〔忌〕多用损肠胃。米泔水：性①平。〔宜〕常饮调和脾胃。浸洗药良。甑气水：性凉。〔宜〕治面上口唇烂疮。饭汤水：性温。〔宜〕调中开胃，理脏腑。

茶　性微寒。新茶性热，陈茶性凉。〔宜〕除烦止渴，消食下气。解

---

① 性："性"下原有"甘"字，据清抄本删。

食物油腻烧炙之毒。浓煎引吐。和生姜煎，名姜茶饮。茶助阴，姜助阳，使寒热平，治小伤风寒可常用。〔忌〕多食寒胃，消脏腑脂膏。嗜茶面黄，寒伤胃也。酒后饮茶，引入肾经、膀胱，多患瘕疝水肿。空心早起亦忌。《本草拾遗》云：饮茶能消食除痰，止烦去腻，然过饮则伤脾胃。每食后以浓茶漱口，烦腻既去，脾胃不损，且食物之在齿间者得茶漱涤之，尽消缩脱去，不烦刺剔，而齿亦因此坚密。孩儿茶：性平[1]，涩。出南番。以细茶末入竹筒埋土中，日久取出，捣汁熬成块。〔宜〕清热，收湿，止血，化痰，生津。涂肌定毒疼。

　　酒　性热。味辣者能散，味苦者能降，味甜者能和，味淡者利小便，味厚者性烈毒。最宜温服，宜少饮有益。〔宜〕和血行气，壮神御寒，消愁却邪，逐秽暖水，能通行一身之表，引药至极高之分。此少饮之益。〔忌〕热饮伤肺，冷饮伤脾，多饮伤胃成蛊膈，动火致吐血消渴，积湿生痰气足病，蓄热生痈疽及成痔漏，为害无穷，至丧命不可救药。烧酒：性大热。宜浸药饮，贴汤火伤。不宜多饮热饮。高粱酒：性平。即稷米酒。和中止泄，治腹疾良。粟米酒：性寒。胃热稍渴者饮之良。泄泻者不宜饮。戒酒语：陈宗泗曰：斟于杯中者酒也，吸于口，入于喉，则流毒无穷。伤脏坏腑，乱性昏神，失事废时，生嫌惹厌。助狂徒之气，发钝夫之言，致无形之疾，损有限之年。内受种种暗伤，外现般般丑态。本能者纵而不节，不能者效而强贪。习惯难移，悔而莫及。今为改酒之名，谓之祸水。

　　麻油　性热。〔宜〕解毒润肠，调疮毒药良。〔忌〕生食滑肠胃。

　　菜油　性热。生则热，煎则寒。

　　茶油　性平。〔宜〕腌小菜。

　　豆油　性热。气膻。〔宜〕润肠。〔忌〕多食反困脾。

　　桐油　性冷。〔宜〕熬膏药。解热毒。〔忌〕误食大作泄泻，用陈柿饼煎水即解。

　　盐　性寒。人心火盛、笑不止似疯者，用盐煅赤，煎水饮之即止。〔宜〕清火，解毒，固齿。善入而软坚。〔忌〕多食，伤肺发咳，伤肾发渴，助水肿，损容颜，泄胃中津液。过食咸味必口干，可知。

　　醋　性温能敛。〔宜〕消食，解毒，开胃，令人思食。治口舌热疮，

---

① 平："平"字原脱，据《本草纲目》卷七补。

含漱即愈。〔忌〕多食损齿，悴颜，伤筋。因收缩太过也。

酱　性微寒。以豆造，陈久者良。〔宜〕除热及汤火毒，杀一切鱼肉菜毒。〔忌〕多食助湿损精。因咸入肾也。患疮疖愈后勿食，防疤黑。

糟　性热。陈者性平。〔宜〕消食化滞。〔忌〕有痰火病者勿食。

红曲　性温。〔宜〕消食活血。

芥辣　性温。〔宜〕入肺，发汗散寒，利气豁痰。敷痈毒，消肿止痛。〔忌〕久嗽肺虚者勿食。

茴香　性热。如麦大者为小茴，有棱瓣者为大茴。〔宜〕和中益肾，暖丹田，最利下部。〔忌〕多食发疮，因香辛故也。

花椒　性热纯阳。秦产者名秦椒，蜀产者名川椒。椒之子名椒目。〔宜〕入肺发汗散寒，治咳嗽。入脾暖胃燥湿，消食除胀。除心腹冷痛，治阳衰、溲数、阴汗，补肾，坚齿，明目，通经，杀痨虫，安蛔虫。〔忌〕肺胃热者不宜多食。椒目：〔宜〕治水蛊、肾虚耳鸣。

胡椒　性热。久蒸久晒，可用暖胃。〔宜〕暖胃快膈，治寒痰冷痢，胃寒吐水。〔忌〕多食损肺走气，痛齿昏目，动火发疮发痔。此言生椒。

红椒　性热。色红如珊瑚，有长而尖者，有短而圆者，又名海椒。〔宜〕入大肠，解毒。切细和酱及猪油炒作菜料，治各痔疮神效。〔忌〕生食多食，致齿痛唇肿。

烟草　性热。〔宜〕散食胀、风寒湿痹，消滞气停痰，解山岚瘴气。〔忌〕多食，火气薰灼，耗精损神。此烟草自明万历年间始出于闽广。其相习食烟之始，以征滇之役，师入瘴地，无不染病，独有一营无恙，因众皆食烟故也。性属纯阳，其气强猛，故下咽即醉。虽散瘴邪，亦耗正气，凡火盛气虚之人决不可用。食烟醉闷者，噙冷水可解，或红白砂糖亦解。

戒烟语：

汪三侬曰：近日尚吃烟。予每语人曰：为何以火烧五脏？请看吃烟之管，其中垢腻积满，人之腹内亦必如此，其何以堪？有人闻予言，忽猛醒，誓戒不用，初甚决绝，少焉忆及，便开戒矣。予曰：病酒而禁酒之夫，破戒不待终朝[1]；难产而畏产之妇，好合[2]何须满月[3]。嗜烟之癖甚于

① 终朝：一天。

② 好合：夫妻好合。此指性生活。

③ 满月：满一个月。

酒色，惑溺①殊可怪也。

斋戒语：

人能斋戒，本是好念，何可尽非②，然须问其发念果属何为。若只为畜类惜生，为福利求佑，为媚悦佞佛③，此三者皆可不必也。何也？如谓物与己同类，不宜宰食，则六畜原为人用，圣王立政，令畜五鸡二彘者为何也。且卿大夫食肉，祠先者血食，奉亲者有酒肉，岂皆不仁不慈之事也？如谓福利于己由此可求，世间善事甚多，积善必有余庆，其他善事可以不为，而独借持斋，冀必获福，有是理乎？至谓以慈佞佛，媚而悦之，夫慈本仁德，仁者人也，当以爱人为先。论爱人泛而同类，近而亲友，至切而家庭，皆在当爱。今人于一体人类漠不相关，独区区惜此畜类，何慈之有？而谓为佛者不论真慈假慈，惟佑持斋之人以为媚己，恐无是佛矣。夫所谓斋者，在明洁其心，内外兼持。一为虔修祀事。当奉祭祖先神明，斋明盛服，饮食必改常，以昭敬也。一为抑制嗜欲。口之于味，为嗜欲之首，人所最难餍足④者，而昏志气、生疾病皆原于此，所谓祸从口出，病从口入者是也。能斋，则滋味淡泊，气血不强悍，主宰清明，肉躯皆得其职矣。一为扶助德行。凡人见善不能决从，见恶不能决去。一念坚持其斋，捐所甚爱，就所不爱，以此洁诚，增长善念，愈积善功。此皆奉斋者之所为，不缘畜类，不缘福利，不缘媚悦，内外兼持，克己正志。人能克己，方许持斋，不然徒成痴妄之人而已矣。

修养宜提⑤防疾病第七

夫人果能顺六气之和，平七情之戾⑥，使疢疾不作，岂不甚善？然疾者至圣之所慎，惟明哲之人不治已病治未病，既病而需医药，犹临渴而掘井泉，鲜有能济者，况良医难逢，真药莫辨。尝见死于病者十之三，死

---

① 惑溺：犹沉迷。

② 尽非：不能一概否定。

③ 佞佛：讨好于佛。

④ 餍足：满足。

⑤ 提：原作"隄"，今改为习惯用字。

⑥ 戾：乖张。

于医者十之七。盖医之一道须上知天文，下知地理，中知人事，三者俱明，然后可以语人之疾病，不然则如无目夜游，无足昼蹑^①，动致颠仆，而欲愈人之疾者未之有也。至药之为用，或道地不真，美恶迥别，或市肆多伪，气味全乖，非惟不能中病，反致病增。用者不察，尝试漫施，则下咽不返，死生立判，顾不大可惧耶？所以有服药者之多毙，不药者之反存。岁庚寅，予补选都门，适同宗前辈某亦候补郡守，侨寓^②悯忠寺，抱疴二年，坚忍不服药，惟调息饮食起居，病无减退，亦未加剧。会密友某至京，诣^③悯忠寺视疾，力荐良医一人，极称其治病如神。前辈某因怂恿难却，强就诊治。密友代为购药，意倍殷勤，且决其旦夕奏效。前辈佯诺之，药虽煎，未沾唇也。越日密友亦病，并非沉疴，即所荐之良医药之。前辈日使家仆问讯，盖答其前意之殷勤也。甫^④数日仆忽返告，曰密友某死矣。前辈惋叹不已。未几已病全愈，得补官出都矣。

又族叔陶村公宰^⑤耒阳，长子婴风寒疾，诸医治莫效。访求一良医，进药数剂，病转甚，势危笃。医来，病者坚拒之。医大言嚷曰：药力不胜病，如再服无效，予甘罪罚。族叔且疑且信，强其子下咽。无何痰起，而气旋绝矣。急索良医，已逃窜无踪。噫！可畏哉。举书籍所传庸医杀人不可殚述^⑥，此则予所耳而目之者。

或者曰：然则医药固可废乎？曰：何可废也，慎之已尔。慎医药莫如慎疾病，慎疾病尤宜知疾病，今为就一身五脏受病之因、辨病之误、免病之诀分类指示。据病之种类数百，止就所常见而易构者^⑦摘录之，俾于未病之先知所谨惧，庶几不借神楼^⑧而普登春台^⑨也。

---

① 蹑：轻步走的样子。

② 侨寓：寄居。

③ 诣：拜访长者。

④ 甫：刚刚。

⑤ 宰：主管，管理。

⑥ 殚述：详尽叙述。

⑦ 易构者：指容易发生的疾病。

⑧ 神楼：指剧场中戏台对面的看席。此喻借助名医。

⑨ 春台：春天登高揽胜之处。此喻过上幸福生活。

按东垣《格致余论·序》[1]谓：故方新病安有能相值者，泥之且杀人。此编中载病不载方即此意也。

心脏

形如未开莲蕊，中有七孔三毛，位居背脊第五椎。各脏皆有系附于心。

属火，旺于夏四、五月，色主赤，苦味入心。外通窍于舌，出汗液为汗。在七情主忧乐，在身主血与脉。所藏者神，所恶者热。

面色赤者心热也，好食苦者心不足也，怔忡善忘者心虚也。

心有病，舌焦苦，喉干，不知五味，无故烦燥[2]，口生疮作臭，手心足心热。

肝脏

形如悬瓠[3]，有七叶，左三右四。位居背脊第九椎，乃背中间脊骨第九节也。

属木，旺于春正、二月，色主青，酸味入肝。外通窍于目，出汗液为泪。在七情主怒，在身主筋与爪。所统者血，所藏者魂，所恶者风。

肝有病，眼生蒙翳，两眼角赤痒，流冷泪，眼下青，转筋，昏睡，善恐，如人将捕之。

面色青者肝盛也，好食酸者肝不足也，多怯者肝虚也，多怒者肝实也。

脾脏

形如镰刀，附于胃，运动磨消胃内之水谷。

属土，旺于四季月，色主黄，甘味入脾。外通窍于口，出汗液为涎。

---

① 东垣《格致余论·序》：《格致余论》乃元代朱震亨（字丹溪）所著。此序所引内容乃明初宋濂所作。

② 燥：通"躁"。

③ 瓠：瓠瓜，葫芦科葫芦属，北方叫瓠子。

在七情主思虑，在身主肌肉。所藏者志，所恶者湿。

面色黄者脾弱也，好食甜者脾不足也。

脾有病，口淡不思食，多涎，肌肉消瘦。

肺脏

形如悬磬①，六叶两耳，共八叶。上有气管通至喉间，位居极上，附背脊第三椎，为五脏之华盖。

属金，旺于秋七、八月，色主白，辛味入肺。外通窍于鼻，出汁液为涕。在七情主喜，在身主皮毛。所统者气，所藏者魄，所恶者寒。

面色淡白无血色者肺枯也，右颊赤者肺热也，气短者肺虚也，背心畏寒者肺有邪也。

肺有病，咳嗽气逆，鼻塞不知香臭，多流清涕，皮肤燥痒。

肾脏

形如刀豆，有两枚，一左一右。中为命门，乃男子藏精、女子系胞处也。位居下，背脊第十四椎，对脐附腰。

属水，旺于冬十、十一月，色主黑，咸味入肾。外通窍于耳，出汁液为津唾。在七情主欲，在身主骨与齿。所藏者精，所恶者燥。

面色黑悴者肾竭也，齿动而疼者肾炎②也，耳闭耳鸣者肾虚也，目睛内瞳子昏者肾亏也，阳事痿而不举者肾弱也。

肾有病，腰中痛，膝冷脚疼或痹，蹲起发昏，体重骨酸，脐下动风牵痛，腰低屈难伸。

养生以保脾胃为主

人以水谷为生，故脾胃为养生之本。故东垣《脾胃论》曰：历观《内

① 磬：玉石类打击乐器，可悬挂。

② 肾炎：肾热。

经》诸篇而参考之，则元气之充足皆由胃气无所伤，而后能滋养元气，一有所伤，而元气亦不能充，此诸病之所由生也。即如脏腑脉候，无不皆有胃气，胃气若失，便是凶候。如凡气短气夺而声哑喘急者，此肺脏之胃气败也。神魂失守，昏昧日甚，而畏寒异常者，此心脏之胃气败也。躁扰烦剧，囊缩茎强，而恐惧无已者，此肝胆之胃气败也。胀满不能运，饮食不能入，肉脱痰壅，而服药不应者，此脾脏之胃气败也。关门不能禁①，水泉不能化，热蒸不能退，骨痛之极不能解者，此肾脏之胃气败也。胃强则皆强，胃弱则皆弱。有胃气则生，无胃气则死。所以察病者必须先察胃气，凡治病者必须常顾胃气，胃气无损，诸可无虑。

缪仲淳《经疏》曰：脾为土脏，胃为之腑，乃后天元气之所自出。胃主纳，脾主消，脾亏则不能消，胃弱则不能纳。饮食少，则后天元气无自而生，精血坐是不足也。《经》曰：损其脾者，调其饮食，节其起居，适其寒温。此至论也。然其要一在戒暴怒，使肝无不平之气，肝木和则不贼脾土矣。一在养真火。命门者，火脏也，乃先天元气之所寄，即道家所谓祖气，医家所谓真阳气、真相火也。此真阳真火每当子后一阳生。生即上升，过中焦，经脾胃则能腐熟水谷，蒸糟粕而化精微。脾气散精，上输于肺，通调水道，由膀胱气化而出，是谓清生浊降，此无病之常也。常人之壮者有三：一者禀赋原厚；二者保啬②精神，不妄丧失；三者志气无所拂郁③，则年虽迈而犹壮也。苟不慎摄生之道，多欲以伤肾，子后一阳不以时生，不能上升腐化水谷，是④火不生土，而脾胃因之日弱也。

又曰：脾胃由寒湿生痰，或饮啖过度，好食油面猪脂，浓厚胶固，以致脾气不利，壅滞为患，或不思食，或腹胀泄泻，皆痰所为。

又曰：脾虚渐成胀满。夜剧昼静，病属阴，当补脾阴；夜静昼剧，病属阳，当益脾气。

《经脉篇》曰：胃中寒则胀满。

陈无择⑤曰：脾虚多病湿，内因酒面积多，过饮汤液，停滞腻物、烧

---

① 关门不能禁：此指小便失禁。
② 保啬：犹言"宝爱"，即珍惜。
③ 拂郁：愤闷。拂，通"怫"。
④ 是：原作"且"，据《本草经疏》卷一改。
⑤ 陈无择：宋代医家，名言，字无择，以字行，著有《三因极一方论》。

炙膏粱过度。

修养宜护持药物第八

《上古天真论》曰：男子年过八八六十四数，先天渐失，元气寝[1]虚，脏腑皆衰，筋骨弛懈，血脉短促，精神耗散，肌肉无华，日就憔悴。惟借药饵扶护，以培后天。语云：破屋修容易。此之谓也。古圣先哲尝草以备药，治人百病，复遗方书以利后世，诚以医药有斡旋造化之功。无如服饵者守身不慎，致六气外侵，七情内炽，饮食众毒暗攻，虽日进参术，犹之用兵者锐师临阵，强寇势盛，寡不敌众，无效则谓参术无功，置而勿论，非自贻伊戚[2]乎。方书所载补益之剂甚多，或真材无处可求，或大药乏资难购，又或铺张灵应[3]，名实不符。今惟取平易而素尝历验者，略载数方，以备采择，既自宝以护身，兼广传而寿世。

前云慎医药戒漫尝者，以病时言也；此云备药物谨护持者，以平时言也。

长春至宝丹

服此丹能健脾开胃，进食止泻，强筋壮骨，填精补髓，活血助阳，润泽肌肤，调和五脏，延年益寿，返老还童。凡人六十以后急需接助，以救残衰，服此丹，至老无痿弱之症。

鹿角胶四两，牡蛎粉炒成珠　熟地八两　枸杞子四两，酒蒸　当归四两，酒蒸　破故纸四两　牛膝四两，酒洗　巨胜子四两，炒　巴戟四两，酒浸　肉苁蓉酒洗，去鳞甲，六两　杜仲姜汁炒，去丝，四两　哺退鸡蛋壳七个，炙黄，研　鳖头五两，蜜酥炙　黑驴肾一条，切片，酒煨，杵烂　琐阳四两，酥炙　黄狗肾三条，酒煨，杵烂　人参　鸽子蛋三十六个，煮熟入药

先将众药磨成细末，将二肾、鸽蛋捣烂，入药拌匀，蜜丸，石臼杵千余下，做成桐子[4]大。每服三钱。

---

① 寝：逐渐。
② 自贻伊戚：自寻烦恼，自招忧患。
③ 铺张灵应：犹言"夸张灵验"，指夸大药效。
④ 桐子：此指梧桐子。

老年常服精力不衰方

白蜜二斤　公猪胰子油四两　核桃二斤　鸡蛋二十个

先将蜜熬好，猪油切烂放下，又将桃肉用水泡去皮，捣碎放下，复将蛋打开放下，滚好，随将大碗盛贮。早晚或汤或滚水化开，任服。

八仙糕

治无病①、久病、老病、脾胃虚弱、精神短少等症。

人参　山药六两　莲肉六两　芡实六两　茯苓六两　糯米七升　早粳米七升　白糖霜二两五钱

右将山药、参、莲、芡、苓五味各为细末，再将粳、糯米为粉，与上②药末和匀，并白糖入蜜汤中炖化，摊铺笼内，切成条，蒸熟，火上烘干，收好。饥时用白汤泡数条服。舒脾宽胃，功难笔述。

回春乌龙丸

此秘方。服之体健身轻，耳聪目明，乌须黑发，齿落更生，阳事强壮，丹田如火，百病消除。

乌龙一付全用。即乌犬骨，连头至尾脊骨一条，不用水洗，用黄酒浸一宿，用硼砂五钱，和奶酥油揸③骨上，火炙黄色为度，秤骨二十四两足。犬须一周年者佳，如走去阳者不效。一犬不足，用二犬骨，务秤足分两　胡桃仁五钱，去皮，炒黄　巴戟酒浸，去骨，一两　石莲子去壳，一两　枣仁炒，一两　远志甘草水浸，酒炒，一两　肉苁蓉酒洗，去鳞甲，三两　石斛要金色者，二两　桑寄生二两　大茴香一两，酒炒　故纸二两，酒炒　石菖蒲一两　芡实炒，一两　莲须一两　鹿茸一对，酥炙

右药共末，用黄酒打糊为丸，桐子大。每服空心酒下。

牛骨髓膏

此膏专补虚损，活血荣筋，润泽肌肤，返老转童。

---

① 无病：犹言"未病"。治无病，即用于保健。

② 上：原作"山"。据文义改。

③ 揸：抓取。

牛髓一斤，炼过白蜜一斤，和在一处，磁①罐收贮。另用炒熟麦面，每面三匙用髓蜜二匙拌匀，滚水或酒冲服。

脂桃膏

取木火相生。

补骨脂十两，拣净，黄酒浸一夕②，蒸熟晒干，研末。又名破故纸　　胡桃肉二十两，温水泡去皮，捣如泥　　蜂蜜一斤，白者更佳

先将蜂蜜入锅内煎一二滚，即以前二味入蜜内搅匀，收入瓷罐内。每饭前空心酒调一盏服。如不饮酒，用滚水亦可。忌芸薹、油菜。

补骨脂属火，坚固元阳，暖丹田，入命门补相火。肾虚则命门火衰，不能薰蒸，致脾胃虚寒，迟于运化，饮食减少，故补命门相火即是补脾胃也。胡桃肉属木，温肺化痰，补气养血，通命门，助肾火，合故纸有木火相生之妙，能使精气内充。昔郑相国③生平不服他药，只此一方久服，后容颜如少，须发转黑。

牛乳膏

牛乳二斤　　淮山药一斤，研成粉　　杏仁一斤，滚水泡，去皮尖

先将山药、杏仁细研成粉，拌入牛乳，用新磁罐封固久煮。每日空心酒调服。

牛乳补虚痨。山药白入肺，甘入脾，补其不足，又益肾强阴，益心气，治健忘，化痰，止遗精泻痢。杏仁除风散寒，顺气行痰，润燥消积。

莲薏粥

白莲肉去皮心，一两　　薏苡仁一两　　白米一合

莲肉涩精厚肠，除脾泄。薏苡仁健脾去湿，补肺清热，治脚气，疗筋急。白米粥畅胃气，生精液，除烦清热。

---

① 磁：通"瓷"。

② 一夕：此指一夜。

③ 郑相国：指唐宪宗朝郑絪，曾任同中书门下平章事，相当于宰相之职。

黄芪汤

黄芪　乌鸡骨肉毛俱黑者良

黄芪补气固表，实腠理；炙用补中，益元气，生血。乌鸡属水，余皆属木，故动风。补虚温中，益肝肾。男用雌。

延年益寿丹

能乌须延年，填精补髓，阴虚阳弱无子者服至半年即有子，神效。

赤白何首乌各一斤，黑豆拌蒸晒　赤白茯苓各一斤，人乳拌蒸晒　怀山药四两，姜汁拌炒　川牛膝酒炒，八两　菟丝子八两，酒炒　甘枸杞八两　杜仲去皮，姜汁炒，八两　破故纸四两，黑芝麻拌炒，去麻不用

炼蜜丸，梧子大。每服七十丸，盐汤或酒任下。

加味安神丸

主安神益志，治心虚血少，触事多惊及健忘不寐。服之神气自足。

当归身酒炒，二两　熟地黄二两　茯神一两五钱　远志肉一两，泡去心　炒酸枣仁一两　炙黄芪二两　人参　柏子仁一两五钱　上桂五钱　白芍药一两，炒北五味五钱　小橘红一两　粉甘草五钱

蜜丸。每服三钱，滚水下。

加减资生丸

治脾气怯弱，食后反饱。

杭白术漂　薏苡仁炒　淮山药蒸　白扁豆炒，各二两　北桔梗一两　白茯苓蒸　白豆蔻去壳，煨　炒吴曲　大麦芽炒　香附米　西砂仁去壳　净芡实炒广橘皮各一两　白莲肉去心，四两　粉甘草一两

研末，炼蜜丸。每服五钱。

辟寒丹

雄黄　赤石脂粘香者佳　干姜

右各等分，为末，用蜜同白松香末为丸，如梧子大。酒送下四丸，至服十丸止。可不衣棉，赤身入水。

辟暑丹

雄黄研，水飞　白石脂水飞　丹砂研细，黄泥裹烧如粉　磁石水飞去赤

各等分，人乳同白松香为丸，如小豆。空心白汤送下四丸，服至三两许。夏月衣裘褐①，暑气亦不侵入。二方乃仙传，颇有神验也。

黑发乌须方

黑豆五升，拣去扁破。用一大砂锅，将乌骨老母鸡一只，煮汤二大碗。无灰老酒二大碗。何首乌四两，鲜者用竹刀削碎，陈者用木槌打碎，陈米四两，旱莲草四两，桑椹三两，生地黄四两，归身四两，破故纸二两，俱为哎②咀，拌豆。以酒、汤为水，砂锅大，作一料，砂锅小，作二料，用文火煮豆，以干为度。去药存豆，取出晾去热气，以磁罐盛之。空心用淡盐汤食一小合。以其曾用鸡汤煮过，早晚宜慎于盖藏，以防蜈蚣也。食完再制。但自此永不可食萝卜。服至半载，须发从内黑出，目明如少，极妙。

---

①　裘褐：粗布衣服。

②　哎：原作"吮"，据文义改。